脱細胞化組織の作製法と
医療・バイオ応用

Preparation and Application of Decellularized Tissues/Organs

監修：岸田晶夫，山岡哲二，干場隆志
Supervisor：Akio Kishida, Tetsuji Yamaoka, Takashi Hoshiba

シーエムシー出版

はじめに

　「脱細胞化組織」は，1990年代に欧米で散発的に研究開発が始まり，当初は単純な組織代替材料として応用が始まった。その高い生体適合性，生体と同様の物性，組織再構築などの優れた生体機能性などが注目されて研究が進み，現在，多くの製品が上梓され，さらに組織再生および臓器再生のための基盤材料として幅広く研究されている。我が国では欧米に少し遅れて2000年代前半から研究が始まったが，2019年4月現在，臨床応用に至ったものはまだなく，少数の輸入品が流通しつつある段階である。

　脱細胞化組織が治療に応用されてから30年ほど経つが，医療機器としての位置づけとしてはいまだに発展途上である。例えば，安全性評価については，米国等の移植医療が発達している国々では組織バンクの制度が充実しており，脱細胞化組織製品の医療機器としての安全性確保等について大きな役割を果たしてきた。しかし，米国内での規制は基本的に組織バンクの基準に準拠しており，また世界標準の規制はまだない。脱細胞化は特別な装置などの必要がなく比較的簡易な技術で調製可能であるため，先進国でも発展途上国でも同じような製品が開発可能である。今後の汎用的および普遍的な医療機器としての普及のためには国際標準規格の設定などが必要である。一方で，脱細胞化組織の優れた機能についても新しい発見が続いており，その評価は定まっていない。

　このような状況を踏まえて，本書は，我が国の脱細胞化組織研究・開発の現状をできる限り網羅し，これから脱細胞化組織研究に参入しようとする研究者の参考となること，また我が国の脱細胞化研究者の研究内容を紹介し，情報共有を行いながら，脱細胞化組織製品に対する評価体系の構築，規制基準の提案，安全性確保のための知識基盤の構築の端緒とすることを目論んで編集した。第Ⅰ編では脱細胞化組織の現状について，第Ⅱ編では脱細胞化組織に関する共通理解のための基本的な事項についての解説を行い，第Ⅲ編では日本の研究者の個々の研究を紹介していただいた。

　脱細胞化組織研究は日々進歩しており，医療機器としての性能や組織・臓器再構築機能についての評価が定まるのはもう少し時間がかかると考えられる。本書が脱細胞化組織研究に従事する，あるいは従事しようとする研究者諸氏にとって有益な指針や情報源となれば幸いである。

2019年4月吉日

岸田晶夫，山岡哲二，干場隆志

執筆者一覧（執筆順）

岸田 晶夫	東京医科歯科大学　生体材料工学研究所　物質医工学分野　教授	
山岡 哲二	国立循環器病研究センター研究所　生体医工学部　部長	
干場 隆志	東京都立産業技術研究センター　開発第2部　バイオ応用技術グループ　研究員	
根岸 淳	信州大学　繊維学部　応用生物科学科　助教	
中岡 竜介	国立医薬品食品衛生研究所　医療機器部　埋植医療機器評価室　室長	
加藤 玲子	国立医薬品食品衛生研究所　医療機器部　第二室　主任研究官	
蒐島 由二	国立医薬品食品衛生研究所　医療機器部　部長	
舩本 誠一	大阪工業大学　工学部　生命工学科　准教授；東京医科歯科大学　生体材料工学研究所　物質医工学分野　非常勤講師；物質・材料研究機構　国際ナノアーキテクトニクス研究拠点　客員研究員	
橋本 良秀	東京医科歯科大学　生体材料工学研究所　物質医工学分野　助教	
木村 剛	東京医科歯科大学　生体材料工学研究所　物質医工学分野　准教授	
山中 浩気	国立循環器病研究センター研究所　生体医工学部；京都大学　大学院医学系研究科　形成外科学教室	
馬原 淳	国立循環器病研究センター研究所　生体医工学部　組織工学研究室　室長	
山本 敬史	㈱ジェイ・エム・エス　基盤技術研究室	
藤里 俊哉	大阪工業大学　工学部　生命工学科　教授	
李 鍾國	大阪大学　大学院医学系研究科　先進心血管再生医学共同研究講座　特任准教授	
渕本 康史	国際医療福祉大学　医学部　小児外科　主任教授	
土谷 智史	長崎大学　大学院腫瘍外科　准教授；東京理科大学　トランスレーショナルリサーチセンター　客員准教授	
戸部 友輔	早稲田大学大学院　先進理工学研究科　生命理工学専攻；東京女子医科大学　先端生命医科学研究所	
清水 達也	東京女子医科大学　先端生命医科学研究所　所長／教授	
八木 洋	慶應義塾大学　医学部　外科学（一般・消化器）　専任講師	

白木川 奈菜	九州大学　大学院工学研究院　化学工学部門　助教	
坂本 裕希	九州大学　大学院工学府　博士後期課程	
井嶋 博之	九州大学　大学院工学研究院　化学工学部門　教授	
鈴木 郁郎	東北工業大学　大学院工学研究科　電子工学専攻　准教授	
吉政 佑之	慶應義塾大学　医学部　産婦人科学教室　助教	
丸山 哲夫	慶應義塾大学　医学部　産婦人科学教室　准教授	
古川 克子	東京大学　大学院工学系研究科　バイオエンジニアリング専攻／機械工学専攻　准教授	
廣田 泰	東京大学医学部附属病院　女性診療科・産科　講師	
吉野 修	富山大学　大学院医学薬学研究部　産婦人科　准教授	
齋藤 滋	富山大学　大学院医学薬学研究部　産婦人科　教授	
大須賀 穣	東京大学医学部附属病院　女性診療科・産科　教授	
牛田 多加志	東京大学　大学院工学系研究科　バイオエンジニアリング専攻／機械工学専攻　教授	
岩﨑 剣吾	大阪歯科大学　中央歯学研究所　講師	
森田 育男	お茶の水女子大学　理事／副学長	
森本 尚樹	関西医科大学　形成外科学講座　准教授	
小林 尚俊	物質・材料研究機構　国際ナノアーキテクトニクス研究拠点　上席研究員	
岩﨑 清隆	早稲田大学　理工学術院　先進理工学研究科　共同先端生命医科学専攻／同学術院　創造理工学部　総合機械工学科　教授	
伊藤 匡史	東京女子医科大学　整形外科　助教	
中村 奈緒子	芝浦工業大学　システム理工学部　生命科学科　助教	
川添 直輝	物質・材料研究機構　機能性材料研究拠点　生体組織再生材料グループ　主幹研究員	
陳 国平	物質・材料研究機構　機能性材料研究拠点　生体組織再生材料グループ　グループリーダー	

目　次

【第Ⅰ編　総　論】

第1章　脱細胞化組織の動向　　岸田晶夫

1　はじめに …………………………… 3
2　脱細胞化組織の歴史 ……………… 4
3　脱細胞化組織の分類について …… 5
 3.1　組織・臓器を脱細胞化してそのまま用いるもの …………………… 5
 3.2　組織・臓器を物理的に加工するもの …………………………………… 5
 3.3　組織・臓器を化学的に加工するもの …………………………………… 5
 3.4　組織工学マトリックスを脱細胞化するもの …………………………… 6
 3.5　抽出ECMを再構成するもの …… 6
4　脱細胞化組織の現状 ……………… 6
 4.1　脱細胞化技術について ………… 6
 4.2　脱細胞化の確認 ………………… 6
 4.3　従来の生体組織と脱細胞化組織について ……………………………… 7
 4.4　脱細胞化組織の特徴 …………… 7
5　脱細胞化組織の医療応用 ………… 9
 5.1　世界の現状 ……………………… 9
 5.2　日本の現状 ……………………… 9
6　脱細胞化組織研究・開発の動向 …10
 6.1　既存材料代替としての脱細胞化組織 ………………………………………10
  6.1.1　多様な応用可能性の研究 ………10
  6.1.2　さらなる高機能化のための研究 …………………………………………10
 6.2　脱細胞化組織による臓器再生 ……10
 6.3　脱細胞化組織粉末による組織再生
  —未知の機能の解明— ……………11
 6.4　世界的な広がり …………………11
7　脱細胞化組織の将来 ………………12
8　おわりに ……………………………12

第2章　脱細胞化組織の製品　　根岸　淳

1　脱細胞化組織製品の概要 ……………14
2　生体由来材料と脱細胞化組織製品 ……15
3　脱細胞化組織製品の適用例 …………16
4　培養細胞分泌細胞外マトリックス製品と獣医用脱細胞化組織製品 ……………21
5　まとめ …………………………………22

第3章　脱細胞化組織を利用した医療機器に適用可能なガイドライン等について
―生体由来材料を利用した新規機能を有する医療機器に関する評価指標―

中岡竜介，加藤玲子，蓜島由二

1　はじめに …………………………………24
2　医療機器の薬事規制 ……………………25
3　次世代医療機器・再生医療等製品評価指標作成事業 …………………………………26
4　「生体由来材料を利用した新規機能を有する医療機器に関する評価指標案」………27
　4.1　対象 ………………………………27
　4.2　対象となる医療機器において評価・留意すべき点 ……………………28
　　4.2.1　基本的事項 ……………………28
　　4.2.2　非臨床試験 ……………………29
　　4.2.3　臨床試験 ………………………30
5　おわりに …………………………………30

【第Ⅱ編　脱細胞化組織の基礎】

第1章　脱細胞化マトリクスと細胞外マトリクス　　干場隆志

1　はじめに …………………………………35
2　生物学研究とバイオマテリアル開発における「細胞外マトリクス」の違い ………35
3　細胞外マトリクス ………………………36
　3.1　構造 ………………………………36
　3.2　構成成分 …………………………37
　3.3　機能 ………………………………38
　　3.3.1　①-1）細胞の足場，組織，臓器の形態形成のための土台 ………38
　　3.3.2　①-2）異なる組織との境界形成 …………………………………39
　　3.3.3　②-1）機械的シグナルの伝達 …………………………………39
　　3.3.4　②-2）液性因子の貯蔵および活性制御 ……………………………40
　　3.3.5　②-3）細胞との直接的な相互作用による細胞内シグナル伝達経路の活性化 …………………………40
4　脱細胞化マトリクスの必要性 …………41
　4.1　①構造などの物理的性質の利用 ……41
　4.2　②細胞機能の制御などの生化学的性質の利用 ……………………………42
5　おわりに …………………………………42

第2章　脱細胞化組織の作製方法（脱細胞化処理方法・脱細胞化組織の確認）
舩本誠一，橋本良秀

1　はじめに …………………………………44
2　脱細胞化処理の考え方 …………………44
3　脱細胞化処理方法 ………………………46
　3.1　化学的手法 ………………………47

3.2	生物学的手法 …………………48	4	脱細胞化組織の確認方法 …………50
3.3	物理学的手法 …………………48	4.1	組織切片の作製と染色 …………50
3.4	軟組織（血管，膜など）の浸漬による脱細胞化方法 …………………49	4.2	組織 DNA 抽出と定量方法 ……52
		4.3	脱細胞化組織の滅菌 ……………53

第3章　脱細胞化組織の機能　　山岡哲二

1	はじめに …………………………56	5	脱細胞化組織の組成（化学的特性）……61
2	脱細胞化による ECM の変化 ……56	6	生物学的特性 ……………………62
3	形態的特性 ………………………57	7	結語 ………………………………64
4	力学特性 …………………………59		

第4章　脱細胞化組織の応用法　　木村　剛

1	はじめに …………………………66	5	脱細胞化組織の3次加工とその応用 ……69
2	脱細胞化組織の移植法と組織再生・組織新生 ……………………………66	5.1	脱細胞化 ECM ゲル（dECM ゲル） ……………………………………70
3	脱細胞化器官 ……………………68	5.2	脱細胞化組織の高機能化 ………71
4	脱細胞化組織の粉体（ECM 粉体）とその応用 ……………………………69	6	おわりに …………………………74

第5章　脱細胞化組織の課題　　岸田晶夫

1	はじめに …………………………76	3.6	安定性・耐久性 …………………78
2	同一性の保証について …………76	4	脱細胞化組織の安全性と機能の関係について …………………………………78
3	安全性評価について ……………76		
3.1	安全性評価のための項目について ……………………………………76	4.1	分解性か非分解性か ……………78
		4.2	成長性について …………………79
3.2	物理的・化学的特性について ………76	4.3	免疫原性について ………………79
3.3	生物学的安全性について ………77	5	長期埋植の動物実験モデルについて ……79
3.4	機械的安全性 ……………………77	6	採取動物について ………………80
3.5	滅菌 ………………………………77		

【第Ⅲ編　我が国での脱細胞化組織研究の動向】

第1章　脱細胞化小口径血管への挑戦
山岡哲二, 山中浩気, 馬原　淳, 山本敬史

1　はじめに …………………………………85
2　小口径人工血管の研究開発 ……………85
3　小口径人工血管の適応 …………………86
4　小口径血管の開発 ………………………87
5　滅菌法の検討 ……………………………90
6　超小口径血管開発への挑戦 ……………92
7　おわりに …………………………………94

第2章　大口径血管　　藤里俊哉

1　はじめに …………………………………96
2　研究方法 …………………………………97
　2.1　脱細胞化処理 ………………………97
　2.2　血管移植実験 ………………………97
　2.3　脱細胞化組織の保存 ………………98
　2.4　脱細胞化スキャフォールドへの細胞
　　　播種と培養 …………………………98
　2.5　ヒト組織の脱細胞化 ………………98
　2.6　脱細胞化処理の改良 ………………98
3　研究結果 …………………………………98
　3.1　脱細胞化血管の長期移植 …………98
　3.2　脱細胞化組織の保存 ……………… 100
　3.3　脱細胞化スキャフォールドへの細胞
　　　播種と培養 ………………………… 100
　3.4　ヒト組織の脱細胞化 ……………… 100
　3.5　脱細胞化処理の改良 ……………… 101
4　考察 ……………………………………… 102
5　結論 ……………………………………… 103

第3章　心　臓　　李　鍾國

1　はじめに ………………………………… 104
2　三次元心筋組織構築研究に至る社会的背
　景 ………………………………………… 104
3　三次元心筋組織構築・創成に向けた新規
　技術の展開 ……………………………… 104
4　脱細胞化技術を用いた三次元心筋組織構
　築 ………………………………………… 105
5　脱細胞化技術を用いた心臓弁作製 …… 105
6　脱細胞化技術を用いた再細胞化三次元心
　臓の構築 ………………………………… 106
　6.1　バイオ人工心臓構築に向けた研究展
　　　開 …………………………………… 106
　6.2　脱細胞化心臓マトリックスを用いた
　　　三次元心臓構築技術の開発例 …… 106
　6.3　機能的三次元心筋を構築するための
　　　界面活性剤を用いた脱細胞化技術の
　　　開発 ………………………………… 109
　6.4　脱細胞化工程の評価に利用可能なイ
　　　メージング技術 …………………… 109

第4章　他家脱細胞気管を用いた気道再建　　渕本康史

1　はじめに …………………………… 113
2　高圧脱細胞他家気管のパッチ移植による気管再建研究 ……………… 113
　2.1　研究対象，方法 ……………… 115
　　2.1.1　脱細胞気管の作製 ………… 115
　　2.1.2　脱細胞気管のDNA量の測定 ………………………………… 115
　　2.1.3　実験モデル（パッチグラフト手術） ……………………… 115
　　2.1.4　気管支鏡ならびに組織学的検討 ………………………… 115
　2.2　結果 …………………………… 116
　　2.2.1　脱細胞気管のDNA量 …… 116
　　2.2.2　気管支鏡ならびに組織学の経時的評価 ……………………… 116
　2.3　考察 …………………………… 119
　2.4　将来の展開 …………………… 120

第5章　肺における脱細胞化組織骨格を利用した臓器再生研究　　土谷智史

1　脱細胞化組織骨格を使用した肺の3次元構築法 ……………………… 122
　1.1　肺の解剖とこれまでの肺の3次元構築法 ……………………… 122
　1.2　脱細胞化組織骨格を使用した肺の3次元構築法の原理とその優位性 … 123
2　脱細胞化組織骨格を使用した肺再生法における課題 ………………… 124
　2.1　脱細胞化時の細胞外マトリックスの障害と，新しい天然由来の脱細胞化溶液の開発 …………………… 124
　2.2　再細胞化に使用する細胞 …… 125
　2.3　臓器の成熟 …………………… 126
　2.4　Air-blood barrier（ABB） … 126
　2.5　使用する組織骨格の動物種と免疫原性 …………………………… 127
3　再生肺利用の新しい展開 ………… 128
　3.1　小型ヒト肺による癌疾患モデルの作製 ……………………………… 128

第6章　脱細胞化小腸を用いた組織再生研究の現状　　戸部友輔，清水達也

1　はじめに …………………………… 131
2　脱細胞化小腸を用いた研究の現況 …… 131
　2.1　手法A：シート状SISとしての利用 ………………………………… 132
　2.2　手法B：小腸再建のための足場としての利用 ……………………… 133
　2.3　手法C：異所性組織構築のための足場としての利用 ……………… 134
3　脱細胞化小腸，および細胞シート工学を用いた新規立体心筋組織の構築手法の開発 …………………………… 135
4　おわりに …………………………… 138

第7章　脱・再細胞化肝臓の大動物モデルを用いた有効性試験の現状
八木　洋

1 はじめに …………………………………… 140
2 肝臓脱細胞化研究の背景 ………………… 141
3 再生医療の3要素と脱細胞化肝臓骨格の意義 …………………………………………… 142
4 肝臓骨格を用いた再細胞化による再生部分肝臓の作製 …………………………… 143
5 ヒトiPS細胞由来の成熟細胞を用いた再細胞化肝臓の作製 ……………………… 144
6 今後の展望 ………………………………… 145
7 おわりに …………………………………… 146

第8章　脱細胞化肝臓を足場とした肝臓再構築に向けた要素技術の開発
白木川奈菜，坂本裕希，井嶋博之

1 緒言 ………………………………………… 149
2 脱細胞化肝臓の作製 ……………………… 149
3 脱細胞化肝臓を足場とした肝臓構築 …… 151
4 脱細胞化肝臓を足場として構築した再細胞化肝臓の機能評価系の開発 …………… 152
4.1 臓器培養における再細胞化肝臓の機能評価系の開発（in vitro）……… 152
4.2 肝不全動物に対する再細胞化肝臓の機能評価系の開発（ex vitro）…… 153
5 結言 ………………………………………… 155

第9章　脱細胞化脳
鈴木郁郎，木村　剛

1 はじめに …………………………………… 157
2 脱細胞化脳の調製 ………………………… 158
3 脱細胞化脳の応用 ………………………… 159
4 おわりに …………………………………… 161

第10章　脱細胞化骨格を用いた子宮の再生・再建
吉政佑之，丸山哲夫

1 はじめに …………………………………… 163
2 子宮の幹細胞・再生・再建医療についての研究の現状 ……………………………… 163
3 ラット子宮の脱細胞化 …………………… 165
4 脱細胞化子宮の再細胞化 ………………… 167
5 ラット子宮欠損モデルにおける子宮再生 …………………………………………… 168
6 おわりに …………………………………… 169

第11章　物理的・化学的手法による脱細胞化子宮再生モデルの構築
古川克子，廣田　泰，吉野　修，齋藤　滋，大須賀　穣，牛田多加志，岸田晶夫

1 はじめに …………………………………… 171
2 子宮における疾患と子宮再生との関係

	……………………………… 171	5	脱細胞化モデルによる子宮再生の将来展望 …………………………… 176
3	再生医療の発展と問題点 ……… 172		
4	子宮の再生 ……………………… 173	6	おわりに ………………………… 177

第12章　脱細胞羊膜を用いた細胞治療　　岩﨑剣吾，森田育男

1	羊膜とは ………………………… 179	4.2	骨欠損 ………………………… 184
2	羊膜の医療への利用 …………… 179	4.3	歯周組織欠損 ………………… 184
3	細胞転写技術 …………………… 181	4.4	脱細胞羊膜を用いた細胞移植の特徴
4	羊膜へ転写した細胞による治療 … 183		………………………………… 186
	4.1 虚血性疾患 ………………… 183		

第13章　皮膚再生医療の現状と脱細胞化技術の応用　　森本尚樹

1	皮膚再生の現状 ………………… 188		件の検討 ……………………… 190
2	脱細胞化皮膚（真皮）について ……… 189	3.2	細胞残渣を含んだままの不活化処理母斑の再移植 …………… 191
3	先天性巨大色素性母斑に対する不活化処理母斑と自家培養表皮を用いた皮膚再生治療 ……………………………………… 189	3.3	臨床研究の実施 ……………… 193
		4	今後の展開 ……………………… 194
	3.1 母斑組織を不活化させる高圧処理条		

第14章　角　膜　　小林尚俊，橋本良秀，舩本誠一，岸田晶夫

1	緒言 ……………………………… 196		………………………………… 198
2	角膜の脱細胞化処理法 ………… 197	4	結言 ……………………………… 204
3	超高静水圧処理による角膜の脱細胞化		

第15章　膝前十字靭帯損傷の治療に用いる脱細胞化腱
　　岩﨑清隆，伊藤匡史

1	膝前十字靭帯損傷患者の治療の現状と課題 ……………………………… 205		腱の開発 ……………………… 207
		4.1	脱細胞化技術 ………………… 207
2	脱細胞化腱の可能性 …………… 206	4.2	滅菌技術 ……………………… 207
3	海外の開発動向 ………………… 207	4.3	動物実験評価 ………………… 208
4	膝前十字靭帯再建治療に用いる脱細胞化		4.3.1 脱細胞化腱を用いたラット膝前

	十字靭帯再建実験 …………… 208		十字靭帯再建実験 …………… 208
4.3.2	脱細胞化腱を用いたヒツジ膝前	5	まとめ ………………………………… 210

第16章　骨・骨髄　　中村奈緒子

1　はじめに …………………………… 213
2　骨の構成と機能 …………………… 213
3　脱細胞化骨組織と脱細胞化骨髄組織 … 214
3.1　脱細胞化骨組織 ………………… 214
3.2　脱細胞化骨髄組織 ……………… 216
4　おわりに …………………………… 219

第17章　再生組織から調製した脱細胞化マトリクス
干場隆志, 川添直輝, 陳　国平

1　はじめに …………………………… 221
2　生体組織由来の脱細胞化マトリクスとの比較 …………………………… 222
　2.1　得られる脱細胞化マトリクスの組成, 構造, 力学特性 ……………… 222
　2.2　脱細胞化マトリクスのソース …… 222
　2.3　微小領域ECMの入手可能性 …… 223
3　再生組織由来の脱細胞化マトリクスの例 …………………………………… 223
　3.1　正常組織由来の細胞 …………… 223
　3.2　幹細胞 …………………………… 224
　　3.2.1　未分化状態の幹細胞 ………… 224
　　3.2.2　特定の細胞に分化させた状態の幹細胞 …………………… 224
　3.3　がん細胞 ………………………… 225
4　再生組織由来の脱細胞化マトリクス作製におけるポイント ……………… 225
　4.1　培養環境（培地組成, 共培養） … 226
　4.2　培養基板 ………………………… 227
　4.3　脱細胞化処理方法 ……………… 227
　4.4　脱細胞化処理後の脱細胞化マトリクスの修飾 …………………… 227
　4.5　作製の際に用いる細胞 ………… 227
5　今後の展望 ………………………… 228
　5.1　再生組織由来の脱細胞化マトリクスの応用 …………………… 228
　5.2　今後の課題 ……………………… 228
6　まとめ ……………………………… 228

第Ⅰ編

総 論

第1章　脱細胞化組織の動向

岸田晶夫*

1　はじめに

　脱細胞化生体組織および脱細胞化臓器（以下，脱細胞化組織と表記）は，ヒトあるいは異種動物の生体組織・臓器から細胞成分を除去して得られる比較的新しい医療用材料であり（図1），移植用および再生医療用の足場材料および創傷治癒促進材料として注目されている。「脱細胞化組織」という単語は「Decellularized tissue」の日本語訳であるが，他にも学術論文や特許などでは，「無細胞組織：Acellular tissue」や「細胞外マトリックス：Extracellular matrices：ECM」などの表記がされている場合がある。「Acellular」は本誌で対象とする生体組織から細胞成分を除去したものを指す場合もあるものの，生体の生理的メカニズムを研究する際のタンパク質などの分子のみの反応系を指したり，生分解性人工材料で構築された再生医療用のマトリックスを指したりするので，文献検索の際には注意が必要である。「ECM」は，細胞成分除去後の生体組織の構成成分を指しており，通常はコラーゲンゲルを指す場合が多い。また脱細胞化組織に対してECMと呼称する場合には，粉体・ゲルなど元の形状から加工されている脱細胞化組織を指す場合が多い。また，生体組織だけでなく臓器全体を脱細胞化して用いる場合もあるが，本稿では，基本的に「脱細胞化組織＝Decellularized tissues/organs」を基本とし，研究者の現状に合わせて「ECM」などの語を用いて表記する。

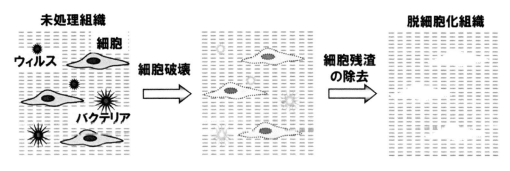

図1　脱細胞化組織の概念
理想的には最初の細胞破壊の段階で，細胞とともに細菌およびウイルスの
細胞膜も破壊され，洗浄後に除去されることが望まれる。

---

*　Akio Kishida　東京医科歯科大学　生体材料工学研究所　物質医工学分野　教授

2 脱細胞化組織の歴史

　脱細胞化組織は主として米国において開発・実用化が先行しており，1999年に米国CryoLife社が脱細胞化ブタ大動脈弁の臨床研究を世界で初めて開始し，2001年に製品化した。その後多くの企業が参入し[1~5]，現在ではヒトあるいはブタやウシなどの同種・異種動物由来の種々の脱細胞化組織が製品化され，さまざまな用途で使用されている（第Ⅰ編第2章参照）。学術情報のデータベースであるWeb of Scienceで「Decellularized」を検索語とすると，図2のような出版数の年次変化となる。2000年まではほとんど情報がなく，それ以後に急速に出版数が増加していることがわかる。実際には，脱細胞組織の表記として「Acellular tissue」や「ECM」も用いられているため，実質の脱細胞化組織に関する学術情報の出版数はもっと多いことになる。また全論文数は2,166編，総説216編（2019年1月1日現在）であり，最多引用数の論文2編は1,000回超となっている。また，筆者らが研究を開始したのは2000年であるが，その時点で欧州（ドイツ，イギリス）において脱細胞化心臓弁についての研究報告（学会発表）がされており，1990年代後半には脱細胞化組織の研究が開始されていたと考えられる。

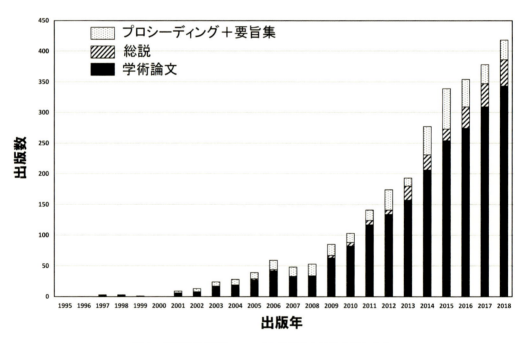

図2　脱細胞化組織についての学術論文等数の経年変化
Web of Scienceにて"decellularized"をキーワードとして検索した結果（2019年1月1日現在）。

3 脱細胞化組織の分類について

脱細胞化組織は多くの形態で応用が試みられており，脱細胞化組織全体をひとくくりで議論することができないため，大まかに整理する。

3.1 組織・臓器を脱細胞化してそのまま用いるもの

血管や心臓弁などは，同所性に移植されるように開発されているため，形態を損なわないことや，移植直後からの耐圧性，しなやかさなどの物性が臨床応用のための重要な因子となる。また血液適合性も重要な因子である。

一方，真皮・小腸などを脱細胞化した脱細胞化生体膜が米国で広く用いられているが，この場合には，脱細胞化前の物性の維持は必ずしも必要ではなく，目的に応じた物性値が再現性よく得られることが重要である。脱細胞化真皮は，皮膚の代替物（創傷被覆材）としての応用のほかに，欠損部位の補綴や臓器の被覆に用いられる場合が多く，位置固定や隔離などの機能を果たすだけの物性が要求される。

また，現在研究開発が進められている臓器再生のための3次元マトリックスとして脱細胞化組織を用いる場合には，3次元構造を確保できることが重要な因子であり，物性そのものは臓器が再生した後の懸案事項となる。現状では，脱細胞化した心臓，肺，肝臓，腎臓，肺などは自重に抗するだけの物性を保持できず，液中から空気中に取り出すと潰れてしまうため，脱細胞化および再細胞化などについては，培養液などの液体中で3次元形状を確保し，還流脱細胞・環流培養などによって脱細胞化および再細胞化を行っている。播種された細胞がECMを再構築して元の臓器と同等の物性を再現することが期待されている。

3.2 組織・臓器を物理的に加工するもの

ブタの膀胱や小腸粘膜上皮を脱細胞化した後に細断し，粉体に加工したものが創傷治癒剤として用いられている。脱細胞化後に細切や粉砕によって形状を変更したものであるが，分子レベルでの化学反応などは行われていない。損傷部に適用され，主成分のコラーゲンが治癒に必要な足場となることが期待されている。また近年では，脱細胞化マトリックス中にタンパク質断片，増殖因子，サイトカインおよびエクソソームなどの生体活性物質が存在し，それが低炎症性・組織再構築加速機能を担っているとの報告もあり，創傷治癒促進材料として注目されている。

3.3 組織・臓器を化学的に加工するもの

現在，国内で販売されている生体弁は，分類上は脱細胞化組織であるといえるが，本稿で取り扱うものとは一線を画す。心臓弁は動物から採取された後に，洗浄や凍結・融解などの工程を経るが，これらの工程中に細胞が破壊されたり洗い流されたりするため，脱細胞化と同じ工程を経ているとも考えることができる。しかし，本稿で取り扱うような細胞成分を除去することを主眼

とした工程ではなく，また脱細胞化の確認もされていない。さらに最終的に架橋剤で化学架橋されており，脱細胞化組織について報告されている種々の機能（低炎症性，分解性，成長性など）を欠いてしまっている。その一方で，これまでに多くの優れた臨床実績を有しており，脱細胞化生体組織のよい比較対象であると考えられる。

3.4　組織工学マトリックスを脱細胞化するもの

米国 Humacyte 社は，チューブ状に成形されたフィブリンマトリックスにヒト平滑筋細胞を播種して培養し，血管として十分な物性まで再構築した後に脱細胞化した脱細胞化人工血管を開発している[6,7]。これは動物組織を原材料としない，新しい脱細胞化組織であり，今後の展開が注目されている。

3.5　抽出 ECM を再構成するもの

コラーゲンやゼラチンは，動物組織 ECM を可溶化して得られる ECM 構成タンパク質である。温度，pH 変化などによって溶液からゲル化させたり，架橋剤と反応させてマトリックスを得ることができたりする。しかし，これらは脱細胞化組織ではなく，無細胞マトリックスであり，生物組織／臓器由来の脱細胞化組織とは異なるマトリックスである。これらについてはこれまでに多くの研究がされているため，ここでは取り扱わない。

4　脱細胞化組織の現状

4.1　脱細胞化技術について

脱細胞化の方法については第Ⅱ編第2章で詳しく解説されるので，ここでは簡単に記述するにとどめる。脱細胞化には2つの段階があり，最初に細胞を破壊し，次に破壊された細胞の残渣を洗浄除去する（図1）。これまでに報告されている脱細胞化法を大別すると，細胞破壊の方法として化学的処理法（界面活性剤，酸・アルカリ，アルコールなど），生物学的処理法（酵素），物理的処理法（凍結融解，圧力，エレクトロポレーションなど）の3種が多く用いられている。また洗浄除去については，震盪洗浄，還流洗浄，および補助的にマイクロ波照射，超音波処理の応用が報告されている。化学的処理法は，細胞破壊と残渣除去が同時に行え，かつ簡便であるため，最も多く用いられている。脱細胞化処理には，組織中の細胞密度，厚み，脂質量などが大きく影響するため，どの方法，あるいはどの組み合わせが最適かどうかは組織の種類や大きさよってそれぞれ検討する必要がある。また，組織・臓器を破壊せずに脱細胞化することは非常に困難であることに注意が必要である。

4.2　脱細胞化の確認

脱細胞化の確認については，その基準を Crapo らが提唱している[3]。それによると，①組織学

第1章　脱細胞化組織の動向

的染色（ヘマトキシリン-エオジン，DAPI）の所見において，細胞核が除去されていること，②乾燥組織重量あたりのDNA量が50 ng/mg以下であること，③DNA断片が200 bp以下であること，の3点を脱細胞化指標としている。しかしながら，Keaneらはこの基準を満たしていない脱細胞化組織も，基準を満たした組織と同等のリモデリングがおきると主張しており[8]，厳密な定義とはなっていないが，多くの論文に引用され，一定の評価を得ている。

4.3　従来の生体組織と脱細胞化組織について

同種の生体組織・臓器については，例えば，角膜，皮膚，血管，心臓弁などの組織や，心臓，肺，腎臓，肝臓などの臓器が，これまでにも移植に用いられている。これら同種組織・臓器については，医療機器としての取り扱いを受けていない。一方，異種生体組織については，ウシやブタの組織由来の生体弁がよく知られており，医療機器として認可を受けて販売されている。脱細胞化組織の場合には，ヒトおよび異種動物由来についても，医療機器として販売されることから，医薬品医療機器法の適用を受け，認可が必要である。また，生体弁やコラーゲンマトリックスなど，異種動物組織由来の医療機器は，架橋反応や精製などの化学処理工程を経ており，化学反応による分子構造の安定化や組成の均質化などが図られている。

脱細胞化組織は，多くの場合，脱細胞化の工程では化学変化などは受けない。形態も，そのまま製品化されるか，加工される場合でも薄切や粉体化などの物理的加工がほとんどである。このため，物性については原材料である生体組織と同等か強度低下しているものがほとんどである。

4.4　脱細胞化組織の特徴

脱細胞化組織は，良くも悪くもこれまでの移植用生体組織やコラーゲンマトリックスとは異なる特徴を有している。まず，優れている点を列挙する。

① **物性が生体組織と同等である**

上でも述べたように，脱細胞化組織は化学架橋されておらず，また脱細胞化工程を選択することによって組織構造を損傷することが少なくできるため，物性が生体組織とほぼ同等のものが得られる。

② **異物反応が少ない**

理由は不明であるが，生体内に移植された場合に異物反応（炎症反応）が少ないことが知られている。

③ **再細胞化およびリモデリングが可能**

化学架橋されていないために脱細胞化組織内に細胞が浸潤し，組織のリモデリングが生じるといわれている。

④ **成長性がある**

③で示したように，リモデリングが生じるため，小児に移植された場合，宿主の成長に従って，移植された脱細胞化組織も成長すると考えられている。

⑤　創傷治癒促進効果がある

　③にも関連するが，脱細胞化組織の粉体を創傷部位に塗布すると，創傷治癒が促進され，また部分的な組織再生もおこると報告されている。

　このように，脱細胞化生体組織の機能については，従前のバイオマテリアルでは見られないものが多く，新しいバイオマテリアルとしての応用やその機能解明を通じた新規バイオマテリアルの開発指針の獲得などが期待されている。

　一方，注意が必要な点は下記のとおりである。

①　採取動物による影響が大きい

　動物組織をそのまま用いる場合に問題となるが，サイズ，形状，組織の微細構造，物性などが，動物種あるいは動物の個体によって異なるため，同一原料を用いる工業製品とは異なる点に注意が必要である。

②　免疫原性の可能性

　欧米ではヒト由来組織を用いた脱細胞化組織も実用化されているが，日本で生産することは困難である。そのため，ブタやウシなどの異種動物組織を用いることになるが，異種動物組織に対する免疫原となる可能性がある。コラーゲンについては，分子末端のテロペプチドを除去したアテロコラーゲンには抗原性がないとして医療用として用いられており，脱細胞化組織の主成分である天然型コラーゲンについて，抗原性を心配する意見が筆者にも届くことがあるが，コラーゲンの抗原部位についてはテロペプチドだけではないとも報告されており[9]，またこれまでの多くの脱細胞化組織の研究においても，異種組織であるが故の免疫原性についての報告は少ない。異物反応の低いことはよく知られており，抗原性との関連について不明な点が多い。先行して実用化されている脱細胞化組織の臨床データの検討が重要であると考えている。

③　分解性

　脱細胞化組織は一般的に未架橋で用いられるため，これまでの医療機器の考え方では「生分解性」であると分類される。小腸粘膜上皮や膀胱組織を粉末化した製品については，早期の分解性が重要な機能であるといわれているが，心臓弁，血管，角膜などは未架橋であるが生体内で分解吸収されているとの報告はない。再細胞化により，宿主の軟組織と一体化すると考えられるが，ヒトと異種の動物のコラーゲンの判別が困難なため，明確な結論が得られていない。「生分解性」を機能の一つとすると，生体内でどの程度の期間で分解するのか，分解に際しての強度変化などを明確に示す必要がある。これらは，これまでのポリ乳酸などの生分解性高分子の方法論で検討が可能である。しかし，心臓弁，血管，角膜などについては，分解するかしないかの判定が困難であるため，許認可のための性能評価として，どのように考えるかについては，開発側と行政側との議論が必要と考える。

④　滅菌安定性

　脱細胞化組織の優れた機能発現のためには，生体のECM構造の維持が重要な因子の一つである。医療機器の滅菌法はさまざまな方法があるが，ECM構造の維持に適用できる方法は数少な

第1章　脱細胞化組織の動向

い。γ線照射のように外部からエネルギーを加えると架橋や酸化反応がおこり，物性が変化する。また，抗生物質洗浄では内部までの浸透に問題が生じ，エタノール浸漬やエチレンオキサイドガス滅菌では脱水や化学変化が生じる。特に無架橋で用いる心臓弁などの循環器系の脱細胞化組織の滅菌法には注意が必要である。

5　脱細胞化組織の医療応用

5.1　世界の現状

　脱細胞化組織の市場は2009年に約500億円と報告されて以降，順調に成長している[10]。臨床で実際使用されている脱細胞化関連商品の例は第Ⅰ編第2章で解説されているように，現時点で40点を超えるさまざまな組織・由来生物の商品が存在している。ほとんどの製品が米国製品であり，ドイツ，中国，ブラジル，フランス製などが少数存在している。同種移植となる脱細胞化ヒト組織が多いが，異種移植となるブタ・ウシなどを由来とする商品群も増えている。商品化されているものの特徴としては，皮膚や小腸粘膜下組織，心膜や筋膜のようにシート状の材料が多く存在し，血管や心臓弁のように複雑な3次元構造を持つ商品はまだ少ない。米国は組織バンクが整備されており，ヒト組織商品も安定して作製が可能だと考えられているが，それ以外の地域においては，供給量の観点などから異種組織脱細胞化製品が注目されている。

5.2　日本の現状

　国内においては，2014年に大阪大学がドイツで脱細胞化されたヒト心臓弁を初めて臨床研究に用い，また2015年には，真皮欠損用グラフトとしてブタ真皮由来の「OASIS細胞外マトリックス（Cook Japan㈱）」が保険適用となったが，国産の脱細胞化製品はなく，世界的には一歩後れをとっている状況である。この状態が続くと，将来的に心臓弁やペースメーカなどと同様に，脱細胞化組織製品についても輸入品に依存する事態になりかねない。幸いなことに，本書でも取り上げている研究者らによる優れた脱細胞化組織の研究や開発プロジェクトが国内でも進行中であり，近々に国産品が上市されることが期待される。その一方で，脱細胞化製品は全く新しい医療機器であり，これまでの医療機器の安全性評価では対応が困難になる可能性も考えられる。このような状況において我が国での生物材料を用いた医療機器開発を促進するために，経済産業省と厚生労働省の連携事業として開始された次世代医療機器・再生医療等製品評価指標作成事業において平成27，28年度に「生体由来材料分野」が設置され，評価指標（ガイドライン）作成が行われた。このように脱細胞化組織の実用化のための骨組みづくりが進められている。

6 脱細胞化組織研究・開発の動向

6.1 既存材料代替としての脱細胞化組織
6.1.1 多様な応用可能性の研究

既存の合成高分子製材料に代わる材料として期待されている脱細胞化組織として，生体膜や小口径血管がある。前者はすでに多くの欧米企業が参入して市場を形成している。これまでは主として脱細胞化真皮が密度の高いコラーゲン膜という認識で補綴材として応用されてきたが，最近では小腸粘膜上皮や心膜などが癒着防止や創傷被覆材として応用されつつある。これらの組織を用いると治癒が促進すると報告されており，より広い応用の可能性を有している。小口径人工血管については，現状の外科手術の適用範囲を広げるために，現行では長期開存が困難な口径4 mm 以下の小口径血管への脱細胞化組織の応用が研究されている。前出の Humacyte 社の組織再生型脱細胞化血管では，透析患者のバスキュラーグラフトでの臨床治験が進んでおり[8]，長期の開存性のほかにも穿刺耐性，抗感染性などの機能が期待されている。

また，脱細胞化組織を酵素で可溶化した後に pH，塩濃度や温度を調整するとゲルを得ることができる。これを，インジェクタブル補綴材として応用したり，3D プリンタのインクとして用いたりするなどの応用も研究されている。

6.1.2 さらなる高機能化のための研究

ヒト組織を用いることの利点を強調する研究として，ドイツハノーバ大学の Harverich 教授が主導する，EU 圏内でのヒト新鮮脱細胞化心臓弁のプロジェクトがある。ARISE と命名されたこのプロジェクトの特徴は，EU 諸国の研究者らで脱細胞化心臓弁のネットワーク構築を行い，新鮮脱細胞化心臓弁の有用性を示すことにある。このプロジェクトで用いられる脱細胞化心臓弁の調製法では凍結プロセスを経ないことが注目される。ヒト心臓弁はこれまでもホモグラフトとして凍結保存されたものが使われているが，ARISE プロジェクトによるプロセスでは凍結保存プロセスを脱細胞化処理を施すことによって一部代替することによって，成績が向上すると報告しており[11,12]，今後の長期移植成果の帰趨が注目される。

6.2 脱細胞化組織による臓器再生

前述のとおり，現在臨床利用されている脱細胞化製品は，皮膚や心臓弁，血管などであり，肝臓や心臓のような複雑な構造を有する臓器の適用には至っていない。臓器全体を脱細胞化する研究は，さまざまな手法が提案されているが，現状では還流システムの利用が主流である。複雑な3次元構造をもつ臓器（肝臓，心臓，肺など）の血管網を利用した還流システムが 2000 年代から検討されている。血管網は，酸素，栄養供給に必要最低限の拡散能を有しているので，血管を利用して脱細胞化試薬を流すことは効果的であると言える。還流システムの使用は，小動物の脱細胞化報告が主であるが，ヒトに近い大きさの臓器脱細胞化として，ブタ心臓の還流脱細胞化が報告されている。近年，心臓以外に肺，肝臓の還流脱細胞化の報告が数例なされている。肺には，

第 1 章　脱細胞化組織の動向

血管網と気管支群の2つの還流に使用可能なネットワークが存在している。いくつかのグループが異なる還流アプローチで，脱細胞化肺を作製しているが，グループ間での比較検討がなされておらず，最適なプロトコールの確定には至っていない。また，脱細胞化肺の再細胞化検討も行われているが幹細胞ではなく，肺細胞を播種しているグループが多いため，脱細胞化組織の細胞分化への影響は不明である。Ott らのラット脱細胞化肺の移植実験では，血液の漏出などが確認され，微小な血管構造が破壊されていることが明らかになった[13]。一方，肝臓の脱細胞化は，門脈を通して検討されている。脱細胞化肝臓への細胞播種から，組織特異的な細胞分化を誘引する可能性が示されている。また，Ross らの腎臓脱細胞化の報告では，脱細胞化した腎臓内で培養した ES 細胞が腎臓特異的な細胞に分化していくことを明らかにした[14]。

臓器の脱細胞化は，小動物レベルでの移植実験の報告がなされているが，ヒトへの応用には，越えなければならない障壁が残されている。今の脱細胞化臓器を移植に用いても，おそらくうまくいかないと考えられる。レシピエント細胞による臓器再生には，時間を要するため，再生が達成される前に機能不全になってしまうと考えられる。また，疾患を持つヒトの細胞で再生した臓器が，正常な働きをするのか，疾患の再発はないのかなどの不安が残っている。解決策として，臓器脱細胞化を研究しているグループは，脱細胞化臓器に iPS 細胞などの多幹細胞を播種・培養し，生体外で臓器を再生することを目指している。

6.3　脱細胞化組織粉末による組織再生—未知の機能の解明—

米国ピッツバーグ大学の Badylak 教授らのグループは，脱細胞化組織を用いた器官再生の研究を進めている。2005 年に事故で指先を失った患者の患部に脱細胞化ブタ粉末を塗布して指先を再生させた動画が YouTube にアップロードされて話題となった。また，失われた筋肉を同じ粉末を用いて再生した研究も報告している[15]。Badylak 教授らは，脱細胞化組織に含まれているペプチド断片や ECM に結合しているマイクロベシクルの働きによって再生に必要な細胞が患部に集結することが重要であると述べている。組織再生には脱細胞化組織だけでなく，患部の湿潤ケアやリハビリテーションも重要であるとのことであるが，脱細胞化組織の働きが中心であることは間違いない。脱細胞化組織の機能が本当にペプチド断片やマイクロベシクルであるかについての研究も行われており，機構解明が待たれる。

6.4　世界的な広がり

筆者が注目しているのは欧米以外の動向である。中国では，世界に先駆けてブタ脱細胞化角膜が臨床応用され，開発意欲も旺盛である。医療用動物を供給する企業もあり，今後，先行する欧米企業に追い付くような製品が開発される可能性が高い。脱細胞化組織は，プロセス管理が重要であるが，他の最先端材料と比較して容易に調製することができるため，発展途上国などで開発が進む可能性もある。我が国がそれらに貢献できるとすれば，脱細胞化製品を安価でかつ安全に利用するための規格設定や評価法の確立が考えられる。

7 脱細胞化組織の将来

脱細胞化組織は，単純な補綴材料から，創傷治癒，長期機能性，および臓器再構築を実現する素材として大きな期待が寄せられている。米国では，Tissue Source 社のような生体材料研究のための牧場が造られ，Miromatrix 社のような脱細胞化臓器開発企業が開発を行っている。インフラが整備されはじめ，脱細胞化製品の適用も広がり，脱細胞化組織・臓器研究開発の今後のさらなる発展が予測される。また，脱細胞化組織，臓器から得られた知見を，細胞再生医療分野，人工臓器分野の研究者と共有していくことも，今後の重要な課題であると思われる。

8 おわりに

脱細胞化組織は，欧米ではすでに産業として成功を収めつつあり，近い将来日本でも広く使用されることが予想される。このような状況において我が国での生物材料を用いた医療機器開発を促進するために，経済産業省と厚生労働省の連携事業として開始された次世代医療機器・再生医療等製品評価指標作成事業において平成 27，28 年度に「生体由来材料分野」が設置され，評価指標（ガイドライン）作成が行われた。

筆者の研究室では，これまでに血管，角膜，骨，皮膚，骨髄，軟骨，歯根膜，気管，羊膜，子宮，肝臓，腎臓，脳などの種々の組織・器官の脱細胞化を行い，組織・臓器再構築の基盤材料としての研究を進めている[16]。これらの研究から得られた知見をもとに，脱細胞化組織の実用化に必要な安全性について考察したが，欧米に追い付くだけでなく先行するためには，安全性と機能の関係を詳細に解明することが必要であると痛感している。本技術が一般化され多くの研究者が参加することで，日本発の新しい医療機器の開発を期待する。

文　　献

1) S. F. Badylak, *Biomaterials*, **28**, 3587 (2007)
2) S. F. Badylak *et al.*, *Acta Biomater.*, **5**, 1 (2009)
3) P. M. Crapo *et al.*, *Biomaterials*, **32**, 3233 (2011)
4) B. N. Brown & S. F. Badylak, *Transl. Res.*, **163**, 268 (2014)
5) D. Rana *et al.*, *J. Tissue Eng. Regen. Med.*, **11**, 942 (2017)
6) S. L. Dahl *et al.*, *Sci. Transl. Med.*, **3** (68), 68ra9 (2011)
7) J. H. Lawson *et al.*, *Lancet*, **387**, 2026 (2016)
8) L. Huleihel *et al.*, *Sci. Adv.*, **2** (6), e1600502 (2016)
9) A. K. Lynn *et al.*, *J. Biomed. Mater. Res. B, Appl. Biomater.*, **71** (2), 343 (2004)

10) "Tissue Engineering, Cell Therapy and Transplantation: Products, Technologies & Market Opportunities, Worldwide, 2009-2018", MedMarket Diligence, LLC (2010)
11) S. Sarikouch *et al.*, *J. Thorac. Cardiovasc. Surg.*, **153** (6), 1553 (2017)
12) S. Sarikouch *et al.*, *Eur. J. Cardiothorac. Surg.*, **50** (2), 281 (2016)
13) H. C. Ott *et al.*, *Nat. Med.*, **16**, 927 (2010)
14) E. A. Ross *et al.*, *J. Am. Soc. Nephrol.*, **20** (11), 2338 (2009)
15) J. Dziki *et al.*, *NPJ Regen. Med.*, **1**, 16008 (2016)
16) N. Nakamura *et al.*, *ACS Biomater. Sci. Eng.*, **3**, 1236 (2017)

第2章　脱細胞化組織の製品

根岸　淳*

1　脱細胞化組織製品の概要

　1990年頃から，欧米を中心に脱細胞化組織製品が臨床で利用されている。2010年代には，中国製の脱細胞化組織製品も商品化され，さまざまな国で多種多様な脱細胞化組織製品が販売されている。まず，同種であるヒト組織を原料とする製品が開発され，その後，ブタなどの異種組織を原料とする製品が使用されるようになってきた。ほとんどの脱細胞化組織製品の原料動物として，ヒト，ブタ，ウシ，ウマなどの哺乳類が用いられている。近年，魚類を原料とする脱細胞化皮膚製品が開発され，哺乳類以外の脱細胞化組織製品もヒトに対して利用され始めている[1]。ヒト組織を原料とする脱細胞化組織製品は，同種であるため異種由来の急性拒絶の懸念がないが，原料組織の供給が不足している。一方，ブタなど家畜動物由来の脱細胞化組織製品は，安定供給が可能であるが，異種動物由来の急性拒絶や人畜共通感染症のリスク，動物種によって宗教などの観点から使用できない場合があることが問題とされている。また，魚類など哺乳類以外の動物組織を原料とする脱細胞化組織製品は，安定供給や感染症のリスクが少ないことが利点であるが，ヒトと魚類では脱細胞化組織の主成分であるコラーゲンの変性温度が異なるなどが問題点と考えられる[2]（表1）。

　2018年現在，日本では脱細胞化ブタ小腸粘膜下組織であるOASIS®が保険収載されている唯一の脱細胞化組織製品であり，国産の脱細胞化組織製品は上市されていない。日本産の脱細胞化組織製品開発に向け，脱細胞化組織製品など生体吸収性材料を対象とした新規医療機器に関するガイドラインが検討されている。現時点の法律では，脱細胞化組織製品の原料はウシやブタなどの生物であるため，生物由来原料基準に沿うことが求められる。一方，欧米では種々の脱細胞化

表1　脱細胞化組織製品の原料組織のメリットとデメリット

原料	同種or異種	メリット	デメリット
ヒト組織	同種移植	サイズ，構造がヒトに近い 異種組織の急性拒絶がない	供給不足 ウィルス・感染症
哺乳類組織 （ブタ，ウシなど）	異種移植	サイズ，構造がヒトに近い 安定した供給	人畜共通ウィルス 宗教的な禁忌
非哺乳類組織 （魚など）	異種移植	安定した供給 人と共通ウィルスが少ない	ヒトと異なるサイズ・構造 低いコラーゲン変性温度

*　Jun Negishi　信州大学　繊維学部　応用生物科学科　助教

第2章 脱細胞化組織の製品

組織製品が流通しており，さらに，脱細胞化組織製品などの医療または教育利用専門の Tissue Source のような動物組織販売企業が設立されており，60種類以上のブタ組織が販売され，製品の安定供給や安全性の確保が可能になっている．

2 生体由来材料と脱細胞化組織製品

　脱細胞化組織製品の特徴として，ヒトや動物組織と類似した力学特性，脱細胞化組織製品への細胞接着や細胞浸潤，代謝による分解や患者組織との置換，創傷治癒の誘導などがあげられる．また，原料組織そのものの形状の製品以外にも，組織を剥離または薄切したシート状製品や粉末状製品などが販売されている．デメリットとしては，拒絶反応の可能性，細胞浸潤や分解による強度や性質の変化があげられる[3]（表2）．

　脱細胞化組織製品は，医薬品医療機器等法における生物由来製品に該当する．生物由来製品とは，植物以外のヒトやその他の生物に由来するものを原料または材料とする製品のことを指し，血液製剤などの医薬品，動物由来コラーゲンを原料とする真皮欠損用グラフトや架橋処理された動物由来生体弁などが含まれている．ウシやブタなどの動物組織をグルタルアルデヒドなどの架橋剤で固定化した架橋組織製品は，脱細胞化組織製品と類似した医療機器と位置付けられている．架橋組織製品は，免疫原となる細胞表面物質を架橋剤で固定化することで拒絶反応を回避しており，製品中に細胞が残存していること，生体内で分解されない，または分解されにくいことなどが脱細胞化組織製品と大きく異なる点である．近年では，脱細胞化した後に架橋処理を行い，生体内での分解と製品内部への細胞浸潤を抑制しつつ，組織表面にのみ細胞接着が可能な製品も開発されている．一方，生体高分子製品は，動物から抽出，精製した生体高分子を原料とする生体材料であり，コラーゲンやヒアルロン酸などを原料とする製品が開発されている．生体高分子製品も脱細胞化組織製品と同様に，生体内で分解されるように設計された製品と長期安定性を目的として架橋処理した製品が販売されている．精製された生体高分子から材料を作製するため，製品の内容物が明らかなこと，目的に合わせた形状（ゲル，スポンジ，フィルムなど）の製品設

表2　生物由来材料の特性

	作製方法	構成物	分解性・細胞浸潤	形状
脱細胞化組織製品	化学的手法 生物学的手法 物理学的手法	細胞外マトリックス	あり／なし	生体組織の形状 シート 粉末
架橋組織製品	架橋剤浸漬	固定化された細胞外マトリックス＋細胞	なし	生体組織の形状
生体高分子製品	生体高分子から作製	生体高分子	あり／なし	ゲル スポンジ フィルム

計が可能なことなどが，脱細胞化組織製品にはない利点である（表2）。

3 脱細胞化組織製品の適用例

　脱細胞化組織製品は，さまざまな原料組織や作製方法を用いて使用目的に合わせた機能を持つ製品が開発されている（表3，図1）。脱細胞化組織製品の主な用途として，軟組織補綴が挙げられ，火傷治療，歯肉再建，乳房再建，ヘルニア治療に種々の製品が適用されている。AlloDerm®は，軟組織補綴に利用される代表的な脱細胞化組織製品であり，1994年にFDAに承認されたLifeCell社の架橋処理していない脱細胞化ヒト真皮製品である。AlloDerm®は，ヒト真皮の基底膜などの微細構造を維持しており，移植後の血管新生や細胞浸潤が報告されている。例えば，重度の火傷では，患者自身の皮膚の全層植皮や表皮と真皮の一部の分層植皮が行われるが，全層植皮は採取可能な皮膚に限りがあること，分層植皮では拘縮や瘢痕が生じやすいという問題がある。重度の全層火傷に対して，AlloDerm®を分層植皮と同時に使用することで拘縮や瘢痕が抑

表3　主な脱細胞化組織製品

商品	会社	原料組織	主な用途	形状
Acornea®	中國再生醫學	ブタ角膜	眼科領域	組織由来形状
AlloDerm®	LifeCell	ヒト皮膚	軟組織補綴	シート
Artegraft®	Artegraft	ウシ頸動脈	血管外科領域	組織由来形状
Chondrofix®	Zimmer Biomet	ヒト軟骨＋海綿骨	骨軟骨領域	組織由来形状
CorMatrix®	Aziyo Biologics	ブタ小腸粘膜下組織	心臓血管外科領域	シート
Graft Jacket®	Wright Medical Tech	ヒト皮膚	軟組織補綴	シート
MatriStem® MicroMatrix	Acell	ブタ膀胱	軟組織補綴	粉末
MatrixP®	AutoTissue	ブタ心臓弁	心臓血管外科領域	組織由来形状
OASIS®	Cook Biotech Inc.	ブタ小腸粘膜下組織	軟組織補綴	シート
OrthADAPT™	Pegasus Biologicals	ウマ心膜	腱	シート
PriMatrix®	TEI Biosciences	胎児ウシ皮膚	軟組織補綴	シート
Restore™	DePuy	ブタ小腸粘膜下組織	腱	シート
Synergraft®	CryoLife	ヒト血管・心臓弁	心臓血管外科領域	組織由来形状
Veritas®	Synovis Surgical	ウシ心膜	軟組織補綴	シート
Zimmer Collagen Patch®	Tissue Science Laboratories	ブタ真皮	軟組織補綴	シート
伏得清生物角膜	伏得清（YOUVISION）	ブタ角膜	眼科領域	組織由来形状
Vetrix® BioSIS*	Vetrix	ブタ小腸粘膜下組織	獣医用・軟組織補綴・眼科領域	シート
HAVs**	Humacyte	ヒト細胞分泌細胞外マトリックス	血管外科領域	血管様形状
Kerecis™**	Kerecis	魚皮膚	軟組織補綴	シート

＊：獣医用製品，＊＊：臨床試験中

第 2 章　脱細胞化組織の製品

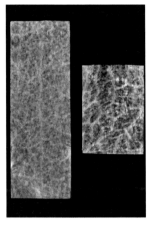 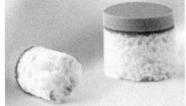 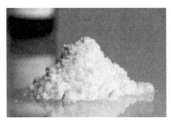

図 1　種々の形状の脱細胞化組織製品
（左）OASIS® 細胞外マトリックス（写真提供：Cook Biotech Inc.），（中）Chondrofix®，（右）MatriStem® MicroMatrix。
Cook Biotech Inc.（http://www.cookmedical.co.jp/product/oasis-細胞外マトリックス/），Zimmer Biomet 社（https://www.zimmerbiomet.com/medical-professionals/biologics/product/chondrofix.html），および ACell 社（https://acell.com/micromatrix/）より許可を得て転載。

制されることが明らかにされており，全層植皮では移植用皮膚が不足する症例でも，この手法を用いることで採取する皮膚の量を減らしつつ，広範囲の治療が可能になることが示されている[4]。また，乳がんなどで乳房組織を摘出した患者に対する乳房再建において，脱細胞化組織製品が広く利用されている。乳房再建の手法として，自家組織移植やシリコンバック移植が適用されているが，自家組織採取は侵襲が大きく，シリコンバックは安全性に問題がある。シート状の脱細胞化組織製品を乳房再建に使用することで，術後の痛みの低減，エキスパンダーの充填量の増加や審美性の改善が認められ，乳房再建に対する脱細胞化組織製品の適用が増加している[5]。

歯科領域は，軟組織補綴と同様に脱細胞化組織製品が広く利用されている分野である。歯周病などに起因する歯肉退縮の治療法として，口蓋の自家結合組織を移植する上皮下結合組織移植が行われているが，治療効果は高いものの二次的外傷や術後疼痛などが問題になっている。1994 年から AlloDerm® が歯科領域で使用されるようになり，その他の脱細胞化組織製品も含め，根面被覆術，インプラント周囲の遊離歯肉移植術，歯槽堤増大術などに種々の脱細胞化組織製品が適用されている。自家結合組織の代替品として脱細胞化組織製品を用いるため，移植用組織採取のための二次的外傷が生じない，広範囲な損傷の治療が可能になるなどの利点がある。また，自家結合組織移植と比較し，AlloDerm® による根面被覆術は術後合併症や感染が減少することも報告され，根面被覆率も自家結合組織と同等であることが明らかにされている[6]。近年，インプラント治療などの骨誘導再生術のバリアメンブレンとしても脱細胞化組織製品の需要が増加しており，さまざまな製品が歯科領域で使用されるようになっている。

脱細胞化組織製品の機能評価により，小腸粘膜下組織や膀胱から作製した脱細胞化組織製品

が，高い創傷治癒促進機能を有することが報告されている。日本で唯一承認されている OASIS® は，慢性下肢潰瘍治療において，圧迫のみや組換え型ヒト PDGF 外用製剤と比較して高い治療効果を示すことが確認されている[7]。また，脱細胞化ブタ膀胱を粉末化した MatriStem® MicroMatrix は，急性または慢性の創傷に対して高い治療効果を示し，MatriStem® MicroMatrix による損傷皮膚の上皮化や創傷治癒の促進が明らかになっている[8]。ブタ小腸粘膜下組織やブタ膀胱を原料とする脱細胞化組織製品は，bFGF や TGF-β1 などの成長因子を多く含むことが明らかにされており，これらの働きにより創傷治癒が促進されていると考えられている。現在，皮膚損傷以外にも，脱細胞化小腸粘膜下組織の創傷治癒誘導能に着目した心筋梗塞治療への応用検討が行われている。心筋梗塞に対する CABG 手術の際，専用装置で粉末化した脱細胞化小腸粘膜下組織を梗塞部に添加することで，術後1年時点での心機能の向上が認められ，残存する脱細胞化小腸粘膜下組織はリンパ球に覆われ，血管新生の誘導，材料周辺への心筋前駆細胞浸潤の可能性が示唆されている。

　肩甲骨と上腕骨をつなぐ棘上筋，棘下筋，小円筋，肩甲下筋の4つの筋肉の腱は回旋腱板と呼ばれ，加齢や過度の運動により損傷することが多い部位である。回旋腱板損傷は主に保存治療が選択されるが，腱の損傷自体が完全に修復されないため，手術を行う場合がある。自己腱移植や成長因子投与に並び，脱細胞化組織製品を用いた回旋腱板損傷治療が検討されている。脱細胞化ブタ小腸粘膜下組織製品（Restore®，DePuy Orthopaedics）は，回旋腱板損傷に対する高い治療効果が報告されているが，近年，その他のグループの試験では，Restore® を移植した患者の20%で炎症が生じたことが報告されている。脱細胞化ブタ真皮製品である Zimmer® Collagen Repair Patch™ は，移植後の炎症反応が少なく，回旋腱板損傷治療に有用であることが報告されている。また，ヒト組織を原料とする脱細胞化組織製品を用いた回旋腱板損傷治療において，GraftJacket® がその他の製品よりも高い治療効果を示すことが明らかにされたが，自己腱移植に匹敵する強度までの回復には至らなかった。腱治療において，異種動物の真皮や小腸粘膜下組織，ヒトの真皮などさまざまな原料からなる脱細胞化組織製品が利用されているが，グループ間により実験結果が異なるなど課題が多く，さらなる検証による安全性や治療効果の向上が期待されている。

　心臓血管手術では患部にアプローチするために心膜切開が必要であり，閉胸時には心膜縫合が行われるが，自己心膜同士の縫合が困難な場合には代用心膜が使用される。代用心膜として，合成高分子製品や架橋処理ウシ心膜などが用いられてきたが，近年，脱細胞化組織製品が代用心膜や血管パッチとして応用され始めている。CorMatrix® は，架橋処理していない脱細胞化ブタ小腸粘膜下組織であり，代用心膜や血管パッチとして利用されている製品である。代用心膜として移植された CorMatrix® の5年評価において，CorMatrix® への細胞浸潤や血管新生が認められ，自己心膜が再構築されているような兆候が認められている[9]。この結果から，生体内で分解，置換しない合成高分子製品や架橋処理ウシ心膜と異なり，CorMatrix® は自己心膜が再構築されるという大きな利点を有し，代用心膜として有用だと考えられている。

第2章　脱細胞化組織の製品

　心臓弁置換は，機械弁または生体弁を使用することが多く，生体弁として架橋処理を施した動物心臓弁製品が古くから利用されてきた。しかし，架橋処理生体弁は耐久性が約10年であり，若年患者では再手術が必要となることが多く，耐久性の高い生体弁が求められている。脱細胞化組織からなる心臓弁は，細胞浸潤や組織置換の可能性が見込まれ，耐久性の高い生体弁としての期待が高まっている。初期の脱細胞化ヒト心臓弁（SynerGraft®）は，臨床試験において強度の炎症反応を認めたため，改良を施し5年評価で高い治療効果を示した。また，脱細胞化ブタ心臓弁であるMatrixP™は，2年評価において，故障なしが60.4％，機能不全なしが77.4％と報告されているが，他の研究では炎症や線維化に起因するグラフト不全により，52％の患者が再置換が必要だったと報告されている[10]。近年，複数の企業から脱細胞化ブタ心臓弁またはウシ心膜を含む心臓弁製品が販売され，移植成績も向上していることが報告されている[11]。また，心臓弁の治療法として自己心膜を材料とした弁形成術が行われているが，二次創傷や術場での心膜の固定化処理が必要なため，脱細胞化ウシ心膜や脱細胞化小腸粘膜下組織製品の弁形成への応用を目指した臨床試験が開始されている[12]。心臓血管外科領域は，脱細胞化組織製品の需要が高い分野であり，さまざまな組織，加工方法を用いて新たな製品開発や適用拡大が行われている。

　脱細胞化組織製品は，軟組織だけではなく硬組織用の製品も販売されている。がんの切除や事故による損傷で欠損した骨の治療には，自己骨や同種骨の移植，人工骨材料が使用されている。現在，血管を含む自己骨移植が骨形成の点から第一選択とされているが，使用可能な自己骨は少ないため，自己骨と同等の機能を有する骨グラフト材料が求められている。脱細胞化ヒト骨製品は，骨伝導能や骨誘導能を有しており自己骨に代わる有力な骨グラフト材料である。すでに脱細胞化ヒト骨は製品化され，ブロック，粉末またはゲル状の製品が利用されている。しかし，原料となるヒト骨は安定供給が難しいため，動物骨を原料とした脱細胞化骨グラフトの開発が検討され始めている[13]。

　スポーツや事故による膝関節軟骨損傷に対して，同種の骨軟骨移植が実施されている。骨軟骨移植は高い治療効果を示すことから需要が拡大している一方，移植組織の供給は不足している。Chondrofix®は，ヒト軟骨と海綿骨で構成される骨伝導性を有する脱細胞化組織製品であり，細胞治療と比較し，術後早期から負荷に耐えることが可能なためリハビリ開始時期が早くなる利点がある。また，58例のChondrofix®移植患者の平均28ヶ月の追跡調査では，グラフトの吸収や陥没は認められず，運動機能の回復傾向が報告されている[14]。しかし，移植したChondrofix®の剥離例も報告されており，さらなる臨床研究が必要だと考えられている[15]。

　角膜移植は，緑内障や白内障などの疾患により混濁した角膜に対する最も有効な治療法の一つである。移植用角膜の需要は高く，組織バンクが整備されている米国でも供給が不足しており，ヒト角膜の代替品となる人工角膜製品が期待されている。角膜は大きく分けて上皮層，実質層，内皮層で構成され，その大部分を実質層が占めている。現在，角膜実質層の代替材料として，種々の人工角膜が使用されている。合成高分子製人工角膜は，ポリヒドロキシエチルメタクリレートやポリメチルメタクリレートを主成分とする製品が販売されているが，透明性保持率の低さや縫

合部の自己角膜の融解,脱落などが問題とされている。また,コラーゲンなどの天然高分子や生分解性高分子を用いた人工角膜が研究されており,動物試験や一部の材料では臨床試験が行われている。臨床試験おいて,架橋コラーゲンを主成分とする人工角膜は,長期の安定性が確認されているが,補正視力の維持率が低いことが報告されている[16]。脱細胞化角膜の製品化は中国が先行している分野であり,ブタ角膜を原料とする製品が販売されている。臨床試験では,脱細胞化ブタ角膜製品を移植した患者の95％で治療効果が認められており,長期の移植成績の報告が待たれている[17]。

　腎不全患者の血液中の老廃物浄化を目的として,週2〜3回の人工透析が行われている。人工透析では200 mL/min程度の速度で血液を人工透析器へと送る必要があり,通常の静脈からの血液採取ができないため,患者自身の動脈と静脈を結合させたAVシャントを外科的に作製する。長期間の使用によりシャントが劣化した場合や,自己血管のサイズがシャント形成に適さない場合には,人工血管を用いたシャント形成が必要となる。AVシャント形成用の人工血管として合成高分子製の人工血管が使用されているが,自己血管と人工血管接合部の閉塞,穿刺耐性が低いことや透析後の浮腫が問題とされている。シャント用人工血管の閉塞は,自己血管と人工血管の力学的特性が異なることによる接合部の血流の乱れに起因していると考えられ,また,穿刺耐性の低さや浮腫は穿刺後に人工血管が修復しないことが原因だとされている。シャント用人工血管として使用するためには,内径6 mm程度で長さが30 cm以上必要であり,ヒト大腿動脈,ヒト伏在静脈,ウシ頸動脈,ウシ腸管膜静脈などの脱細胞化血管が製品化されている[18]。脱細胞化血管製品は,生体血管と類似した力学的強度,穿刺後の孔が修復する可能性を有していることが

表4　AVシャント用人工血管のメリットとデメリット

	原料	メリット	デメリット
合成高分子人工血管	PTFE Dacronなど	任意のサイズ認定可能 安定供給	血栓形成 浮腫など
脱細胞化血管製品	ウシ頸動脈 ウシ腸管膜静脈など	自己血管と類似した力学的特性 穿刺耐性	原料依存のサイズ 人畜共通ウィルス
HAVs (Humacyte)	ヒト平滑筋細胞分泌 細胞外マトリックス	任意のサイズ設定可能 穿刺耐性	臨床試験中

第 2 章　脱細胞化組織の製品

動物組織を原料とする脱細胞化組織製品作製法

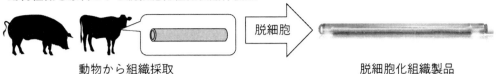

ヒト細胞を原料とする脱細胞化組織製品作製法

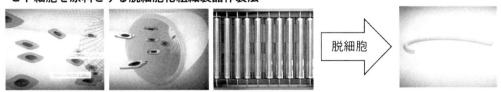

図 2　動物を原料とする脱細胞化組織製品とヒト細胞を原料とする脱細胞化製品の作製法比較
図の一部は Artegraft 社（https://www.artegraft.com/）および Humacyte 社（https://www.humacyte.com/what-we-do/）より許可を得て転載。

利点とされている（表 4，図 2）。

4　培養細胞分泌細胞外マトリックス製品と獣医用脱細胞化組織製品

　現在市販されている脱細胞化組織製品は，ヒトまたは動物組織から細胞を取り除くことで作製されている。これらの脱細胞化組織製品は，生体組織特有の細胞外マトリックスや組織学的構造を有していることが利点であるが，形状やサイズは原料となる組織に依存するため，任意の形状やサイズの製品を作ることは困難である。軟組織補綴や骨補綴の場合，シート状やブロック状の材料を目的のサイズに切断，成型するため，移植部位より大きい製品であれば問題なく使用可能である。しかし，血管グラフトや心臓弁などは，移植部位の自己血管とグラフトのサイズが一致していることが重要になるため，異なるサイズの製品ラインナップが求められる。近年，この問題を解決する新たな手法が開発されている。

　Humacyte 社（米国）は，ヒト細胞が分泌した細胞外マトリックスを原料とする脱細胞化血管（human acellular vessels：HAVs）の開発を行っている。HAVs は，ヒト細胞，生分解性足場材料，バイオリアクターと脱細胞化技術を利用して作製される。ヒト平滑筋細胞をメッシュ状の生分解性チューブ型足場材料に播種し，バイオリアクター内で一定期間培養する。培養中にヒト平滑筋細胞はコラーゲンを分泌し，足場材料表面とメッシュの隙間にコラーゲンを主成分とする3次元構造体が形成される。その後，脱細胞化処理を行うことでヒト細胞分泌細胞外マトリックスからなる HAVs が完成する。HAVs のサイズは，足場材料の内径や長さに依存するため，任意のサイズで生体血管のような分枝血管の孔も存在しない製品を作製することが可能になる。加えて，培養細胞を原料として無菌下で作製しているため，動物由来のウィルスなどの問題がない。

現在，透析患者用の AV シャント（PHASE Ⅲ），末梢血管疾患治療（PHASE Ⅱ）や血管損傷（PHASE Ⅱ）の臨床試験が行われ，高い血液適合性や安全性が確認されている。

　米国はウマをはじめとする動物再生医療が盛んであり，間葉系幹細胞移植や成長因子投与による治療が広く実施され，足場材料を用いた治療法についても研究されている[19]。脱細胞化組織製品は，ほとんどの製品がヒトを対象に販売されているが，欧米ではウマやイヌ，ネコのようなヒト以外の動物を対象とした脱細胞化ブタ膀胱と脱細胞化ブタ小腸粘膜下組織などが製品化されている。主に，粉末やシート状に加工された脱細胞化組織製品がヘルニアなどの軟組織補綴，皮膚の創傷治癒，硬膜被覆に使用されている。これらの獣医用脱細胞化組織製品は同じ製品でもヒト用製品と比べて適用範囲が広く，ヒトでは適用外とされている損傷角膜の治療にも使用されている。

5　まとめ

　日本では OASIS® が唯一承認されている製品であり，臨床現場において脱細胞化組織製品がほとんど使用されていないのが現状である。一方，欧米ではヒトまたは動物組織からなるさまざまな脱細胞化組織製品が臨床で使用され，歯科領域や軟組織補綴などでは一般的な治療法の一つになっている。また，初期の脱細胞化組織製品は主に移植用自己組織の代替品と位置付けられ，原料としてヒトまたは構造やサイズがヒトに近い動物組織が使用されていた。しかし，現在では脱細胞化組織が有する高い創傷治癒誘導能に着目し，ヒトや哺乳類以外の魚皮膚などを原料とする製品，シート状や粉末状に成型された製品が開発されている。また，同種移植がスタンダードとされているが移植用組織が不足している角膜や骨軟骨欠損用の新たな脱細胞化組織製品も販売され，徐々に良好な移植成績が報告され始めている。さらに，ヒトを含む動物組織ではなく，細胞が分泌した細胞外マトリックスで構成される血管グラフト材料が開発され，サイズや形状を設計可能な脱細胞化組織製品の販売が近づいている。以上のように，脱細胞化組織製品は種類や適用疾患が拡大しており，今後も新たな機能を持つ製品開発が期待されている。

文　　献

1) S. Magnusson *et al.*, *Laeknabladid*, **12**, 567 (2015)
2) T. Nagai & N. Suzuki, *Food Chemistry*, **3**, 277 (2000)
3) T. W. Gilbert *et al.*, *Biomaterials*, **19**, 3675 (2006)
4) D. J. Wainwright, *Burns*, **4**, 243 (1995)
5) T. J. Nguyen *et al.*, *J. Plast. Reconstr. Aesthet. Surg.*, **12**, 1553 (2011)

6) 和田圭祐, *Dental Diamond*, **35**, 56 (2010)
7) M. S. Hu *et al.*, *Ann. Biomed. Eng.*, **7**, 1494 (2014)
8) E. A. Rommer *et al.*, *Adv. skin Wound Care*, **10**, 450 (2013)
9) H. L. Malcarney *et al.*, *Am. J. Sports Med.*, **6**, 907 (2005)
10) D. Y. Cheung *et al.*, *Expert Opin. Biol. Ther.*, **8**, 1155 (2015)
11) A. Ciubotaru *et al.*, *Biomed. Tech.*, **5**, 389 (2013)
12) D. M. Ropcke, *Ann. Cardiovasc. Thorac. Surg.*, **1**, 1 (2017)
13) D. Bracey *et al.*, *J. Funct. Biomater.*, **3**, 45 (2018)
14) W. J. Long *et al.*, *Adv. Orthop. Surg.*, **1**, 1 (2016)
15) R. M. Degen *et al.*, *Cartilage*, **4**, 316 (2016)
16) 橋本良秀ほか, 材料の科学と工学, **54**, 10 (2017)
17) M. C. Zhang *et al.*, *Am. J. Transplant.*, **15**, 1068 (2015)
18) P. T. Samand *et al.*, *Tissue Eng. Part B Rev.*, **22**, 68 (2015)
19) S. Arnhold & S. Wenisch, *Am. J. Stem Cells*, **15**, 1 (2015)

第3章　脱細胞化組織を利用した医療機器に適用可能なガイドライン等について

―生体由来材料を利用した新規機能を有する医療機器に関する評価指標―

中岡竜介[*1]，加藤玲子[*2]，蓜島由二[*3]

1　はじめに

　本書で取り上げられている，ヒトあるいはウシ，ブタ等の異種動物の組織から細胞を種々のプロセスにより除去して得られる脱細胞化組織は，新規のマトリックスとしてそのまま，あるいはさらなる加工を経て，組織の修復・機能回復を目的とする医療機器や再生医療等製品に利用されることが期待されている。脱細胞化組織は主に細胞外マトリックスから構成されることになる。細胞外マトリックスは足場となり細胞の増殖・分化に関与するため，結果として従来の製品と比較してより優れた創傷治癒促進効果あるいは組織再構築等の性能を示すことが報告されている。また，細胞が除去されていることから，脱細胞化組織は使用対象となる患者の拒絶反応を惹起することなく，期待された機能を発揮することが認められている。

　医療機器としての脱細胞化組織は欧米において創傷被覆材や軟組織補綴物としてすでに多数の製品が存在していたが，2014年にわが国でもブタ真皮由来の脱細胞化組織である「OASIS細胞外マトリックス」がコラーゲン使用人工皮膚として承認され，Cook Japan㈱より販売が開始された。脱細胞化組織の臨床応用を目指した研究は，わが国でも数多く行われているが，国内企業により製品化された脱細胞化組織を利用した革新的医療機器はいまだ存在しない。

　そこで，2016年度，次世代医療機器・再生医療等製品評価指標作成事業において，脱細胞化組織を含めた生体由来材料を利用した革新的医療機器の開発研究を行っている有識者を中心にしたWGが設立された。当該WGにより，生体由来材料の評価についての考え方が明確化され，それらを材料とした医療機器を迅速に承認するために評価すべき各種留意点を取りまとめた評価指標案が作成され2017年度末に当該事業のホームページ[1)]で公開された。当該評価指標案は2018年9月にパブリックコメント募集を終えたため，準備が整い次第，厚生労働省医薬・生活衛生局医療機器審査管理課長通知として発出される予定である。本章では，医療機器の薬事規制，次世代医療機器・再生医療等製品評価指標作成事業並びに作成された評価指標案，各々の概要を

[*1]　Ryusuke Nakaoka　国立医薬品食品衛生研究所　医療機器部　埋植医療機器評価室　室長
[*2]　Reiko Kato　国立医薬品食品衛生研究所　医療機器部　第二室　主任研究官
[*3]　Yuji Haishima　国立医薬品食品衛生研究所　医療機器部　部長

第3章 脱細胞化組織を利用した医療機器に適用可能なガイドライン等について

紹介する。

2 医療機器の薬事規制

　医療機器として取り扱われる製品は多種多様で，その用途や使用部位等に応じて，品質，有効性および安全性を適切に評価する必要がある。医療機器のクラス分類は，規制当局間の国際整合を目的とした組織である Global Harmonization Task Force（GHTF）（現 International Medical Device Regulators Forum）が作成したクラス分類ルール[2]との整合性が考慮されており，国内では，一般医療機器，管理医療機器，高度管理医療機器に大別されている。図1に示したように，医療機器の製造販売許可を受けるために必要な手続きはクラス毎に定められており，充足すべき要件は製品毎に異なる。直接生体と長期間接触する埋植医療機器はリスクが高いため，医薬品医療機器総合機構（PMDA）における承認審査では，生物学的安全性をはじめとした多くの要件を満たすことが求められる。我が国において，医療機器はリスクに基づいた製造販売規制が行われており，そのルールは，2014年11月25日に改正・施行された「医薬品，医療機器等の品質，有効性及び安全性の確保等に関する法律（医薬品医療機器法）」により定められている。

　本書の対象となっている脱細胞化組織を利用した医療機器は，新規性が高いのみならず，血管，心臓弁，骨等の補綴物として使用することを想定して開発研究が数多く行われていることから，使用にあたって不具合が生じた際に生じる人体へのリスクは生命および健康に大きく影響する。さらに，すでに別製品で承認を受けた医療機器の原材料となっている人工物であるポリマー，セラミックスおよび金属と比較して，原材料由来のリスクも高いため，PMDAによる審査を経て厚生労働大臣より製造販売承認を得る必要がある。

医療機器の種類：一般的名称4,000種類以上（30万品目以上）

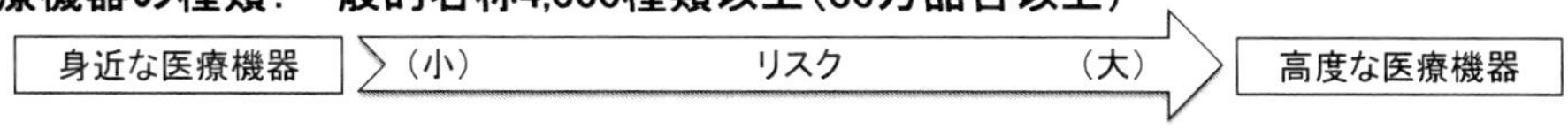

身近な医療機器　〉（小）　　リスク　　（大）　〉 高度な医療機器

Class (国際分類)	Class I	Class II	Class III	Class IV
医薬品医療機器法の分類	一般医療機器	管理医療機器	高度管理医療機器	
具体例	不具合が生じた場合でも，人体へのリスクが極めて低いと考えられるもの（メス，ピンセット，体温計，X線フィルム等）	不具合が生じた場合でも，人体へのリスクが比較的低いと考えられるもの（MRI，内視鏡，注射針，血液バッグ等）	不具合が生じた場合，人体へのリスクが比較的高いと考えられるもの（透析器，人工関節，人工骨，コンタクトレンズ等）	患者への侵襲性が高く，不具合が生じた場合，生命の危険に直結する恐れがあるもの（ペースメーカ，人工心臓，血管内ステント等）
規制	届出	認証	承認	

図1　医療機器のクラス分類

3 次世代医療機器・再生医療等製品評価指標作成事業

　前例のない革新的医療機器の承認審査の際，当該医療機器のリスクベネフィットバランスを適切に示すためには，申請者側と審査側とがその安全性および有効性を明らかにする上で必要となる評価項目を一から手探りで検討する等，多大な時間を要する可能性がある。そこで，実用化が望まれる革新的医療機器の開発および審査を迅速化する目的で，これまでさまざまな行政的施策が実施されてきた。その一つとして，次世代医療機器・再生医療等製品評価指標作成事業が挙げられる。

　2005年度より，革新的技術を活用した次世代型の医療機器開発の迅速化と薬事審査の円滑化を図る目的で，厚生労働省に「次世代医療機器評価指標検討会」，経済産業省に「医療機器開発ガイドライン評価検討委員会」が設置された。この両検討会が連携する形で，各々の検討会の下に審査WGおよび開発WGが設置され，両検討会により選定された革新的医療機器に対する評価指標案および開発ガイドラインの作成が検討されてきている。

　厚生労働省側の事業では，筆者らが所属する国立医薬品食品衛生研究所医療機器部が事務局を担当し，対象となった医療機器に対するアカデミアの有識者からなる審査WGを運営している。当該WGでは，審査の迅速化という観点から，その時点で想定される審査のクリティカルパスとなる評価項目を網羅的に取り上げて当該医療機器の評価指標案を作成してきている。作成された評価指標案はパブリックコメント募集を経て最終的に厚生労働省通知となり，2019年1月現在までに，30件の評価指標が発出されている。評価指標は法的拘束力を持たないが，革新的な製品である次世代医療機器を対象とすることから，承認前例がなく審査経験も乏しい中，今後の画期的な発展を妨げずに審査の迅速化に資する道標として位置付けられている。評価指標は審査のみならず，インターネットやPMDAの相談事業等を通じてアカデミアおよび開発企業と共有され，対象となる次世代医療機器の研究開発の活性化にも活用されている。なお，評価指標案は評価項目全てを充足することを求めているのではなく，実際に対象となりうる医療機器のコンセプト，期待される性能等に応じて適切な評価項目を取捨選択することを想定していることに注意されたい。

　現在は，革新的技術を利用した次世代型のみならず，臨床ニーズを受けて迅速な製品化が求められている医療機器なども本事業の対象となってきている。このような背景の中，2015年度より，従来よりも創傷治癒促進効果，組織再構築等，従来はなかった新規かつ高機能性を有すると報告されている生体由来材料を利用した医療機器を対象とする「生体由来材料分野審査WG」が設立された。WG設立時に討議対象として想定した研究開発中の医療機器は以下の3種類である。

- 脱細胞化組織を利用した医療機器（脱細胞化臓器を含む）
- 羊膜を利用した医療機器（生細胞は含まない）
- コラーゲン等の生体由来分子を再構築して作製した医療機器

第 3 章　脱細胞化組織を利用した医療機器に適用可能なガイドライン等について

　当該 WG は，各々の医療機器の開発研究を実施している研究者および規制当局関係者から構成される組織（座長：東京医科歯科大学・岸田晶夫教授）として活動を開始した。その後，2 年間の討議を経て対象となる医療機器に包括的な適用が可能な評価指標案を取りまとめた。WG 活動の詳細は，前述した本事業のホームページに掲載している当該審査 WG 報告書で紹介している。

4　「生体由来材料を利用した新規機能を有する医療機器に関する評価指標案」

　本節では，生体由来材料分野審査 WG により作成された評価指標案中，脱細胞化組織を利用した医療機器の評価において重要と考えられる部分を中心に概説する。なお，評価指標案全文は本事業ホームページ，あるいは過去のパブリックコメント募集履歴が掲載されているホームページ[3]から入手可能である。

4.1　対象

　対象は前述した医療機器 3 種類であるが，評価指標案は類似の革新的医療機器も含めて包括的に取り扱うことができる内容として取りまとめられている。コラーゲン等の生体由来材料は医薬品，医療機器の原材料として以前から使用されている。しかしながら，次世代事業の目的に鑑み，本評価指標案の対象となるコラーゲンなどの生体由来材料を利用した医療機器は，既存製品と異なる評価が必要となる「新規手法で再構築」した組織等からなる革新的医療機器として定義されている。また，評価指標案の対象は「医療機器」であることを明確化するため，移植用組織や再生医療等製品と見なされる可能性がある生きた細胞を有する製品は対象外としている。ただし，脱細胞化組織を原材料とした再生医療等製品の安全性，有効性は，評価指標案を活用して評価できる場合もあるため，利用の是非等については事前に PMDA と相談することが推奨される。

　評価指標案の主な対象は，損傷した生体組織の機能回復等に伴い，自己組織に置換され，生体内で分解・吸収されることを意図して設計された医療機器である。しかしながら，構造が複雑な臓器の再構築を目指した脱細胞化組織を利用した医療機器では，細胞外マトリックス構造が再構築の足場として利用されるため，生体内における分解・吸収を意図しない場合が多い。非分解性の脱細胞化組織を利用した医療機器の場合であっても，生体内で分解・吸収を意図する材料との特性の違いを十分に考慮して評価に必要となる項目を取捨選択すれば，評価指標案は当該医療機器の評価に利用可能であることに留意されたい。なお，生体内での分解・吸収を意図しない生体由来材料を用いた補綴物としてはウシやブタ由来の心臓弁がすでに製造販売承認を受けているため，審査報告書に記載されている事項も当該医療機器の安全性，有効性評価において参考になると考えられる。

4.2 対象となる医療機器において評価・留意すべき点

評価指標案の対象として想定した医療機器のうち，脱細胞化組織および羊膜を利用した医療機器においては，形態を含めた組織学的構造を利用することにより期待される性能が発揮されることから，必要となる評価・留意点は共通項が多い。そのため，脱細胞化組織および羊膜を利用した医療機器を1つのグループとして取り扱い，コラーゲン等の生体由来材料を再構築した医療機器と2つに大別して評価・留意点を抽出している。

さらに，腹腔内に異物であるチューブを植え込んだ後，免疫反応の結果として，その周囲に形成される繊維組織を回収して脱細胞化処理し，人工血管等の補綴物として使用する研究や，ES細胞やiPS細胞を利用して組織を再構築するための研究が行われている。それらの手法により人為的に再構築された組織を脱細胞化して医療機器に利用される可能性も踏まえて，評価指標案で取り扱う医療機器は以下の3つに分類されている。

- 原料である生体組織等における一定の形態を保持したまま，加工などにより生細胞を除去，または死滅させて利用した医療機器
- 組織から必要なタンパク質や多糖等を抽出・精製し，それを単独，あるいは他の材料と複合して再構成物とする医療機器
- 生体内外で人工材料や細胞等を利用して再構築された生体組織等における一定の形態を保持したまま，加工等により生細胞を除去，または死滅させて利用した医療機器

4.2.1 基本的事項

(1) 原材料

脱細胞化組織は，採取ソースが自家，他家および異種のケースが想定されるが，いずれのケースも生体由来であるため，基本的には「生物由来原料基準」[4]に記載されている要求事項を遵守する必要があることが求められる。また，組織の採取ソースにかかわらず，病原体による感染の可能性があることから，原材料となる生体由来材料の起源および由来，入手方法および経路，採取部位および採取方法の妥当性，組織採取時のドナースクリーニング内容やトレーサビリティ等を考慮して原材料規格を設定する必要がある。抗原性および発熱性については，脱細胞化組織を利用した医療機器では製造方法および最終製品の状態を考慮して不要と考えられたが，上述した対象のうち，「組織から必要なタンパク質や多糖等を抽出・精製し，それを単独，あるいは他の材料と複合して再構成物とする医療機器」については，これらの評価が必須となる。

(2) 製造方法

脱細胞化組織の製造方法としては，従前から検討されている界面活性剤処理に加え，高水圧処理などの新規技術が挙げられる。脱細胞化組織を医療機器に利用する際に想定されるリスクは製造方法のみならず，対象組織の採取ソースおよび部位に応じて影響を受ける。しかしながら，製造方法に応じてリスクが異なることは他の生体由来材料を利用した場合でも同様である。そのため，ここでは，一般的な留意点が記載されているが，脱細胞化組織を利用した医療機器においては，上述した各種リスクを考慮した適切な製造方法であることを詳細に示す必要がある。例えば，

第3章　脱細胞化組織を利用した医療機器に適用可能なガイドライン等について

製造工程，製造に使用した薬品等に関する詳細な情報およびウイルス等の不活化／除去処理方法およびその妥当性に関する情報が挙げられる。

(3) 性能および安全性評価

脱細胞化組織を利用する場合，人工物とは異なり，生体由来材料を原材料とするため，最終製品の特性は原材料の種類やロット毎にバラツキを生じる。そのため，各種評価における規格値を設定する際には，生体由来材料，特に脱細胞化組織では採取ソースおよび部位に応じた各種特性のバラツキなどを考慮する必要が生じる。

脱細胞化組織を利用した医療機器の場合には，組織内に残存する細胞の有無が安全性に影響することが懸念される。しかしながら，従来の技術では残存する細胞数を正確に測定することが困難であるとともに，最終製品に残存する細胞数とその安全性との関連も解明されていない。また，脱細胞化組織から検出されるDNA量と生体への影響評価に関する研究が米国において行われているが，現時点では妥当な結論に至っていない。そのため，明確な規格値を提示する代わりに，科学的根拠に基づき対象となる医療機器の安全性を担保するための適切な処理方法や残存細胞などの有無を検討する必要性のみが評価指標案に示されている。今後，脱細胞化組織を利用した医療機器の研究および実用化が進む過程で，安全性が担保される残存細胞数および計測方法等，重要な情報が明らかになる可能性があることにも留意されたい。

4.2.2　非臨床試験

評価指標案の対象のうち脱細胞化組織を利用した医療機器の性能は，生体本来の組織構造が兼備されているため，適用される組織に力学的，生物学的および形態学的に容易に適合することで発揮されると考えられる。一方，脱細胞化組織の細胞外マトリックス構造は採取直後の組織と比較して分子レベルで異なる状態となっていることが想定されるため，性能評価においては影響を十分に考慮する必要がある。また，脱細胞化組織に限らず，生体由来材料を利用した医療機器では，人工材料と比較して物理的特性，安定性，耐久性等が劣っていることが多い。そこで，評価指標案ではこれらの特徴を考慮して，対象となる医療機器の目的に応じて種々の特性を明らかにすることを求めている。具体的には，物理的・化学的特性，生物学的安全性，機械的安全性，安定性および耐久性，性能評価，動物試験を項目として列挙し，それぞれで考慮すべき点が示されている。

対象となる医療機器が性能を発揮する原理において自己細胞の侵入が想定される場合は，体内における分解・吸収挙動およびそれに伴う特性変化に加え，細胞浸潤に関する評価も必要となる。しかしながら，使用後に当該医療機器により再構築された組織が定常化するまでの期間が判明している場合を除き，評価期間を適切に設定することは難しい。その場合，「③ 機械的安全性」において，目的などに応じてワーストケースを設定し，分解・吸収に伴う経時的強度変化などを評価することが求められていることから，その結果を参考に細胞浸潤に関して必要な評価期間を設定することも考慮すべきである。

4.2.3 臨床試験

　脱細胞化組織を利用した医療機器は新規性が高くかつ不具合が生じた際のリスクが生命および健康に大きく影響する可能性が高いため，臨床試験による評価が必要になる。評価指標案では，人工材料からなる医療機器と同様，臨床試験における一般的な留意点，試験プロトコル構築および必要な評価項目について事前にPMDAと相談することを推奨している。なお，脱細胞化処理を経ても残存細胞等が患者に与える影響が懸念されることから，臨床試験においてその影響を検討するために現実的かつ重要と考えられる項目として，炎症，感染および腫瘍形成が例示されている。

5　おわりに

　4節には脱細胞化組織を利用した医療機器について留意すべき点を概説したが，評価における考え方は他の医療機器と大きく変わらない。例えば，前節で取り上げなかった生物学的安全性については，他の医療機器同様，適用時間や接触組織等を考慮して評価すべき項目が定まる。

　脱細胞化組織を利用した医療機器は使用患者に対して免疫反応を惹起することなく優れた組織再構築能を有することから，革新的医療機器の一つとして開発および製品化が進むことが期待される。一方，脱細胞化処理後に残存する細胞の許容範囲等について明らかにすべき点が課題として残されているため，将来，さらなる科学的知見の蓄積に応じて，安全性などに係る評価方法が利用可能となることにも留意されたい。

　近年，米国材料試験協会では，医療機器に利用する脱細胞化組織の製造プロセス評価に関する標準の作成[5]が進められている。また，中国においても同様の動きがあるとの情報が得られていることから，脱細胞化組織を利用した医療機器の実用化を目指した競争が激化することも予想される。本章で紹介した評価指標案が通知として発出された後，適切に利用されることにより，我が国における脱細胞化組織を利用した医療機器の実用化が迅速に進むことを期待したい。

文　　献

1) http://dmd.nihs.go.jp/jisedai/ (2019.01.24)
2) GHTF/SG1/N77:2012, "Principles of Medical Devices Classification", http://www.imdrf.org/docs/ghtf/final/sg1/technical-docs/ghtf-sg1-n77-2012-principles-medical-devices-classification-121102.pdf (2019.01.24)
3) http://search.e-gov.go.jp/servlet/Public?CLASSNAME=PCMMSTDETAIL&id=495180146&Mode=1 (2019.01.24)
4) 生物由来原料基準（平成15年厚生労働省告示第210号），

第 3 章　脱細胞化組織を利用した医療機器に適用可能なガイドライン等について

https://www.mhlw.go.jp/file/06-Seisakujouhou-11120000-Iyakushokuhinkyoku/seigenki_genko.pdf（2019.01.28）

5）　WK57514 "Evaluating Biomaterial Decellularization Processes",
　　 https://www.astm.org/DATABASE.CART/WORKITEMS/WK57514.htm（2019.01.24）

第Ⅱ編

脱細胞化組織の基礎

第1章　脱細胞化マトリクスと細胞外マトリクス

干場隆志*

1　はじめに

　近年の医療の発展に伴い，幹細胞などの細胞や再構築された組織・臓器の移植，細胞を用いた新規薬剤のスクリーニング系の構築，有用タンパク質を産生するためのバイオリアクターの開発など，生体内外で細胞機能を制御する技術が求められるようになってきた。細胞機能を制御するために，遺伝子組換えや増殖因子，ホルモンなどの液性因子の利用など，さまざまな手法が開発されてきたが，細胞の「足場」となるスキャフォールド／培養基板の開発もまた積極的に行われている。

　生体内における細胞の「足場」は細胞外マトリクスと呼ばれ，タンパク質や糖鎖が組織化された構造体である。この細胞外マトリクスは従来，生体内において細胞を固定するために存在していると考えられてきた。しかしながら研究の進展に伴い，細胞外マトリクス内部にさまざまな情報が組み込まれており，細胞がその情報を読み取ることで，生存や増殖，組織特異的機能の発現などさまざまな機能を発現していることが明らかになっている。そのため，細胞外マトリクスは生物学研究の対象として注目されているほか，バイオマテリアル開発においても細胞外マトリクスおよびその研究成果が応用されている。

　一方で，研究の進展とともに細胞外マトリクスは非常に複雑な組織体であることが明らかになってきた。そのためか，生物学研究とバイオマテリアル開発における「細胞外マトリクス」の意味に食い違いも見られるようになってきた。そこで本章では生物学研究とバイオマテリアル開発における「細胞外マトリクス」の違いを整理しつつ，「脱細胞化マトリクス（脱細胞化組織）」とは何かを概説する。

2　生物学研究とバイオマテリアル開発における「細胞外マトリクス」の違い

　上記の通り，生物学研究とバイオマテリアル開発において，「細胞外マトリクス」という言葉が示す意味に違いが見られるようになってきた。そこで最初にその違いについて整理し，その後，脱細胞化マトリクスの位置づけを行いたい。

　＊　Takashi Hoshiba　東京都立産業技術研究センター　開発第2部
　　　　　　　　　　　　バイオ応用技術グループ　研究員

表1 生物学研究とバイオマテリアル開発における「細胞外マトリクス」の違い

領域	名称	意味
生物学研究	細胞外マトリクス	細胞の足場となっている組織化された構造体
	細胞外マトリクス分子	コラーゲンなどの単離された分子
バイオマテリアル開発	細胞外マトリクス	①細胞の足場となっている組織化された構造体 ②コラーゲン等の単離された分子 ③合成高分子等を含めた人工的な培養基板
	脱細胞化マトリクス	脱細胞化技術を用いて調製された,生物学研究における細胞外マトリクスに近い材料

　生物学研究において「細胞外マトリクス」は,コラーゲンなどの細胞外マトリクスを構成する多数の「細胞外マトリクス分子」が組織化され,生体内で細胞の足場として機能しているものを示している(表1)。一方,バイオマテリアル開発における「細胞外マトリクス」と「細胞外マトリクス分子」の違いは明確でないことが多く,コラーゲンなどの単独の「細胞外マトリクス分子」を指して「細胞外マトリクス」と呼ぶことも多い。また場合によっては人工的な培養基板も含め,「細胞外マトリクス」と呼称することもある(表1)。

　脱細胞化技術は,生体内の組織や臓器から細胞を除去し,不溶化物質を調製する技術である。また脱細胞化技術を用いて得られた組織体を「脱細胞化マトリクス」と呼ぶ。生物学研究における細胞外マトリクスは細胞外マトリクス分子が組織化されることにより不溶化されており,そのため,脱細胞化マトリクスとして得られる不溶化物質は細胞外マトリクスが主となる。さらに用いた脱細胞化技術の手法に依存するが,細胞外マトリクスの構成成分や構造を保持した組織体が得られると期待される。すなわち,脱細胞化技術は生物学研究における「細胞外マトリクス」の構成成分や構造などを保持したまま得るための技術であり,得られた「脱細胞化マトリクス」は生物学研究における「細胞外マトリクス」に類似した組織体であることが期待される。

　本章では今後,特に断りのない限り,Ⅰ型コラーゲンなどの単一成分を「細胞外マトリクス分子」,細胞外マトリクス分子が組織化されて細胞の足場となっているものを「細胞外マトリクス」として記載する。また脱細胞化マトリクスは,生体内の組織や臓器,あるいは細胞から形成された再生組織に脱細胞化技術を施すことで調製された細胞外マトリクスに類似したものとする。

3　細胞外マトリクス

　生物学研究の発展に伴い,生体内における細胞外マトリクスの実体は以前と比較してかなり明らかになりつつある。そこで細胞外マトリクスの構造,構成成分,機能などについて最近の知見を踏まえながら概説する。

3.1　構造

　細胞外マトリクスはさまざまな細胞外マトリクス分子が組織されることにより組織体を形成し

第1章　脱細胞化マトリクスと細胞外マトリクス

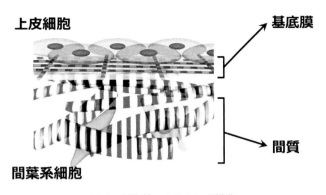

図1　細胞外マトリクスの構造

ている。我々の身体は，皮膚や口腔，気道，消化管内腔などを含んだ体表面を覆うシート状の上皮組織，組織や臓器に物理的な強度を付与している結合組織，運動を司る筋組織，運動を制御する神経組織という4種の組織から構築されている。このうち，上皮組織，筋組織，神経組織は「基底膜」と呼ばれるシート状の細胞外マトリクスにより支持されている。血管もまた，その種類に関わらず血管を構築する内皮細胞は基底膜によって支持されている。一方，結合組織にはコラーゲン線維を主とする多数の線維からなる物理ゲル状の「間質」と呼ばれる細胞外マトリクスが存在している（図1）。またこれらの構造を形成するために細胞外マトリクス分子も同種あるいは異種分子間で相互作用を生じ，組織化されることで巨大分子を形成している。例えば，Ⅰ型コラーゲンはα鎖が3本集まることで3重らせん構造を有する線維を形成し，さらにこれらの線維が集合することにより太い線維を形成する。一方でⅣ型コラーゲンはα鎖が集まることでメッシュ構造を形成する[1]。ラミニンもまたお互いが結合することによりメッシュ構造を形成するが，ニドゲンを介してⅣ型コラーゲンのメッシュ構造と結合し，2重のメッシュ構造を有する基底膜を形成する[2]。

3.2　構成成分

細胞外マトリクスの構成成分はタンパク質レベルで300種以上存在することが報告されている[3]。これらの分子を大別すると，コラーゲン，プロテオグリカン，その他の糖タンパク質の3つに分類できる（表2）。コラーゲンは19種類以上の分子種がこれまで同定され[1]，線維状やシート状に組織化されることにより，細胞外マトリクスの構造を維持している。プロテオグリカンはグリコサミノグリカンと呼ばれる多くの部位で硫酸化を受けた特殊な糖鎖がコアタンパク質に結合した分子群であり，基底膜に含まれるパールカンや軟骨組織のアグリカンなどが代表として挙げられる。またヒアルロン酸のようにグリコサミノグリカンのみで存在することもある。プロテオグリカンに結合しているグリコサミノグリカン鎖は水溶液中では伸びた構造を呈することで大きな空間容積を占めることができる。また硫酸基による負電荷が陽イオンを引きつけるために，その結果生じる浸透圧によって大量の水が細胞外マトリクスに吸収されるため，プロテオグリカ

表2 細胞外マトリクス分子の分類

名称	代表例	機能
コラーゲン	Ⅰ型コラーゲン,Ⅳ型コラーゲン	細胞外マトリクスの構造維持
プロテオグリカン	アグリカン,パールカン	保水 液性因子の貯蔵,局在,濃度勾配の形成
糖タンパク質	フィブロネクチン,ビトロネクチン,ラミニン	細胞接着 細胞内シグナル伝達経路の活性化

ンはこれまで保水成分であるとされてきた。しかし近年の研究結果により,増殖因子やケモカインをグリコサミノグリカンと結合させることで,細胞外マトリクス内に貯蔵したり,生体内での局在や濃度勾配を形成することが明らかになっている[4]。このようなコラーゲンやプロテオグリカンの他に,フィブロネクチンやビトロネクチン,ラミニンといった糖タンパク質が存在し,細胞膜表面にあるインテグリンなどのレセプターと相互作用することにより,さまざまな細胞内シグナル伝達経路を活性化することで細胞機能をさまざまに調節している[5,6]。

細胞外マトリクスを構成する分子は多数存在し,組織や臓器の種類,発生段階,疾患の際など,細胞の種類や状態に応じて異なることが明らかになりつつある[7〜9]。例えばコラーゲンを例に取ると,骨にはⅠ型コラーゲンが存在するが,硝子軟骨には存在せず,代わりにⅡ型コラーゲンが存在する。また基底膜にはⅠ型コラーゲン,Ⅱ型コラーゲンは存在せず,Ⅳ型コラーゲンが存在している。また肝組織の細胞外マトリクスはディッセ腔と呼ばれる部分に存在しているが,正常な肝組織のディッセ腔にはⅠ型コラーゲンは存在せず,肝硬変へと変化することでⅠ型コラーゲンが蓄積する。

このように細胞外マトリクス分子は多数存在しているが,その状態あるいは必要に応じて組成を変化させることによりさまざまな細胞機能を制御している。

3.3 機能

細胞外マトリクスは細胞を接着させることにより,その生存性や増殖性の担保を行うほか,組織特異的な機能の発現や細胞形態の制御や組織の形態形成など,細胞の機能発現に大きく関わっている(図2)。このような細胞機能を制御するために細胞外マトリクスはさまざまな役割を果たしている。その役割は大きく分けて,①物理的な役割,②生化学的な役割に分類でき,さらに以下のように分類できる。すなわち,①-1) 細胞の足場,組織,臓器の形態形成のための土台,①-2) 異なる組織との境界形成,②-1) 機械的シグナルの伝達,②-2) 液性因子の貯蔵および活性制御,②-3) 細胞との直接的な相互作用による細胞内シグナル伝達経路の活性化,である。

3.3.1 ①-1) 細胞の足場,組織,臓器の形態形成のための土台

血球細胞を除く正常細胞は足場に接着していないとアノイキス(アポトーシスの一種)と呼ばれる細胞死が生じるほか,増殖するためにも足場への接着が必要不可欠である(正常細胞の生存性,増殖性の足場依存性)。生体内において細胞の足場として機能しているのが細胞外マトリク

第1章　脱細胞化マトリクスと細胞外マトリクス

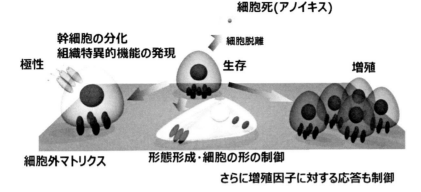

図2　細胞外マトリクスにより制御される細胞機能

スである。そのため，この細胞外マトリクスは組織や臓器の形を決めることにもなる。以前は細胞外マトリクスの役割は細胞の足場，組織，臓器の形態形成のための土台としての役割のみが考えられてきたが，現在では以下のような役割も果たしていると考えられている。

3.3.2　①-2) 異なる組織との境界形成

細胞外マトリクスは細胞の足場となるほか，異なる組織との境界も形成している。最もわかりやすい皮膚を例として考えると，皮膚は表皮と真皮から構成され，基底膜によって分けられている[10]。また，上皮組織由来のがん細胞が浸潤する際は基底膜を分解することが必要であるほか，増殖の際もがん細胞周囲の細胞外マトリクスを分解することで空きスペースを作ることではじめて増殖することができる。逆に細胞が分解できないコラーゲンゲル中でがん細胞を培養しても，がん細胞はほぼ増えないことが報告されている[11]。

3.3.3　②-1) 機械的シグナルの伝達

近年の細胞外マトリクス研究の進展により，細胞外マトリクスは細胞に機械的シグナルを与え，細胞機能を制御していることが明らかになっている。例えば硬さの異なる領域を有するゲル上で細胞を培養した時，細胞は柔らかい領域から硬い領域へと移動はできるがその逆には移動できないことが報告されている（Durotaxis）[12]。また幹細胞の分化も細胞外マトリクスの硬さによって変化することが報告されている。間葉系幹細胞は骨，脂肪，軟骨へと分化できるほか，ニューロン細胞や筋芽細胞などの細胞種へも分化することができる。そこで，間葉系幹細胞を神経組織，筋組織，海綿骨の弾性率に近いゲル上で培養したところ，異なる弾性率を有するゲル上では，それぞれ対応する弾性率の組織の細胞へと分化することが報告された。すなわち，神経組織に近い弾性率を有するゲル上ではニューロン細胞，筋組織に近い弾性率を有するゲル上では筋芽細胞，海綿骨に近い弾性率を有するゲル上では骨芽細胞へと分化する[13]。

このように細胞外マトリクスの硬さを細胞は認識することができるが，その認識メカニズムについては明らかになっていない部分が多い。Stress-activated イオンチャネルやインテグリン，あるいはビンキュリンといった機械的シグナルに応答する分子の関与や細胞内張力のホメオスタ

シス機構などが提唱されている。

3.3.4 ②-2) 液性因子の貯蔵および活性制御

　3.2項に記載したとおり，プロテオグリカンを主とする細胞外マトリクス分子は増殖因子やケモカインなどの液性因子を結合することができる。このように細胞外マトリクスは液性因子を貯蔵することができる。貯蔵された液性因子は必要に応じて細胞外マトリクスから放出され細胞にさまざまな影響を与えている。例えば，肝臓が障害を受けた際は再生することが知られているが，肝再生に先立って細胞外マトリクス分解酵素の一つであるマトリクスメタロプロテアーゼ（Matrix metalloproteinase：MMP）の活性が上昇することが知られている[14]。このMMPにより細胞外マトリクス中に含まれていた増殖因子が放出され，肝細胞の増殖を促進していると考えられている[15]。

　また細胞外マトリクスは液性因子の局在や濃度勾配の形成にも関わっている。ヘパラン硫酸合成酵素に変異があるショウジョウバエは，線維芽細胞増殖因子（Fibroblast growth factor：FGF）やHedgehogのような増殖因子からのシグナル伝達に異常をきたし，形態形成に異常が生じることが報告されている[16]。

3.3.5 ②-3) 細胞との直接的な相互作用による細胞内シグナル伝達経路の活性化

　上記のような機械的シグナルの伝達や液性因子を介した細胞機能の制御だけでなく，細胞外マトリクスは細胞とインテグリンなどのレセプターを介した相互作用により細胞内シグナル伝達経路を活性化することにより，直接，細胞機能に影響を与えることが知られている。例えば，フィブロネクチンやラミニンなどの細胞外マトリクス分子が結合することでMitogen-activated protein kinases（MAPKs）やAktといったシグナル伝達分子が活性化されることで細胞の生存性や増殖性が維持されている[17]。また，細胞外マトリクス分子との相互作用により，RhoファミリーGタンパク質が活性化され，細胞形態が制御されている[18]。このように多くの細胞内シグナル伝達経路が細胞外マトリクス分子との相互作用により活性化されることにより細胞機能が制御されている。

　細胞が細胞外マトリクス分子と相互作用するために細胞膜表面のレセプターが用いられることが多い。その種類は数多く，インテグリンのほか，シンデカン，ジストログリカン，Discoidin domain receptor（DDR）などが挙げられる。その中でもインテグリンが細胞外マトリクスへの接着および細胞内シグナル伝達の中心的な役割を担っている。インテグリンは18種類のα鎖と8種類のβ鎖が組み合わさったヘテロ2量体であり，現在までに24種類が同定されている[5]。その組み合わせによってある程度，リガンド特異性が規定されている。また，インテグリンは膜貫通タンパク質であり，細胞外マトリクス分子と結合することにより細胞質ドメインにTalinやFocal adhesion kinase（FAK），パキシリンなどの分子が結合，リン酸化されることで下流のシグナル伝達経路が活性化される[5]。この細胞外マトリクスと細胞の相互作用による細胞内シグナル伝達経路の活性化については非常によく研究がなされている一方で複雑であるため，本書ではこれ以上説明せず，別の解説などを参考にしてほしい[5,6]。

第1章 脱細胞化マトリクスと細胞外マトリクス

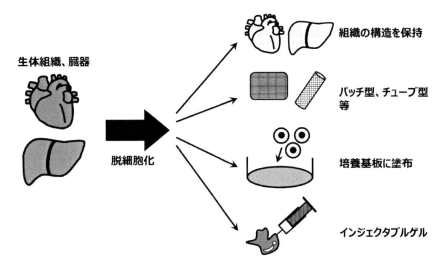

図3 さまざまな脱細胞化マトリクスの形状
目的に応じて用いられる形状は変化する。文献19より引用，改変。

4 脱細胞化マトリクスの必要性

　細胞外マトリクスは多くの役割を有しており，またさまざまな細胞機能を制御している。そのため，再生医療などの医療への応用や，新規薬物開発のための薬物評価モデルの構築，有用タンパク質産生のためのバイオリアクター開発のために細胞外マトリクスの利用は必要不可欠になりつつある。一方で，上記のような細胞外マトリクスの機能は単一の細胞外マトリクス分子で完全に再現することは難しい。脱細胞化技術は，生体組織や臓器などから細胞だけを除去し，組織化されることにより不溶化された細胞外マトリクスを，その構造や構成成分を保持したまま調製する技術である。そのため脱細胞化技術により調製された脱細胞化マトリクスが注目されてきている。脱細胞化マトリクスは現在，①構造などの物理的性質の利用，②細胞機能の制御などの生化学的性質の利用を目的として，さまざまな形状で利用されている（図3）。本章ではその概略のみを紹介し，詳細については本書の以降の章を参照していただきたい。

4.1 ①構造などの物理的性質の利用

　脱細胞化技術の方法によって，生体組織や臓器の形状をかなりの部分で保持した状態で脱細胞化マトリクスを調製することができる。そのため，肺や肝臓など複雑な構造を有する臓器をまるごと脱細胞化技術により処理することで，脈管系などの構造を保持した脱細胞化マトリクスを得ることができる。このような脱細胞化マトリクスは生体内外で再構築するためのスキャフォールドとしての利用が現在試みられている[20〜23]。また，角膜組織のように細胞外マトリクスの微小構造（細胞外マトリクス線維の配向性など）が再生組織の機能（視覚能力）に影響することもあるが，適切な脱細胞化手法を用いることにより細胞外マトリクスの微小構造を維持した脱細胞化マ

表3 3Dプリンターとの組み合わせによる長短比較

	脱細胞化マトリクス	3Dプリンター[a]
長所	細胞外マトリクスの微小構造や構成成分を保持	形状を自在に制御できる
短所	形状を自在に制御できない	細胞外マトリクスの微小構造や構成成分が変化する可能性

[a] 脱細胞化マトリクスをバイオインクとして利用

トリクスを調製することも可能である[24]。

　生体組織や臓器のマクロな構造を形成するために、脱細胞化マトリクスを酵素処理などで可溶化し、バイオインクとして調製後、3Dプリンターにより脱細胞化マトリクスを含み、微細な構造を有するスキャフォールドを作製することも可能である[25]。3Dプリンターの利用により希望の形状を得られるようになりつつあるが、一方で脱細胞化マトリクスをバイオインクとしてさらに加工することにより、細胞外マトリクスの微小構造が喪失したり、構成成分が変化することで期待通りの機能が得られなくなる可能性もある点には注意を払うべきである（表3）。

　構造だけでなく、脱細胞化マトリクスならではの物理的性質の利用も考えられる。例えば生体組織は血管などにおいて特徴的な力学的性質を有することがあるが、合成高分子などでは実現が難しい力学的性質も脱細胞化マトリクスを利用することで発現が可能である[26]。

4.2 ②細胞機能の制御などの生化学的性質の利用

　基底膜の粗抽出物であるマトリゲル®がⅠ型コラーゲンやラミニン、フィブロネクチンといった細胞外マトリクス成分単独で存在する培養基板と比較して、さまざまな細胞機能を強く誘導できることが多数報告されている[27]。脱細胞化手法にもよるが脱細胞化マトリクスは細胞外マトリクスの構成成分を大部分保持しているため、マトリゲル®と同様に細胞機能を強く誘導できると期待される。例えば、表皮／真皮を含む皮膚組織より細胞を除去した脱細胞化マトリクスを創傷被覆材として用いると、細胞の増殖が速くなり、治癒が促進されるといった効果が報告されている[28]。

5 おわりに

　近年の医療、バイオテクノロジーの発展に伴い、細胞外マトリクスの重要性がますます高まってきている。脱細胞化マトリクスは生体内の細胞外マトリクスを模倣した材料としてさまざまな分野での応用の可能性がある。また基礎医学・生物学の分野においても細胞外マトリクス分子が複雑に組織化されることにより、細胞外マトリクス全体としてどのように細胞に影響するか、特に組織再生や疾患の発生メカニズムを理解する上で必要となってきた[29,30]。そのため、応用面だけでなく基礎研究の面でも脱細胞化マトリクスは利用されてきている。脱細胞化マトリクスはま

第1章 脱細胞化マトリクスと細胞外マトリクス

すます需要が大きくなると期待されているため，今後のさらなる開発が待たれる．

文　　献

1) T. Hayashi, Encyclopedia of Molecular Biology, p.500, Wiley-Interscience (1999)
2) S. Li, D. Harrison *et al.*, *J. Cell Biol.*, **157**, 1279 (2002)
3) A. Naba, K. R. Clauser *et al.*, *Mol. Cell. Proteomics*, **11**, M111.014647 (2012)
4) G. K. Dhoot, M. K. Gustafsson *et al.*, *Science*, **293**, 1663 (2001)
5) R. O. Hynes, *Cell*, **110**, 673 (2002)
6) D. S. Harburger & D. A. Calderwood, *J. Cell Sci.*, **122**, 159 (2009)
7) R. Manabe, K. Tsutsui *et al.*, *Proc. Natl. Acad. Sci. USA*, **105**, 12849 (2008)
8) W. P. Daley, S. B. Peters *et al.*, *J. Cell Sci.*, **121**, 255 (2008)
9) E. Ioachim, A. Charchanti *et al.*, *Eur. J. Cancer*, **38**, 2362 (2002)
10) E. Adachi, I. Hopkinson *et al.*, *Int. Rev. Cytol.*, **173**, 73 (1997)
11) K. B. Hotary, E. D. Allen *et al.*, *Cell*, **114**, 33 (2003)
12) C.-M. Lo, H.-B. Wang *et al.*, *Biophys. J.*, **79**, 144 (2000)
13) A. J. Engler, S. Sen *et al.*, *Cell*, **126**, 241 (2005)
14) T. Haruyama, I. Ajioka *et al.*, *Biochem. Biophys. Res. Commun.*, **272**, 681 (2000)
15) F. F. Mohammed, C. J. Pennington *et al.*, *Hepatology*, **41**, 857 (2005)
16) A. D. Lander, S. B. Selleck, *J. Cell Biol.*, **148**, 227 (2000)
17) F. G. Giancotti, *Curr. Opin. Cell Biol.*, **9**, 691 (1997)
18) J. Gu, Y. Sumida *et al.*, *J. Biol. Chem.*, **276**, 27090 (2001)
19) T. Hoshiba, H. Lu *et al.*, *Expert Opin. Biol. Ther.*, **10**, 1717 (2010)
20) H. C. Ott, T. S. Marthiesen *et al.*, *Nat. Med.*, **14**, 213 (2008)
21) B. E. Uygun, A. Soto-Gutierrez *et al.*, *Nat. Med.*, **16**, 814 (2010)
22) H. C. Ott, B. Clippinger *et al.*, *Nat. Med.*, **16**, 927 (2010)
23) K. H. Nakayama, C. A. Batchelder *et al.*, *Tissue Eng. Part A*, **16**, 2207 (2010)
24) S. Sasaki, S. Funamoto *et al.*, *Mol. Vis.*, **15**, 2022 (2009)
25) F. Pati, J. Jang *et al.*, *Nat. Commun.*, **5**, 3935 (2014)
26) A. Mahara, S. Somekawa *et al.*, *Biomaterials*, **58**, 54 (2015)
27) T. Laurent, D. Murase *et al.*, *J. Cell. Physiol.*, **227**, 2898 (2012)
28) P. B. Milan, N. Lotfibakhshaiesh *et al.*, *Acta Biomater.*, **45**, 234 (2016)
29) T. Hoshiba, N. Kawazoe *et al.*, *J. Biol. Chem.*, **284**, 31164 (2009)
30) T. Hoshiba, *Exp. Cell Res.*, **370**, 571 (2018)

第2章 脱細胞化組織の作製方法（脱細胞化処理方法・脱細胞化組織の確認）

舩本誠一[*1], 橋本良秀[*2]

1 はじめに

　生体組織からの脱細胞化処理は，1980年代に米国の研究者らにより行われたのが初めであり[1]，その後2000年前後に米国の企業により生体組織が脱細胞化処理され，移植用材料として製造・販売されたことにより一部の関係者らに知られるようになった。筆者もこの時期に循環器領域の脱細胞化組織の研究を始めたが，当時は参考となる論文はほぼ皆無で，血管1つの組織においても界面活性剤を主体として脱細胞化処理の方法を手探り状態で構築していたが，国際的に脱細胞化組織の市場性が巨大であることが知られ始めて以降，現在までに多くの研究者たちにより，ヒトあるいはブタ，ウシやその他の種の動物由来の組織における多くの脱細胞化手法が研究・開発された[2〜6]。

　本章では，主に使われている手法に関してまずは簡単に説明を行うことで，これから始められる方への手引書となるように説明していきたい。

2 脱細胞化処理の考え方

　これから脱細胞化組織について始められる方は，さまざまな情報を探して参考にされていると思う。まずは，脱細胞化処理とは何ですか？　ということを日常で置き換えて考えていただければ，自分が欲しい組織の脱細胞化処理方法の構築をしやすいと考えた。脱細胞化組織は，同種（ヒト）移植用組織が圧倒的に足りない国内において異種組織を移植用組織とすべく国産化を目指して研究が開始された経緯がある。異種組織をヒトへ移植するためには，何をする必要があるだろうか？　まずは，ヒトへ異種組織移植するためには免疫の壁をクリアしなければならない。ここで日常に置き換えて考えてほしいのは，汚れた服を洗濯して，服から汚れを落とし，再度気持ちよく服を着ていることを想像してほしい。この本の読者にかかわらず，多くの方が汚れたま

[*1] Seiichi Funamoto　大阪工業大学　工学部　生命工学科　准教授；東京医科歯科大学
生体材料工学研究所　物質医工学分野　非常勤講師；
物質・材料研究機構　国際ナノアーキテクトニクス研究拠点
客員研究員

[*2] Yoshihide Hashimoto　東京医科歯科大学　生体材料工学研究所　物質医工学分野　助教

第2章　脱細胞化組織の作製方法（脱細胞化処理方法・脱細胞化組織の確認）

まの服を再度着ることは躊躇らわれると思う。それが他人の服ならなおさらである。レンタルで借りたウェアが汚れていたらまず苦情を言われると思う。医療に用いられる生体由来材料もこれと同じ事象が，免疫反応として生体から反応してシグナルとして出される。シグナルが出ないようにするためにはどうするか？　といえば，反応原因を排除するこの一点に尽きるだろう。ただ，素材を傷めずに原因物質を排除するためにはどうすべきか？と考えたときに，身の回りの事柄で洋服の洗濯で失敗した事例などを思い出してほしい（図1）。洗剤の選択ミスや洗濯条件・洗濯のやりすぎにより，気に入っている洋服やセーターが伸びたり縮んだりした経験がある方が大半だと思う。この結果にならないために，服を洗濯するときにいろいろなアレンジを加えて，今日の洗濯の方法となっていることを考えてもらえれば，生体組織の脱細胞化処理の方法の構築に入りやすいと思う。次節でもう少し科学的に脱細胞化処理方法について話をしたいと思うが，洗濯と脱細胞化処理の工程に関して対比させた図2を見て大まかな感じを掴んでいただければ脱細胞化処理についても考えやすいと思う。

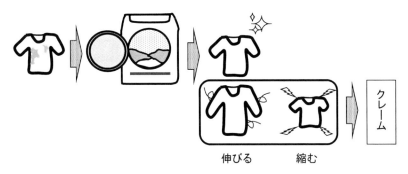

図1　日常からの脱細胞化処理の考え方

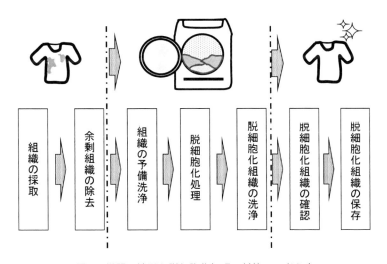

図2　洋服の洗濯と脱細胞化処理の対比での考え方

45

3 脱細胞化処理方法

脱細胞化処理を行うにあたり，まずは大まかな工程を知っておいていただきたい。図3に示す方法が一般的な行程になると思う。深く説明をしていくと，それぞれの組織・臓器を脱細胞化する際の最も効果的な方法は，その組織の性質に大きく依存する。①肝臓などの細胞が多い臓器なのか，腱のように細胞が少ない組織か（細胞密度），②皮膚のような組織自体の密度が高い組織か，脂肪組織のような密度の低いものなのか（組織密度），③組織に含まれる脂肪の量，④組織の構造・厚さも考慮すべき要素となる。理想的な脱細胞化組織の調整方法は，細胞外マトリクス（ECM）の破壊，損傷，損失なしに免疫反応の要因となる細胞成分のみを素材となる組織から取り除くことである。しかしながら，生体組織から細胞を除去するためには，いかなる手法を使用しても，ECM構成を変化させずに目的となる細胞のみを除去することは非常に困難であり，ある程度の組織破壊を引き起こすことと引き換えに脱細胞化組織を得るのが現実である。そのため，細胞成分の除去効率を最大限にしつつ，ECMの破壊を最小限に抑えることが現在の脱細胞化処理法の最大の目的になっている。

脱細胞化処理方法は，化学的手法，生物学的手法，物理的手法の3つに大別されている（図4）。それぞれの手法に個々の特徴があり，現在の脱細胞化研究においては，先に述べた方法から複数の方法を組み合わせ，生体組織から脱細胞化組織を調製していることがほとんどである。次項からそれぞれの手法の特徴と学術論文で報告されているその手法の一部を紹介したいと思う。

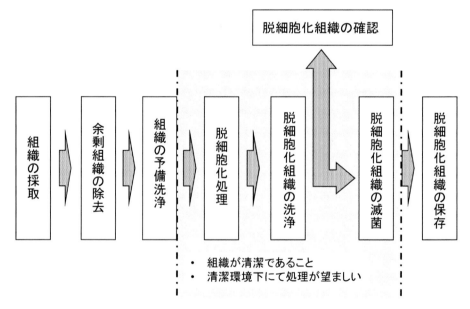

図3　脱細胞化処理の大まかな工程

第 2 章　脱細胞化組織の作製方法（脱細胞化処理方法・脱細胞化組織の確認）

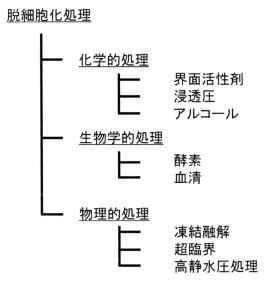

図 4　脱細胞化処理の種類と方法

3.1　化学的手法

　化学的手法は，洗剤でお馴染みの主成分である界面活性剤による脱細胞化が最も広く検討されており，現在世界で臨床応用されている脱細胞化製品の処理にも頻繁に使用されている。界面活性剤の細胞膜を可溶化・デオキシリボ核酸（DNA）をタンパク質から分離する性質を利用して脱細胞化組織を調製している。しかしながら，界面活性剤を用いるデメリットとして，ECM を破壊する可能性，脱細胞化処理後に組織内に残存する界面活性剤による細胞毒性などの懸念材料が挙げられる。その他の化学的手法としては，高張液と低張液を用いる浸透圧ショックの利用がある。生体組織へ与える浸透圧ショックにより，組織内の細胞膜を破壊し，高張液により DNA をタンパク質から分離することで脱細胞化組織を調整する。この方法は，ECM の変性を抑制可能であるが，素材となる生体組織からの細胞除去効率が低いことが問題視されている。また，アルコールにより，組織を脱水することで細胞除去を行う手法も報告されている。しかしながら，アルコール洗浄の最大の利点は，素材となる組織からリン脂質および脂肪を除去することにあり，リパーゼよりも効果的に脂肪を除去することも報告されている。これは，心臓弁などの脱細胞化組織に残存するリン脂質は，石灰化を誘引することが知られており，アルコール洗浄は石灰化抑制処置として，他の生体由来製品にも頻繁に使用されている。問題点としては，コラーゲンなどのタンパク質がアルコールにより架橋されてしまうことによる組織の硬化が挙げられ，アルコール洗浄も界面活性剤と同様に，使用する濃度や種類の検討が必要である。

　化学的手法は，処理溶液に脱細胞化をしたい組織を浸漬し洗浄するシンプルな手技であり，工業化が容易であることからも，現存の製品の脱細胞化処理方法によく利用されている。しかしながら，ほとんどの薬剤には ECM 変性の可能性があるため，素材となる組織ごとに処理溶液の濃

度，処理後の洗浄方法などの検討が必要になり，数種類の洗浄の組み合わせが，より良い脱細胞化組織を得る重要な要素となっている．

3.2 生物学的手法

生物学的手法は，酵素とそれ以外に大別され，酵素による脱細胞化は，さまざまな酵素が検討されてきた．しかしながら，これまでの報告によれば，酵素単独での完全なる脱細胞化は困難だと考えられている．また，ECM 損傷の可能性も高く，酵素残渣により移植後の自己細胞誘導による再細胞化が起きにくくなることや移植後の免疫反応惹起が懸念されている．そのため，酵素処理は脱細胞化処理の主目的である細胞破壊の目的よりも，化学的手法や物理学的手法で組織内の細胞を破壊した後の細胞残差の除去など補助的に利用されている．DNase や RNase などの核酸分解酵素は，DNA などの核酸を分解・洗浄効率を向上させるために脱細胞化工程に組み込まれることが多い．トリプシンやコラゲナーゼによる脱細胞化処理は，細胞と ECM を分離させることにより細胞を除去しているが，どちらの酵素も ECM の主成分となるコラーゲンを分解するため，ECM の維持には不向きである．しかし最近では，移植後に細胞が浸潤しやすくなるように，意図的に ECM を変性させる目的で使用されている．また，α-ガラクトシダーゼにより，異種組織に含まれる超急性拒絶の主原因である細胞表面抗原 galactose-α-(1,3)-galactose（Gal epitope）を除去する手法も検討されている．

酵素以外の生物学的手法としては，血清利用の報告もあるが，血清はリン脂質の除去が行えず，自己血清でないと，異種血清では免疫反応惹起の懸念もあり，使用の制限が多い．以上のように，生物学的手法は，組織内の特定因子をターゲットにすることができるため，細胞破壊後の洗浄工程において有力であると考えられている．

3.3 物理学的手法

物理学的手法には，温度，電気，圧力などが使用されている．温度を利用した脱細胞化方法として，凍結融解処理が代表的である．凍結・融解のサイクルを数回繰り返すことにより，脱細胞化効率を向上させる検討がなされている．我々は，液体を圧力媒体として等方圧力を加える冷間等方圧加圧法を用いた脱細胞化処理方法である高静水圧処理法（High hydrostatic pressure：HHP）を開発した．基本的なプロセスとして脱細胞化と滅菌効果が期待できる 980 MPa（10,000気圧）の圧力処理を行っている．物理学的手法の一つである，高静水圧処理は処理時間が短く，血管や角膜のような組織において，界面活性剤や酵素と比較して高い脱細胞化効率を示すことが明らかになっている．しかし，圧力処理によって，組織内に生じる氷晶が組織構造を破壊する可能性がある．また，氷晶を生成しない温度条件での圧力処理は，エントロピーを増大させ，組織損傷を誘発する可能性がある．物理学的手法の利点は，薬剤の残存の可能性がないことが挙げられる．しかし，細胞破壊後に細胞残差を取り除くためには，先に挙げた酵素などの利用が必要だと考えられている．

第2章 脱細胞化組織の作製方法（脱細胞化処理方法・脱細胞化組織の確認）

表1 種々の脱細胞化処理方法の一例

	軟組織（血管）	軟組織（血管）	軟組織（食道）	軟組織（肺）	軟骨系（気管）
組織由来	ブタ	ブタ	ブタ	ラット	ブタ
処理方法（化学処理 or 生物処理 or 物理処理 or 複合処理）	物理処理	複合処理（物理＋生物）	複合処理（化学＋生物）	複合処理（化学＋生物）	複合処理（化学＋生物）
脱細胞化処理時の手法（浸漬 or 浸漬＋撹拌 or 循環）	循環	浸漬＋撹拌	浸漬＋撹拌（300 rpm）	循環	浸漬
脱細胞化方法	15 min 30 MPa CO_2/EtOH supercritical fluid extraction	15 min 980 MPa HHP/PBS 2 W 0.2 mg/mL Dnase I/PBS	1 h 1% trypsin/0.5% EDTA 30 min 1 M sucrose 48 h 3% Triton X-100 4 h 10% deoxycholic acid 2 h 0.1% peracetic acid/4% Ethanol 2 h 100 U/mL DNase-I	2 h 0.1% SDS dH_2O 1% Triton X-100 PBS	以下の工程を17回 48 h deionized water 4 h 4% deoxycholic acid 4 h 2000 kU DNase-I
論文	Sawada et al.[7]	funamoto et al.[8]	Keane et al.[9]	Ott et al.[10]	Haykal et al.[11]

　これまでに述べた3つの手法を用いての脱細胞化処理方法の一部について表1と以下に簡便にできる方法の詳細を記述する。しかしながら，読者が用いる組織や環境によっても手法を凝らすことができるので，記述した手法に固執せずに新たな手法を開発する一助にしていただければと思う。また，記述する方法は，組織は清潔状態で入手していることを前提で説明をする。脱細胞化処理の操作は，クリーンベンチ内など清潔操作が行える環境下で，かつ処理を行う組織を不潔にしない操作技術があらかじめ必要であるので注意が必要である。細菌や芽胞などのコンタミネーションは，脱細胞化処理中に組織の腐敗を招くほか，最終的にパイロジェンやエンドトキシンに悩まされることになるので，合わせて注意が必要である。

3.4 軟組織（血管，膜など）の浸漬による脱細胞化方法

　ヒトもしくは他の動物由来（ブタ，ウシなど）の組織を入手する（入手する組織はできるだけ冷温下で輸送し，できるだけ清潔であることが，その後の処理を簡単にすることができる。入手

組織が不潔の場合は，医療用のイソジン溶液につけることである程度は除菌が可能であるが，最終的に滅菌の工程で条件を考慮する必要がある）。入手した組織を体液とほぼ等張の溶液（PBSや生理食塩水など）で洗浄し，余剰組織を切除する。洗浄後の組織を滅菌した容器に入れる。使用する脱細胞化処理溶液（化学手法の場合は 0.1～0.5% Sodium Dodecyl Sulfate（ドデシル硫酸ナトリウム：SDS）や 0.5～1% Sodium deoxy cholate（デオキシコール酸ナトリウム：SDC）もしくは 1～3% TritonX-100 などをベースとなる溶液（PBSや生理食塩水など）で調整する）を調整し，0.22 μm の滅菌フィルターにてフィルター滅菌し，調整後の溶液を組織が入っている容器に適量入れ，密封後に処理したい温度（4～37℃）に設定したインキュベーターや冷蔵庫内で撹拌浸透させながら 24～72 時間（細胞が多い組織や大きな素材の場合は 24 時間ごとに洗浄液交換を推奨）処理を行う。処理後に組織内に残留する溶剤や核酸を除去するため，0.2 mg/mL DNase I，1% Penicilin/Streptomysin 含有のPBSもしくは生理食塩水で 4～37℃下で 1～2 週間（24 時間ごとに洗浄液交換）洗浄を行う。洗浄後に清潔下で処理を終えた組織の一部を採取し，後述する確認方法で確認し，規定を満たしていれば脱細胞化処理は成功と考える。

表 1 に示している還流による脱細胞化処理も基本は同じことで，浸透撹拌処理をするか循環処理をするかの違いであり，大きな組織や細胞の多い組織では，常に新しい処理溶液に触れることができる循環処理の手法の方が，脱細胞化処理としては効率の良い方法となる。しかしながら，循環させるための環境づくり（ポンプや空間の大きいインキュベーターなど）にコストが必要なため，新たに脱細胞化組織を作製するための環境を作るのならば考慮する必要がある。

4 脱細胞化組織の確認方法

作製した脱細胞化組織の確認については，組織の脱細胞化後の組織切片の染色像や残存DNA量で評価されることが多い。確認方法に関しては，参考までに我々の方法を以下に記載するので参考としていただきたい（記述している試薬に関しては，会社などは特に指定はしないので，入手しやすいところでそろえていただきたい）。

4.1 組織切片の作製と染色

組織切片は，脱細胞化処理後組織を一部採取し，4％パラホルムアルデヒドに 12 時間以上浸漬し，固定を行う。所定時間組織を固定した後に，70％エタノール→80％エタノール→90％エタノール→100％エタノール→キシレンの順で組織をそれぞれ 3～5 時間（組織の大きさによりそれぞれの処理時間を増減させる）浸漬し，置換処理を行う。置換処理後に観察したい断面が出るように組織を適当な大きさに切る。パラフィンブロック作製用の包埋カセットに組織を移し，パラフィン槽に 12 時間以上浸漬し，組織内部へのパラフィン置換を行う。

組織のパラフィン置換後に，ブロック作製用の包埋皿にパラフィンを少量流し込み，観察断面を下にして組織を立て，包埋カセットをつけてパラフィンで満たし，パラフィンが凝固するまで

第 2 章　脱細胞化組織の作製方法（脱細胞化処理方法・脱細胞化組織の確認）

待つ。凝固後，包埋皿から組織を包埋したパラフィン（包埋ブロック）を取り出し，組織標本用のブロックを作製する。病理標本用のパラフィンブロックの薄切処理は，使用する機器の使用法を参考にしていただき，一般的な組織標本厚み（4～5μm）で薄切をしていただければ問題はない。薄切後にスライドガラスに採取した薄切試料を乾燥させ，以降の染色作業に用いる。

　HE 染色の方法であるが，スライドガラスに移したサンプルが乾燥したら染色用ケースに移す。洗浄用に容器に水を溜めて用意しておく。用意ができたら，染色のために組織の脱パラフィン処理を行うため，

① 染色用ケースを脱パラ用キシレンに 5 分間漬ける工程を 2 回行う。
② 染色用ケースを 100％エタノールに 5 分間漬ける。
③ 染色用ケースを脱パラ用 90％エタノールに 5 分漬ける。
④ 染色用ケースを脱パラ用 70％エタノールに 5 分漬ける。
⑤ この処理後にスライドガラスにある薄切組織表面が水分で濡れていることを確認する（組織表面から水分がはじかれているようなら脱パラフィン処理が不十分であるので，やり直しとなる）。
⑥ 染色用ケースを Mayer ヘマトキシリン×2 に 3 分漬ける。
⑦ 染色用ケースを用意しておいた洗浄用の水の入った容器に入れ，極少量の水を流しながら 10 分間洗浄する。
⑧ 洗浄が終わったら染色用ケースを 1％エオジン Y 溶液に 3 分漬ける。
⑨ 染色用ケースを 70％アルコールに 3 分漬ける。
⑩ 染色用ケースを 80％アルコールに 3 分漬ける。
⑪ 染色用ケースを 90％アルコールに 3 分漬ける。
⑫ 染色用ケースを純アルコールに 3 分漬ける工程を 2 回行う。
⑬ 染色用ケースをキシレンに 3 分漬ける工程を 2 回行う。
⑭ 3 分後，キシレン内の染色用ケースから，染色処理が終了したスライドガラスを取り出す。
⑮ スライドガラスのサンプル上に封入剤を 1 滴垂らし，カバーガラスを被せる。
⑯ カバーガラスをかぶせるときにサンプルレイヤーに空気が入った場合は，染色サンプルを傷つけないように注意しながらピンセットの背でカバーガラスを押しながら空気を抜き，空気の除去後はスライドガラスを乾かして組織標本用のスライドが完成する。

完成したスライド標本を顕微鏡で観察していただくと，図 5（A）の未処理組織の染色像では，組織内部に細胞の核が染色されているのが確認できるが，図 5（B）の脱細胞化組織の染色像では，組織内部に細胞核は確認できないことが分かると思う。HE 染色による確認では，双方を比較することで簡単に脱細胞化処理の確認方法の 1 つとすることができる。

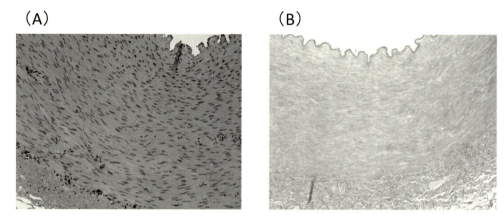

図5 血管組織の脱細胞化処理前と処理後のHE染色
(A) 未処理, (B) 脱細胞化処理組織

4.2 組織DNA抽出と定量方法

残存DNA量は,

① 凍結乾燥後のブタ組織を適量（20 mg 程度）量り，エッペンチューブに入れる。
② ①のエッペンチューブに，Lysis buffer 500 μL とプロテアーゼK（20 mg/mL Lysis buffer で溶解させたもの）50 μL を添加する。
③ 55℃にセットしたサーモアルミバスにサンプルを入れ一晩溶解する。
④ サンプルにTE飽和フェノール 500 μL を添加し，転倒混和する。遠心分離（12,000 rpm, 4℃, 5分）後，上層 500 μL を新しいエッペンチューブに回収する（※中間相を吸わないように注意する）。
⑤ 回収溶液にTE飽和フェノール 250 μL とクロロホルム 250 μL を添加し，転倒混和する。
⑥ 遠心分離（12,000 rpm, 4℃, 5分）後，上層 500 μL を新しいエッペンチューブに回収する。
⑦ 回収溶液にクロロホルム 500 μL を添加し，転倒混和する。
⑧ 遠心分離（12,000 rpm, 4℃, 5分）後，上層 500 μL を新しいエッペンチューブに回収する。
⑨ 5 M NaCl 50 μL と 100% EtOH 800 μL を添加し，転倒混和する。
⑩ サンプルを-20℃で30分以上静置した後，遠心分離（14,000 rpm, 4℃, 10分）をして上澄みを除去する（※遠心処理後にエッペンチューブの底にDNAのペレットが確認できる（脱細胞化処理を行っていない組織の場合は容易に確認できる））。
⑪ 70% EtOH 1,000 μL を添加する。
⑫ 遠心分離（14,000 rpm, 4℃, 5分）後，上澄みを除去する（※ピペットは使わずにデカンテーションで上澄みを除去する）。
⑬ チューブの蓋を開けて，15分間風乾させる。

第2章 脱細胞化組織の作製方法（脱細胞化処理方法・脱細胞化組織の確認）

⑭ TE buffer 800 μL を添加してボルテックスで混ぜ，DNA stock 溶液を作製する。
⑮ NanoDrop（超微量紫外可視分光光度計）で測定する。

ここまでが，組織内の残存 DNA を定量する方法となる。上記に示した条件は，血管や皮膚などの軟組織の場合であるので，硬組織や極端に細胞の少ない組織の場合は，それぞれの組織にあった条件設定をして欲しい。

次によく論文で記載されている PicoGreen 試薬を用いた DNA 定量に関して，記載をしておく。

① 上記⑭で作製した DNA stock 溶液を 100 倍に希釈する。
② Quant-iT PicoGreen 試薬を TE buffer で 200 倍に希釈する。
③ 検量線作成のために，λDNA（0.3 μg/μL）6.0 μL を TE buffer 894 μL で希釈し，2,000 ng/mL の DNA standard 溶液を作製する。
④ ③作製後，段階希釈する。
⑤ 96 well-plate に 100 倍希釈した各サンプル DNA stock 溶液 100 μL と④の段階希釈した溶液を 100 μL ずつ添加する。その上から全試料に②の 200 倍希釈 PicoGreen 溶液を 100 μL 添加する。
⑥ プレートリーダーを用いて蛍光強度を測定する（励起：480 nm，蛍光：520 nm）。

脱細胞化組織の残存 DNA の評価基準としては，S. Badylak らの論文を基として現在の脱細胞化組織の評価基準とされるようになっている。その基準としては 2 点あり，組織中の残存 DNA が 200 bp 以下で 50 ng/mg 以下であることを提唱している。現在，製品化されている脱細胞化組織においても，最終的にはこの基準に従って検査がされていることがほとんどであり，学術的な研究発表されている指標においてもこれを参考にしているグループが多い。しかしながら，脱細胞化組織の製品化を考える方は，組織の一部を採取もしくはロット処理の 1 製品を採取して検査を行うため，構築した脱細胞化処理で不均一性が存在すると不完全な脱細胞化組織を世に送ってしまうため，脱細胞化処理方法の均一性の構築と作製組織の検査方法は一体的に考えることが重要になることを覚えておいていただきたい。

4.3 脱細胞化組織の滅菌

これまで記述した方法で脱細胞化処理組織が作製されるわけであるが，最後にもう一つ注意すべき工程が残っている。それは，作製し脱細胞化処理が終了した組織の滅菌処理である。前述した図 3 の工程表には最後に滅菌処理の工程を記載している。これは，研究室レベルで作製した組織を研究用にすぐに使用する場合や，人体への使用を行わない場合は必ず必要な工程とはならないが，医療用製品として市場へ出す場合には必ず必要となる工程となる。

生物由来製品に使える滅菌処理は，化学処理と照射滅菌の 2 つに大別される（図 6）。化学処理は，主にグルタルアルデヒド処理が用いられており，ウシやウマ，ブタの素材を用いた医療製品に昔から用いられている処理である。この処理は膜タンパク質や内在性ウイルスも不活化で

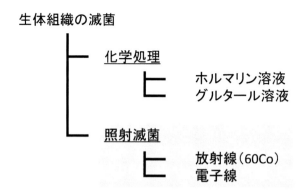

図6 脱細胞化組織の滅菌方法

き，今現在においても主体的に使用されているが，生物由来のタンパク質などもすべて不活化し，組織骨格を形成しているコラーゲンなども架橋によるプラスチック化を引き起こす。そのため，生物由来素材をそのまま製品の素材として用いる場合の安全性においては非常に有効であるが，素材がプラスチック化するために脱細胞化製品のような移植後の自己細胞による再細胞化と自己細胞による脱細胞化組織の消化と組織の再構築化が望めない。したがって，本章で述べた脱細胞化組織には適切でない処理になると筆者らは考えている。一方で，照射滅菌で使用される，電子線やコバルト60（^{60}Co）による放射線滅菌では，電子線は照射側表面から組織へのダメージが条件により大きくなるが，残存している脱細胞化組織内のタンパク質変性は少なくできると考えられる。^{60}Coによる放射線滅菌では，湿潤状態では照射によるコラーゲンの架橋が入り，乾燥状態では照射によるコラーゲンの切断が起こるが，滅菌する組織の保存条件を考慮すれば，電子線滅菌と同じように化学処理よりは脱細胞化組織の利点を残した滅菌処理が可能になると考えている。

滅菌処理で特に注意すべきは，脱細胞化組織は生物由来の製品であるため，素材となるウシやブタ，その他の生物からどのくらい清潔状態で運搬し脱細胞化処理に移行できるかで，最終的に行う滅菌処理の条件を考慮し，自ら作製した製品の滅菌保証と安全性の担保を考えなくてはいけない。また先に述べたとおり，保存方法が溶液保存か湿潤保存もしくは乾燥保存かのそれぞれの条件により，滅菌条件が大きく異なる。そのため，最終的に処理を終えた脱細胞化組織を保存容器に入れ，金属やプラスチック製品の滅菌処理条件と同じ条件でする必要はなく，医療製品の滅菌条件に則った滅菌状態に処理を行い，かつ作製した脱細胞化組織の特性が多く残る条件を選択すべきだと考える。

以上のように，脱細胞化手法は多岐にわたり[12]，界面活性剤や酵素溶液の濃度，処理時間，物理学的手法における温度条件や圧力の条件など，検討すべき因子は無数である。本稿で述べた方法は現時点でのベストであると思われる方法を紹介させていただいたが，数年後にはいくつかの処理を組み合わせること，組織や臓器ごとに最適条件の検討がされ，さらに良くなった脱細胞化

第 2 章　脱細胞化組織の作製方法（脱細胞化処理方法・脱細胞化組織の確認）

方法が確立されているかもしれない。これを読む読者の方が，紹介させていただいた内容を参考にしていただき新たな方法を確立する一助になれば幸いである。

文　　　献

1) M. P. Bernard *et al.*, *Biochemistry*, **22** (22), 5213 (1983)
2) S. F. Badylak, *Biomaterials*, **28**, 358 (2007)
3) S. F. Badylak *et al.*, *Acta Biomater.*, **5**, 1 (2009)
4) P. M. Crapo *et al.*, *Biomaterials*, **32**, 3233 (2011)
5) B. N. Brown *et al.*, *Transl. Res.*, **163**, 268 (2014)
6) D. Rana *et al.*, *J. Tissue Eng. Regen. Med.*, **11**, 942 (2017)
7) 澤田和也ほか, *Jasco Report*, 超臨界最新技術特集, 第 9 号, 21 (2007)
8) S. Funamoto *et al.*, *Biomaterials*, **31**, 3590 (2010)
9) T. J. Keane *et al.*, *Biomaterials*, **33**, 1771 (2012)
10) H. C. Ott *et al.*, *Nat. Med.*, **16**, 927 (2010)
11) S. Haykal *et al.*, *Tissue Eng. C Meth.*, **18**, 614 (2012)
12) T. J. Keane *et al.*, *Methods*, **84**, 25 (2015)

第3章 脱細胞化組織の機能

山岡哲二*

1 はじめに

　脱細胞化組織とは，ヒトや動物の組織から細胞成分を取り除いて得られた細胞外マトリックス（ECM）である。異種細胞や他家細胞が除去されているので免疫反応がマイルドで，生体に類似した力学特性を有しており，幹細胞分化ニッチを提供できるので，組織再生のための人工ECMとして期待される。このように優れたポイントだけを列挙すれば，何とも素晴らしい組織再生用スキャホールドである[1,2]。確かに，合成材料や抽出コラーゲンよりは天然のECMに近いが，残念ながら，その性質や機能は実際の組織とは大きく異なっている。脱細胞工程における，界面活性剤の使用，凍結融解，加熱処理，高圧処理など，いずれも細胞やタンパク質に対して，少なからず（むしろ大きな）影響がある。細胞は破壊されて死滅し，残渣の一部が残留し，ECMは変性し，増殖因子や有用な酵素は失活しているであろう。そのような"妙な"組織を，生体が自己と認識することはない。たちまち炎症が起こり，さまざまな生体反応が誘起される。幸運にも組織が再生される場合もあるが，そうでない場合も多い。脱細胞化処理によってどのような"変化"が起こったかを定量的に考察し，その"変化"が，組織再生スキャホールドとして，許容されるか，不利に働くか，あるいは，逆に有利に働くかを知ることが大切である。

2 脱細胞化によるECMの変化

　組織を脱細胞化する際に重要なことは，①細胞残渣をできるだけ完全に取り除いて免疫原性・炎症誘発生を抑制すること，および，②移植後に細胞や組織が浸潤しやすいように，ECMタンパク質を維持することであるが，これらを両立させることは容易ではない。生地を傷めずにシャツについたカレーのシミを抜くようなもので，シミを抜けば抜くほど生地が傷むので，どこかで折り合いをつける必要がある。

　例えば，脱細胞化処理に広く使用されるドデシル硫酸ナトリウム（SDS）の細胞除去効率は極めて高いが，SDS-PAGE（電気泳動）においてタンパク質の高次構造が破壊されることを考えると，除去したい細胞成分だけでなくコラーゲンなどのECMにもその効果は及ぶことは想像に難くない。さらに，脱細胞後に残存する界面活性剤が，移植後の細胞浸潤や組織再生に影響を及ぼすことも懸念されている。その他，組織を凍結融解させて細胞を破壊する手法も検討されている

　＊　Tetsuji Yamaoka　国立循環器病研究センター研究所　生体医工学部　部長

第3章　脱細胞化組織の機能

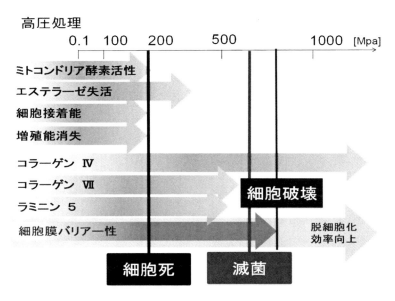

図1　細胞および細胞外マトリックス（ECM）への高静水圧の影響（室温・10分）

が，凍結操作が細胞や組織に与える影響が大きいことも広く知られている。このような問題点を解決するために，我々は1万気圧という超高静水圧を利用する脱細胞化処理を採用している。第Ⅲ編第1章でも記載したように，高静水圧処理により細胞やマトリックスを"変化"させて，その後の洗浄処理で細胞成分を取り除いている。生命の存在が実証されているマリアナ海溝での静水圧の約10倍の圧力（1,000 MPa，10,000気圧）で組織を処理している。ちなみに，水を媒体とした場合には，1万気圧を印加しても，体積変化率は小さく（立方体で考えると各辺が2%程度小さくなる），温度が数度上昇する程度である。細胞や組織への超高静水圧の影響を詳細に調べた結果を図1に示した[3,4]。200 MPa（2,000気圧）の静水圧を10分間印加すると，調査した範囲の脊椎動物の細胞は完全に死滅した。また，600 MPa程度で微生物も死滅すると報告されている。また，5,000 MPa以上では動物細胞膜のバリアー性が破綻するようであり，この効果により細胞成分の除去効率が向上する。さらに圧力を上昇させると，ラミニンやコラーゲンなどのECMに対しても"変化"が現れる。すなわち，界面活性剤や凍結融解過程が細胞外マトリックスに与える影響を完全に排除できるものではない。本章では，脱細胞化によるECMの変化について，さまざまな視点から考察してみたい。

3　形態的特性

さて，形態的特性としては，巨視的および微視的な形態を考慮する必要がある。脱細胞条件が過酷すぎると，マトリックスの膨化や拘縮などの大きな巨視的変化が起こる。一般的に採用されている脱細胞化法であっても，多少の巨視的形態の変化は避けられない。Liaoらは，異なる界

面活性剤を用いてブタ大動脈弁の弁葉を脱細胞化してその諸物性を評価した[5]。弁葉は非常に薄い組織なのでサイズ変化も現れやすく，弁葉面積が20%・弁葉厚が12%増加した界面活性剤もあれば，弁葉面積が20%・弁葉厚が48%減少した界面活性剤も指摘されている。我々は，小口径脱細胞化血管の開発を目指して，ダチョウ頸動脈（内径2 mm，壁圧約200 μm），および，ラット尾動脈（内径0.6 mm，壁圧約100 μm）に対して高静水圧／洗浄脱細胞化処理を行っているが，組織が薄くて脆弱なラット尾静脈では脱細胞化処理による形態変化が大きいために処理工程を最適化する必要があった[6]。一般的に，脱細胞化組織に細胞播種して培養を継続する場合や，移植後に再細胞化が起こる場合には，脱細胞化組織は収縮（拘縮）する傾向にある。実際のサイズ変化は組織の分解吸収過程とのバランスで決まるので，使用目的に類似した実験動物モデルでの経時的検討しか有効な評価法はない。

　微視的形態とは数 μm から 300 μm 程度以下の構造を意味する。脱細胞化組織は，スポンジのような多孔質体とイメージされがちであるが，一般的には含水性緻密組織であって，血液や体液などが簡単に通過できるような多孔質構造ではない。もちろん，脱細胞化の方法によって微視的形態は変化し，また，血管や真皮のように細胞の割合が2割程度の組織と，肺や肝臓のように6割以上が細胞の組織では，脱細胞化処理の微視的形態も大きく変わる。このスケールの微視的形態は，移植後の細胞浸潤や血管新生に大きな影響を及ぼす。古くから，多孔質構造内への細胞の浸潤は孔径100～200 μm 程度が良いといわれている。一方，マウス皮下組織での血管浸潤は孔径30～40 μm が最適という報告もある[7]。例えば，国内で真皮再建に使用されるコラーゲン製人工真皮は，図2に示すように孔径が数百 μm 程度の多孔質構造を有しており，細胞や血管の浸潤を助けている[8]。同様に，米国 LifeCell 社が販売しているヒト脱細胞真皮（AlloDerm™）は脱細

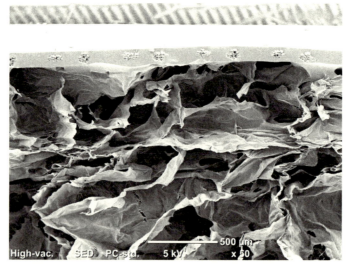

図2　人工真皮（ペルナック™）の断面の走査型顕微鏡写真
（グンゼ株式会社提供）

胞化処理に加えて，凍結乾燥が施されているので多孔質構造を有している[9]。2012年，同社は凍結乾燥していないready-to-use AlloDermの販売を開始した。Yuenらは，乳房再建術におけるAlloDerm利用においてこの両者を比較検討し[10]，例数は少ないが，多孔質構造を有する凍結乾燥物の方が成績が良いとの結果を得た。さらなる検討を待つ必要があるが，多孔質化することが組織再生に有利に働くということは，必ずしも天然組織に近い脱細胞組織が組織再生スキャホールドに適しているとは限らない。

　我々は，細胞接着性RGDペプチド配列を有するエラスチン様合成ポリペプチドを基材として非多孔質の小口径人工血管を作製してラット下行大動脈置換術後1か月で評価した[11]。その結果，グラフト内腔に新たに内膜様組織が生成して開存化に寄与していたが，血管壁マトリックス中への細胞浸潤はわずかしか認められなかった。さらに，ダチョウ頸動脈由来の内径2 mmのロングバイパスをミニブタ，あるいは，ヤギへの移植後1年まで長期観察をすると，マトリックス中へのαSMA陽性細胞の浸潤が認められたが，正常細胞に比較すると，まだまだ少数であった[12]（第Ⅲ編第1章参照）。さらに，脱細胞化気管軟骨の場合には，気管組織の分解や脱細胞化組織内への軟骨細胞を含めた周囲細胞の浸潤もさらに遅かった（第Ⅲ編第4章参照）。これらのことは，in vivo組織再生用スキャホールドに関しては，スキャホールド内部に細胞や組織が浸潤して「人工マトリックスが正常組織に"置き換わる"」という機序が唯一ではなく，組織誘導用のガイドとして働いて新しい組織新生を誘導する一種のGuided tissue regeneration（組織再生誘導）のようなメカニズムを考える必要がある。

4　力学特性

　力学特性は，組織の種類と脱細胞化方法によって大きく変化する。一般的には界面活性剤の使用により力学特性が大きく変化するのは，除去効果が大きいために脱細胞化組織の物質組成の変化に加えて，タンパク質の変化（変性など）が影響している（詳細は後述）。また，血管壁や真皮組織のように細胞成分が10〜20%程度の組織は，豊富なECM組成により，脱細胞化後にも組織の力学特性は高いが，肺や肝臓などの細胞成分が極めて豊富な（ECMの組成が低い）組織では，脱細胞化により力学強度は大きく低下する[13]。

　脱細胞化組織は化学架橋されていないので，生分解性を有する。生体組織との「置き換わり」という大きなメリットの反面，材料の分解と組織の再生のバランスが崩れると，力学特性が経時的に変化（低下）する懸念もある。例えば，脱細胞化血管の場合には，強度低下は瘤化やその後の破断に繋がることが懸念されるので慎重に考慮する必要がある。

　我々は，脱細胞化処理が組織力学強度に与える影響を検討するために，極めて組織が薄い，ラット尾動脈由来脱細胞化血管の力学強度について図3に示すような装置を用いて検討した[6]。閉鎖系でポンプを用いて脱細胞化血管に内圧を印加しCCDカメラで血管外径を実測することで，壁面の力学強度が測定できる。図4に測定結果を示した。未処理群に比較して，60℃加熱

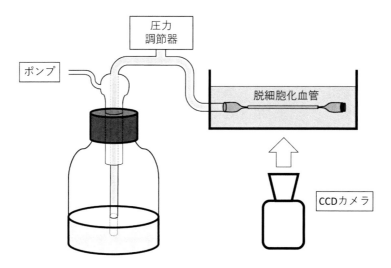

図3 超小口径脱細胞化血管の力学特製解析セットアップ

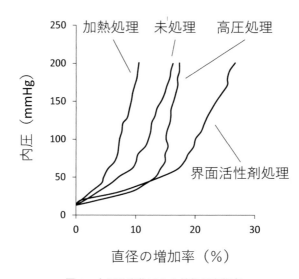

図4 内圧の変化による外径の変化率

群では明確に組織が硬化した。一方，界面活性剤処理の場合には，明確に組織弾性率が低下した。類似の処理液でミニブタ大動脈血管を処理した場合には，組織弾性率が向上するという結果を得ており，ここでも，組織と脱細胞化方法の組み合わせで一義的に効果が決まるわけではないことがわかる。一方，高静水圧処理に関しては，加熱処理と界面活性剤処理の両者の中間的なプロファイルを示した。血管の応力-歪み曲線は"J"の形状を呈し，初期変形領域がエラスチン特性で後期変形領域がコラーゲン特性とされている。高静水圧処理と界面活性剤処理が両領域に与える影響が異なることは明確であり，コラーゲンとエラスチンの変性との相関性を詳細に検討する

第3章 脱細胞化組織の機能

必要がある。

5 脱細胞化組織の組成（化学的特性）

　脱細胞化処理は，細胞成分の除去だけでなく，可用性成分はもちろんのこと，界面活性剤などを用いた場合には，脂質などの不溶性成分も除去される。さらに，組織内に残存している有用な増殖因子も除去されてしまうと，移植後の再細胞化や，組織浸潤には不利な結果となる可能性も大いにある。さまざまな脱細胞化処理後の組織を SDS-PAGE により解析すると，その手法によって残存タンパク質のスペクトルは大きく異なる（図5）。SDS-PAGE では脱細胞化処理による ECM などの変化（変性）は判断できないが，少なくとも残存分子の存在とその特定が可能であるので，脱細胞効果と ECM 保持効果を検証する有用な手段である。

　主に心血管系脱細胞化組織に関して問題となる石灰化の要因は，脱細胞化組織中の特定の分子であると考えられている。その候補分子として，残存する細胞残渣の脂質やフラグメント化したエラスチンが指摘されているので，脱細胞化組織中に残存している分子の特定と組成は極めて重要である。これらの可能性に基づいて，Simionescu らは，エラスターゼを用いた脱エラスチン組織を検討している[14~16]。また，脱細胞化組織ではグリコサミノグリカン（GAG）が減少することがよく指摘されている[17]。Schenke-Layland は脱細胞化組織の TEM 観察により GAG の構造

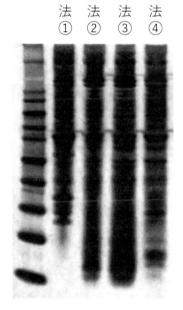

図5　異なる脱細胞化処理後の残存タンパク質の
SDS-PAGE 解析例

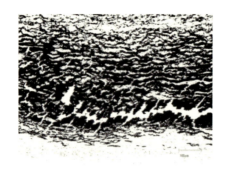 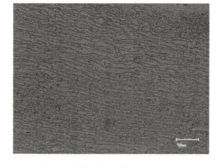

　　洗浄液Aによる　　　　　生理食塩水による
　　　脱細胞化組織　　　　　　脱細胞化組織

図6　異なる洗浄液で作製した脱細胞化組織のラット皮下埋入後の
von Kossa 染色（石灰化の評価）

の破壊を明確に示した[18]。

　脱細胞化で用いる試薬の残存にも十分に注意する必要がある。残存する界面活性剤が移植後の再細胞化や再組織を妨げる要因となる可能性はよく指摘されるので，その除去には十分に注意が払われている。しかしながら，多くの研究者が使用している DNase，あるいは，緩衝溶液に含まれている無機イオンの影響も皆無ではない。我々は，さまざまな緩衝溶液を高静水圧処理後の洗浄液として用いて，ミニブタ大動脈血管を脱細胞化処理した後に，SDS-PAGE 解析によって，最もタンパク質除去効率の高い洗浄液 A を選定していた。その後，これらの脱細胞化組織をラット皮下に所定期間埋入した後に摘出して von Kossa 染色することで，その石灰化の程度を検討した。その結果，洗浄液 A を用いた場合に最も激しい石灰化が認められただけでなく，洗浄期間が長くなるほど石灰化の程度が上昇した（図6）。緩衝液中の Ca イオンなどが析出してそれを核として石灰化が進んだ可能性が見出されており，現在，高静水圧処理後には生理食塩水をベースとした洗浄液を用いている。

6　生物学的特性

　脱細胞化組織が臓器/組織再生誘導能を有するために具備すべき特性は，新生血管や組織の浸潤を誘導する性質，および，コラーゲンやエラスチンなどの ECM としての特性，すなわち細胞の分化と増殖を亢進する特性である。脱細胞化組織の本来の生物学的機能と組織再生誘導活性との直接的な相関性は実際には解明されておらず，「生体マトリックスを利用しているので組織再生に有利と考えられる」という"期待"である。

　脱細胞化組織の生物学的特性も多くの面で本来の組織と異なる。タンパク質の"変化"としては，変性，分解，消失（除去）を考慮する必要がある。タンパク質の変性とは，タンパク質のア

第3章　脱細胞化組織の機能

ミノ酸残基間の非共有結合が切断される結果，高次構造が不可逆的な変化を起こし，力学特性や生理活性が変化することである。タンパク質の変性は組織内細胞，免疫系細胞，血球細胞との相互作用，また，血漿タンパク質の吸着挙動と生理活性にも影響を与える。脱細胞化処理中に多くのタンパク質は分解されて活性を失い，また，4次構造も変化する複雑な変化である。

　脱細胞組織を移植すると，自己組織であっても初期の生体応答（炎症反応）は意外と強い。組織の大きさにも依存するが，2～3週間くらいで反応は急激にマイルドに変化する。この反応が，残存する細胞フラクションに対する免疫応答なのか，変性したECMに対する炎症反応なのか，さらには，正常ではない組織に対する修復反応なのかの区別は極めて難しい。我々が採用している高静水圧処理においても，生卵を700 MPaで10分高圧処理すると，室温のままで見た目は"ゆで卵"になる。常温でのタンパク質変性である。ダチョウ頸動脈脱細胞化では，その力学強度変化測定，光学顕微鏡観察，走査型電子顕微鏡観察，さらに，小角X線散乱解析を行い，この範囲では，ECM変性を示唆するパメーターの変化が観測されず，さらに，異種脱細胞化血管が良好な開存性を示したことから，本処理法を選択している（第Ⅲ編第1章）。

　一方，関西医科大学形成外科の森本尚樹准教授と進めている，真皮組織に対する高静水圧処理で，ある現象に遭遇した（第Ⅲ編第13章）。この研究の目的は，巨大色素性母斑とよばれ，メラノーマ発症のリスクがある大きな"ほくろ"の治療である。患者から摘出した皮膚全層組織をベッドサイドで10分間高静水圧処理することで，細胞成分を全て死滅させるという世界に類のない腫瘍治療戦略である。母斑の原因となっている母斑細胞も圧力の効果で完全に死滅する[19,20]。同時に，表皮を構成している細胞成分も全て死滅して表皮層は脱落する。細胞成分が全て死滅した高静水圧処理真皮を患者の元の部位に再移植して治療を完了させるには表皮層の再生が必要となる。現在，患者自身の表皮細胞をシート状に培養した自己培養表皮が再生医療等製品として認可されているので，これを高静水圧処理真皮組織の上に重層することとなる。そこで，200，500，1,000 MPaで処理した真皮組織に，自己培養表皮を重層したところ，200，500 MPaで処理した真皮には見事に生着したが，1,000 MPaで処理した真皮には全く生着しなかった[21,22]。全てのケースで細胞は死滅しているので，1,000 MPaで処理すると何らかのタンパク質が変性したと考えるのが妥当である。上述のような工学的手法では検知できなかった変性を，細胞はいとも簡単に検知したことになる[23]。検討を続けた結果，処理圧力を上昇させていくと，特異抗体を用いた免疫染色が陰性に転じることが明らかとなった。コラーゲンⅣは比較的高い圧力まで耐性があり，コラーゲンⅦやラミニンは抵抗性に劣る（図7）。図1の矢印はこのようなECMに対する耐性の大小の目安を示している。また表皮と真皮の間に存在する基底膜中のアンカリングフィブリルが消失する様子が透過型電子顕微鏡でとらえられている。これらのことは，10,000気圧で処理した組織の場合，ECMが受ける変化は，血管としては許容されたが，真皮としては許容されなかったことを示している。

　2006年Englerらは，培養基材の弾性率が間葉系幹細胞（MSC）の分化方向を制御するという極めて興味深い現象を報告した[24,25]。用いられた材質はポリアクリルアミドゲルで，異なる力学

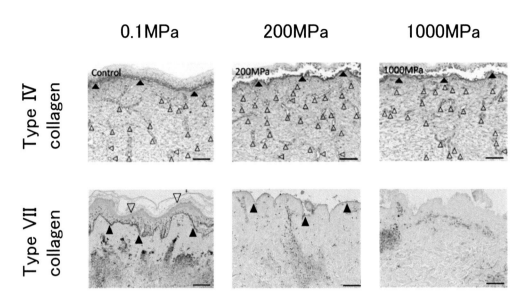

図7 高静水圧処理後の皮膚組織に対する免疫染色

特性のポリアクリルアミドゲルの表面をコラーゲンで覆い，その上で MSC の分化が検討された結果である。脱細胞化組織が，生体内での組織の力学特性を保持するために，細胞の分化をも制御する可能性を提言するものである。であるとすれば，脱細胞化臓器上で培養した幹細胞はその臓器の細胞に分化する可能性もある。我々は，筋組織，血管，肝臓，脳を脱細胞化したマトリックス上での，MSC の分化の様子を検討したが，明確な分化リニエージのコントロールは容易ではなかった[26]。脱細胞化組織が力学特性を完全に保持しているわけではなく，さらに，その化学的特性や生物学的機能が大きく変化しているためであろう。

近年，臓器全体を脱細胞化して，in vitro で再細胞化させた後にその機能を検討する研究が相次いで発表されている[27〜31]。脱細胞化組織の将来性の希望を感じさせるチャレンジである。現状では臓器としての機能が復活しているわけではなく，播種された細胞の機能が維持しているという状況を示すにとどまっている。また，これらの研究で最も期待されているのは，脱細胞化組織の生物学的機能の発揮ではなく，上述した巨視的な形態的特性，すなわち，複数の細胞の正常な配置，血管内と血管外の空間的隔離，肝実質細胞と胆汁流路との空間的再構築などであろう。

7 結語

一般的に脱細胞効率の検証には，核染色陰性の確認と残存 DNA 定量が採用されているが，各 ECM の組成変化や変性度合い，リン脂質を含めた細胞性物質の残存率，脱細胞処理薬剤の残存，力学特性の変化など，多くの点で実際の組織とは大きく異なっている。これらの変化が，対象となる組織の再生にどのように影響を与えるかを in vitro 実験系で予見することは困難であり，妥

第3章　脱細胞化組織の機能

当な動物実験系で検証するしかない。

文　　献

1) T. W. Gilbert, T. L. Sellaro *et al., Biomaterials*, **27**, 3675 (2006)
2) S. F. Badylak, D. O. Freytes *et al., Acta Biomater.*, **5**, 1 (2009)
3) A. Mahara, N. Morimoto *et al., Biomed. Res. Int.*, **2014**, 379607 (2014)
4) P. H. Liem, N. Morimoto *et al., PLoS One*, **10**, e0133979 (2015)
5) J. Liao, E. M. Joyce *et al., Biomaterials*, **29**, 1065 (2008)
6) H. Yamanaka, T. Yamaoka *et al., Biomaterials*, **179**, 156 (2018)
7) R. A. Underwood, M. L. Usui *et al., J. Biomed. Mater. Res. Part A*, **98A**, 499 (2011)
8) S. Suzuki, K. Kawai *et al., Br. J. Plast. Surg.*, **53**, 659 (2000)
9) M. C. Bottino, V. Thomas *et al., Dent. Mater.*, **28**, 703 (2012)
10) J. C. Yuen, C. J. Yue *et al., Plast. Reconstr. Surg. Glob. Open.*, **2**, e119 (2014)
11) A. Mahara, K. Kiick *et al., J. Biomed. Mater. Res. Part A*, **105**, 1746 (2017)
12) A. Mahara, S. Somekawa *et al., Biomaterials*, **58**, 54 (2015)
13) ㈲細胞外基質研究所，http://www.ecm-labo.co.jp/
14) J. S. Lee, D. M. Basalyga *et al., Am. J. Pathol.*, **168**, 490 (2006)
15) D. M. Basalyga, D. T. Simionescu *et al., Circulation*, **110**, 3480 (2004)
16) D. T. Simionescu, Q. Lu *et al., Biomaterials*, **27**, 702 (2006)
17) K. Schenke-Layland, O. Vasilevski *et al., J. Struct. Biol.*, **143**, 201 (2003)
18) C. Williams, J. Liao *et al., Acta Biomater.*, **5**, 993 (2009)
19) C. Jinno, N. Morimoto *et al., Tissue Eng. Part C Meth.*, **21**, 1178 (2015)
20) P. Liem, N. Morimoto *et al., PLoS One*, **10**, e0133979 (2015)
21) N. Morimoto, A. Mahara *et al., Biomed. Res. Int.*, **2015**, 587247 (2015)
22) N. Morimoto, C. Jinno *et al., Cells Tissues Organs*, **201**, 170 (2016)
23) N. Morimoto, C. Jinno *et al., Biomed. Res. Int.*, **2016**, (2016)
24) D. E. Discher, P. Janmey *et al., Science*, **310**, 1139 (2005)
25) A. J. Engler, S. Sen *et al., Cell*, **126**, 677 (2006)
26) M. Hirata & T. Yamaoka, *Acta Biomater.*, **65**, 44 (2018)
27) B. Barbara, F. Marina *et al., Tissue Eng. Part A*, **20**, 1486 (2014)
28) P. M. Crapo, T. W. Gilbert *et al., Biomaterials*, **32**, 3233 (2011)
29) B. E. Uygun, A. Soto-Gutierrez *et al., Nat. Med.*, **16**, 814 (2010)
30) C. Y. Peterson, A. Shaterian *et al., Biomaterials*, **30**, 6788 (2009)
31) A. P. Price, K. A. England *et al., Tissue Eng. Part A*, **16**, 2581 (2010)

第4章　脱細胞化組織の応用法

木村　剛*

1　はじめに

　生体組織から細胞成分を除去した脱細胞化組織は，移植材料および組織再生の足場材料として用いられる。脱細胞化組織はコラーゲンなどの細胞外マトリックス（extracellular matrices：ECM）で構成されており，生体の複雑な3次元組織構造を維持しているのが大きな特徴がある。この特徴を活かしてそのまま足場材料として移植し，組織を再生させる研究が多くなされている。同所的，異所的に脱細胞化組織が用いられ，組織の再生・新生が誘導される。組織（tissue）のみならず器官（organ）を脱細胞化した脱細胞化器官の開発も進められている。現在，脱細胞化組織製品は，おおよそ40製品が欧米市場で上市されており，ヒトあるいはブタやウシなどの同種・異種動物由来とバリエーションに富む。製品形態はシート，粉体と加工されたものが多く，組織の充填・被覆など移植材料として多様な用途で使用されている。これらは，脱細胞化組織に含まれる種々の生理活性物質が作用し，組織再生が誘導されると考えられている。最近では，さらなる脱細胞化組織の応用として，脱細胞化組織を可溶化し，ゲル形成させた脱細胞化組織ECMヒドロゲルなどのインジェクタブル材料，3Dプリンター材料，培養細胞足場としての応用が検討されている。また，脱細胞化組織へ薬物，生理活性分子，異種材料などを複合化することで機能性を付与する試みがなされている。本稿では，上記のような脱細胞化組織の多様な応用について説明する。

2　脱細胞化組織の移植法と組織再生・組織新生

　脱細胞化組織は同所性あるいは異所性で足場材料として用いられている（図1）。同所性の応用とは，移植部位と同じ組織を脱細胞化し，同所性に移植して組織再構築が行われる（同所性の組織再生）方法である。異所性の応用には2つの組織再構築がある。1つ目は，移植部位とは異なる脱細胞化組織を用い，移植部位に適した組織へと再構築させる場合である（異所性の組織再生）。これは，移植部位に存在する細胞が，脱細胞化組織を足がかりとして，移植部位に必要な組織を構築していると考えられる。これらの同所性・異所性の組織再生が脱細胞化組織の研究の大多数を占める[1]。また，現在の多く脱細胞化組織製品は，同所性・異所性に応用され，用いる脱細胞化組織の由来にかかわらず，移植部位の組織再構築が促される。一方，2つ目の異所性の

---

　*　Tsuyoshi Kimura　東京医科歯科大学　生体材料工学研究所　物質医工学分野　准教授

第4章　脱細胞化組織の応用法

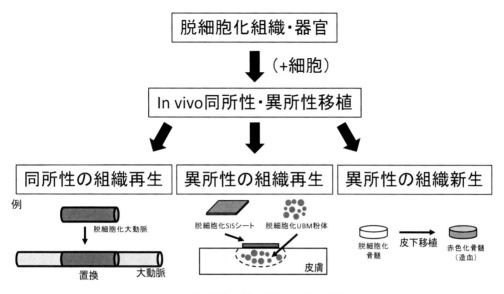

図1　脱細胞化組織の移植と組織再構築

応用は，脱細胞化組織を異所性に移植するが，異所性において脱細胞化組織由来の組織が新たに構築されるものである（異所性の組織新生）。脱細胞化組織が有する組織構造が細胞に強く影響し，細胞が脱細胞化組織に応じた反応を示すため，異所性においても異なる組織が新生されると考えられる。我々のグループでは，高静水圧を用いた脱細胞化方法（high hydrostatic pressure：HHP法）で調製した脱細胞化組織が他の方法よりも損傷が少なく，元の組織とほとんど変わらない ECM 構造を維持していることに注目し，このような組織構造を有する ECM は組織構築能が高いと仮説を立て，脱細胞化した組織自体の異所性での構築を試みた。脱細胞化皮質骨による異所性の骨形成誘導[2]および脱細胞化骨髄による皮下での造血誘導[3]である。HHP 法にて調製した脱細胞化皮質骨をピース状に加工し，脱細胞化皮質骨ピースを隣接させた状態でラット皮下（異所性）に埋植した結果，脱細胞化皮質骨片間の間隙に細胞が浸潤し，細胞層の間に骨様のコラーゲンマトリックスが形成されており，X線マイクロCT観察でも不透過像へと変化した。これらより脱細胞化皮質骨片間の間隙における骨形成が示唆され，異所性の組織新生と考えられる。一方，HHP 法にて調製した脱細胞化骨髄では，マウス皮下（異所性）埋植後の肉眼的所見では，脱細胞化後は白黄色であった脱細胞化骨髄が再び赤色を呈しており，脱細胞化骨髄内部にて造血細胞が生着し，赤血球が産生されたことが示唆された。組織所見では，細網組織のネットワーク状の構造や脂肪組織の脂肪滴の空間が観察され，細胞は細網組織上に浸潤しており，生体の骨髄様であった。これらの結果は，骨髄巣が異所性に新生されたと言える。詳しくは，第Ⅲ編第16章を参考にされたい。

　上述のような異所性の組織新生が誘導されるメカニズムについては，現在のところ詳細には不明であるが以下に推察される。生体内では，幹細胞，支持細胞，それらを支える細胞外マトリッ

クス (ECM) で構成されている微小環境 (ニッチ：niche) によって未分化状態の維持や分化が制御されていると考えられている。脱細胞化組織は，生体特有の3次元構造や表面特性などの空間的なニッチの構造因子が維持されており，レシピエントの幹細胞や支持細胞が浸潤，生着する際にそのニッチ環境に応じて作用したと考えられる。ただ，このような異所性の組織新生は，脱細胞化組織のECMの損傷が少ないだけでなく，脱細胞化組織の由来，移植部位など，いくつかの条件が揃った際に達成されると考えられる。今後，ニッチの構造因子の同定などの研究の進展が望まれるとともに，これらの解明により，これまでの細胞主体の組織再生とは異なる材料主体の組織再生・新生としての発展が期待される。

3　脱細胞化器官

心臓[4~6]，肝臓[7~9]，肺[10~12]，腎臓[13~15]などの一連の機能を有する器官 (organ) 全体を脱細胞化し，それを用いて器官を再生することが試みられている。脱細胞化後においても，生体の複雑な組織形態・構造を維持できることに着目したものである。器官は大血管から毛細血管までの連結した動静脈の血管ネットワークを有しており，一般的に，この動静脈血管ネットワークを利用し，界面活性剤を灌流し脱細胞化される。脱細胞化器官は，直接生体に移植される場合と生体外で細胞を組み込んで (再細胞化) 移植される場合がある。前者は，生体内の大血管に接合し，血液循環を介して器官全体へ栄養や新たな細胞が供給される。一方，後者は，大血管を介して細胞を導入し，保存された血管ネットワークを通じて器官全体へ細胞を配置させ，灌流培養を行う手法が取られる。脱細胞化器官を用いた器官構築について，Ottらのグループより，ラット脱細胞化心臓にラット心筋細胞を播種・培養し，電気生理学的性質などの一部の機能の再現に成功したことが初めて報告された[4]。Yangらは，マウス脱細胞化心臓にヒトiPS細胞由来の多能性心血管前駆細胞を播種・培養し，自発的な収縮や電気生理学的性質を示し，薬物に対して正常に反応することを示している。再細胞化された脱細胞化心臓では血液循環に必要な力が十分でなかったり，また電気伝導性も不十分であることから，正常な心臓機能の再獲得には至っていないのが現状である[5]。iPS細胞由来細胞による再細胞化は，細胞ソースの問題などをクリアできるため，今後さらに研究が進むことが期待される。対象の器官も拡大し，機能性を有する再生脱細胞化器官が多数報告されている[16]。再細胞化に用いる細胞は，iPS細胞のほかに，体性幹細胞，間葉系幹細胞などの幹細胞，血管構築のための内皮細胞，内皮前駆細胞など，器官に適した細胞ソースの探索が行われている[17]。また，大動物の脱細胞化臓器の開発も進められており，大サイズ臓器に適した脱細胞化条件・手法が検討されており，臓器の形態・構造や血管網を維持しながら脱細胞化することが可能となっている。今後の進展が期待される。

第 4 章　脱細胞化組織の応用法

4　脱細胞化組織の粉体（ECM 粉体）とその応用

　10 年ほど前のアメリカのテレビ番組で，ブタ膀胱由来の粉体を用いて失われた指が再生することが放送されたのをご存知の方も多いと思う。ここで用いられた粉体は，脱細胞化組織の粉体（ECM 粉体）である。現在のいくつかの脱細胞化組織製品は ECM 粉体あり，イレギュラーな形態の移植部位に適応可能であり，さまざまな生理活性物質を有するため組織再生を誘導すると期待されている。先の膀胱[18]に加え，小腸[19]，肝臓[20]，脳[21]，軟骨[22]などさまざまな組織・器官の ECM 粉体が検討されている。ECM 粉体を直接あるいは溶液に分散させて移植部位に投与すると，ECM 粉体が保有する生理活性物質（例えば，成長因子や ECM 関連タンパク質など）によってレシピエントの細胞が適切に調節され，組織が再生されると考えられている。ECM 粉体を用いた組織再生のメカニズムについては，Badylak らのグループで精力的に研究されている。脱細胞化組織の免疫学的な検討では，脱細胞化組織のソースや脱細胞化法により免疫反応が異なり，マクロファージの炎症性・抗炎症性マクロファージへの分極が組織再生における重要な要素の一つであると報告されている[23]。すなわち，生体に埋植された ECM 粉体が炎症を調節し，幹細胞や前駆細胞などの適切な浸潤により再生がなされると考えられている。上記のような生体への直接の移植に加え，ECM 粉体は 3D プリントのバイオインクとしての応用が検討されている[24]。この場合，ECM 粉体を可溶化しゲル化させて用いられる場合が多く，以下の 5.1 項で述べる。

5　脱細胞化組織の 3 次加工とその応用

　生体組織を脱細胞化することを 1 次加工とすると，現在の脱細胞化組織製品は粉体化，シート化などの 2 次加工が施されたものである。これらは主に，組織の補填，被覆に用いられており，

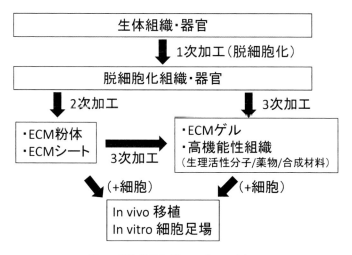

図 2　脱細胞化組織の 2 次・3 次加工

特定の部位への使用に限定されず，汎用的に用いられている（同所性・異所性の組織再生）。脱細胞化組織の次の応用法として，脱細胞化組織が保有する生理活性物質に着目した脱細胞化ECMゲルや，脱細胞化組織の高機能化を目指して，生理活性物質，薬剤，異種材料との複合化などさまざまな研究が進められており，以下に紹介する（図2）。

5.1 脱細胞化 ECM ゲル（dECM ゲル）

脱細胞化ECMゲル（dECMゲル）は，ECM粉体を酵素的処理によって可溶化し，pHや塩濃度，温度を生理条件に再調整することによって調製される（図3）。脱細胞化ECMゲルは，動物組織から抽出・精製した単成分の細胞外マトリックス（コラーゲンなど）のゲルと異なり，元の組織と類似の組成や生理活性物質を有しており，生体内環境を模倣した代替材料として期待されている。真皮[25]，脂肪[26]，軟骨[27]，脳[28]，心臓[29,30]，膀胱[25,31]，小腸[32,33]などの種々の生体組織・器官をソースとし，さまざまな脱細胞化方法で調製された脱細胞化組織からECMゲルが調製されている。主な脱細胞化方法は，SDS，TritonX-100，SDCなどの界面活性剤法であり，可溶化法はペプシンによる酵素可溶化である。脱細胞化組織を可溶化したECM溶液を生理的条件（37℃，pH 7.4）にすることでECMゲルが形成される。ゲル化速度や力学特性などのECMゲルの物性は，用いる生体組織・器官や脱細胞化方法によって異なる。これは，得られるECMの組織構造および組成が脱細胞化方法に大きく影響を受けるためである。我々のグループでは，HHP法，SDS法によってUBM，SISを脱細胞化し，ゲル安定化時間を比濁度測定により算出し，弾性率を押込み試験にて検討した（表1）。ブタ由来TypeIコラーゲンに比べて，ECMのゲル安定化時間が短く，弾性率は低いものであり，ECM特性が脱細胞化処理に依存することがわかった。したがって，ゲル物性のデータを元に目的に応じた組織の選択が重要と言える。ECMゲルの物性と細胞挙動との関係についてメカノバイオロジーの観点から研究が進められている。

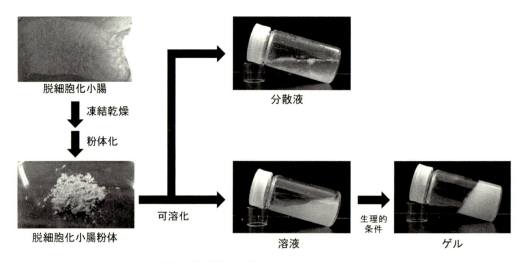

図3　脱細胞化組織の同所性・異所性移植による組織構築

第4章 脱細胞化組織の応用法

表1 ECMゲルの物性

組織	脱細胞化法	ゲル安定化時間 (min)	弾性率 (Pa)
膀胱	高静水圧	26	682 ± 50
(8 mg/mL)	界面活性剤	71	879 ± 91
小腸	高静水圧	26	1438 ± 122
(8 mg/mL)	界面活性剤	61	774 ± 36
コラーゲン (3 mg/mL)		45	1369 ± 36

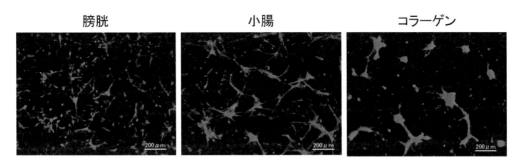

図4 脱細胞化膀胱・小腸から調製したECMゲル上での内皮細胞培養（培養期間：3日）

合成ゲルやコラーゲンなどの単成分ゲルとは異なる挙動を示す。我々は，HHP法にて脱細胞化したUBM-ECMゲル，SIS-ECMゲル上での血管内皮細胞の挙動を検討した。UBM-ECMゲル，SIS-ECMゲル上にて内皮細胞の毛細血管様のネットワーク形成が観察されたが，コラーゲンゲル上では，一部での形成にとどまり，ECMゲルに含まれる生理活性物質の影響と考えられた。また，低弾性率のUBM-ECMゲルと高弾性率のSIS-ECMゲルでのネットワーク形成が異なり，弾性率や源組織の影響が示唆される（図4）。

ECMゲルの応用としては，インジェクタブル材料[34]や，3Dプリンター材料[24,35]など幅広く検討されている。主な3Dプリント法は以下である。脱細胞化組織を可溶化したECM溶液を低温条件（約15℃）で生理的なpH，塩濃度に調整し（pre-gelと呼ぶ），細胞と混合する。その後，プリンターで2次元図を描くとともに37℃に加温しゲル化させ，これを積層することで3次元構造物を形成する。使用する細胞に適した組織，脱細胞化方法，ECM溶液濃度，物性などの基礎的な探索が行われている段階にある。3Dプリンターで作製されたECMゲルは，移植部位の形状に加工して用いられる場合や，オルガノイド作製用，薬剤スクリーニング用の幹細胞の細胞足場材料として用いられる場合など，さまざま用途での応用が期待され，急速な拡がりをみせている領域である。

5.2 脱細胞化組織の高機能化

脱細胞化組織の特性を活かしつつ，さらなる高機能化について，脱細胞化組織と生理活性物質，

薬剤，人工材料などを複合化し，脱細胞化組織に機能性を付与させる。脱細胞化処理によって低下した機能を付加した例としては，脱細胞化血管や脱細胞化肝臓内の血管などで血液凝固による血管閉塞を防ぐため，血管内皮側へのヘパリンの固定化[36〜38]や，血管内皮細胞に特異的に作用するペプチドの固定化[39]により抗血液凝固性を付与する方法が報告されている。また，最近では，薬剤を内包したナノ粒子を脱細胞化組織に固定化し，薬剤の徐放により抗血栓性の付与が報告された[40]。

脱細胞化組織と人工材料との複合化による高機能化について，我々のグループでは，脱細胞化処理により失われた機能を人工材料で補い，脱細胞化組織を新規デバイスとして応用することを目指している。以下に2つの研究を紹介する。その一つは，生体親和性を有する脱細胞化組織と人工材料を複合化し，表面特性が異なる生体組織と人工材料を連結するデバイスの開発である。生体内で人工材料を使用するデバイスとして，腹膜透析や人工呼吸器などのカテーテルに使用される経皮デバイスがある。現在用いられている高分子材料（シリコーンゴムやダクロンなど）は，生体との親和性が低いため，表皮が落ち込むダウングロース現象やそれによる感染などが問題となっている。高分子材料の生体親和性の向上を目的として経皮デバイスへのハイドロキシアパタイトコートやチタンメッシュコートなどが進められている。一方，我々のグループでは，生体親和性を有する脱細胞化組織と高分子材料を部分的かつ分子レベルで複合化し，生体と一体化する連結デバイスを提案している。この原理の検証のため，高分子材料モデルとして，ポリメタクリル酸メチル（PMMA）を用いた。脱細胞化真皮にメタクリル酸メチル（MMA）モノマーを傾斜的に浸透・重合させ，脱細胞化真皮／PMMA 傾斜型複合体を作製した（図5（A））。脱細胞化真皮／PMMA 複合体の応力-歪（S-S）曲線（圧縮試験）では，高い PMMA 濃度の場所での弾性率の増加，低い PMMA 濃度の場所での弾性率の低下が示され，曲線の形状も高い PMMA 濃度の場所では直線に，低い PMMA 濃度の場所では J カーブを示した（図5（B））。この結果は，真皮の力学的特性が失われず，人工材料の特性を付加できたことを示唆している。また，脱細胞化真皮内で PMMA が均一に複合化したわけではなく，傾斜的に複合化している可能性が示された。次に，ドーナツ上に成形した脱細胞化真皮の中心部分に MMA モノマーを流し込むことで，中心部から傾斜的に複合化した脱細胞化真皮／PMMA 傾斜型複合体を作製した（図5（C））。ラット皮下へ埋植した結果，PMMA の部分では周辺組織との一体化は観察されず，ダウングロースが認められたが，脱細胞化真皮部分では周辺組織との一体化と細胞浸潤が観察された（図5（D））。以上より，脱細胞化真皮／PMMA 傾斜型複合体は生体組織と人工材料を連結するデバイスとして応用できる可能性が示唆された[41〜43]。

2つ目は，脱細胞化組織と人工組織を複合化した小口径人工血管の開発である。これまで，我々のグループでは，大動脈の内中膜を用いて，SDS 法および HHP 法で調製した脱細胞化大動脈内中膜について，脱細胞化後の組織構造，力学特性，物質透過性について検討してきた。残存する ECM の構造は脱細胞化処理方法によって異なり，SDS 法に比べ，HHP 法では比較的構造が維持された。この ECM 構造の違いは力学特性に影響し，円周方向および長軸方向への引張試験に

第4章 脱細胞化組織の応用法

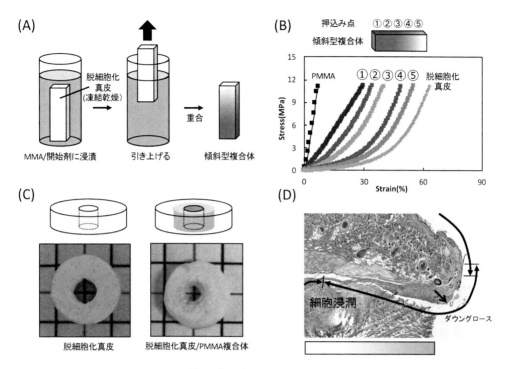

図5 脱細胞化真皮／PMMA 傾斜型複合体

おいて，SDS 法では力学特性が低下し，HHP 法では未処理組織と同等の力学特性を示した[6]。物質透過性においても，HHP 法脱細胞化大動脈内中膜は，未処理血管と類似の物質透過性を示した[7]。また，HHP 脱細胞化大動脈の移植では，長期の開存および内皮細胞の内腔被覆が示され，高い生体適合性を示すことが明らかとなった。脱細胞化小口径血管においても，開存性，早期の内皮化を報告してきた。以上のように，HHP 法にて調製した脱細胞化血管は代替血管としての可能性が示され，異所性部位への適応など幅広い応用が期待できる。HHP 脱細胞化血管の異所性での応用を目指す上では，対象組織とのコンプライアンスが検討すべき課題の一つであり，合成材料との複合化により力学的コンプライアンスを適合させた一例を紹介する[44,45]。大口径の大動脈から小口径脱細胞化血管の創出を目的に，脱細胞化血管の生体親和性を維持し，人工ファイバーを被覆複合化することでコンプライアンスを適合化させたハイブリッド血管手法である。脱細胞化大動脈の内中膜を用い，これを内径 2～4 mm にチューブ状に成型し小口径脱細胞化血管を調製した。小口径脱細胞化血管の外周にセグメント化ポリウレタン（SPU）をエレクトロスピニングにより紡糸した（図6）。内腔側に脱細胞化血管の高い生体親和性を維持しながら，補強が可能と考えられる。外観および SEM 像より，ファイバーが脱細胞化組織の外周に均一に被覆していることがわかる。血管の力学的コンプライアンスの指標であるスティフネスパラメータ（β）値は，ブタ大動脈で 9.4 ± 0.3，ブタ頸動脈で 35.9 ± 7.5 であり，ハイブリッド血管の β 値は 24.4 ± 1.9 と生体の小口径血管と近い値を示した。以上の結果は，脱細胞化組織をパーツとして

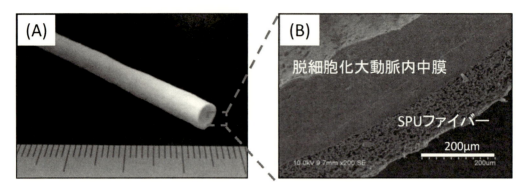

図6　SPUファイバー被覆化小口径脱細胞化血管

用い，人工材料と複合化することで高機能性を付与できることを示している。

6　おわりに

　脱細胞化組織は，欧米ではすでに産業として成功を収めつつあり，近い将来日本でも広く使用されることが予想される。現行の脱細胞化製品は，2次加工されたECM粉体，ECMシートであり，汎用的に利用できる。現在，脱細胞化組織の3次加工的な研究が進められており，幹細胞の支持材料としての応用，ビルドアップ型の組織構築のパーツとしての応用，既存の脱細胞化組織へのさまざまな機能性付与など幅広く展開されている。このように脱細胞化組織が医療品，医用材料として一般化されつつあり，今後，新しい再生医療用材料が開発されることが期待される。

謝辞
　本研究の一部は，日本学術振興会科学研究費補助金，厚生労働科学研究費，文部科学省生体医歯工学共同研究拠点および文部科学省医歯工連携による医療イノベーション創出事業の補助を受けて行われました。ここに感謝申し上げます。

文　　　　献

1) N. Nakamura, T. Kimura et al., *ACS Biomater. Sci. Eng.*, **3** (7), 1236 (2017)
2) N. Nakamura, K. Sugano et al., *Adv. Biomed. Eng.*, **2**, 95 (2013)
3) N. Nakamura, T. Kimura et al., *ACS Biomater. Sci. Eng.*, under revised
4) H. C. Ott, T. S. Matthiesen et al., *Nat. Med.*, **14** (2), 213 (2008)
5) T. Y. Lu, B. Lin et al., *Nat. Commun.*, **4**, 2307 (2013)
6) H. Yasui, J. K. Lee et al., *Biomaterials*, **35** (27), 7839 (2014)
7) B. E. Uygun, A. Soto-Gutierrez et al., *Nat. Med.*, **16** (7), 814 (2010)

第4章 脱細胞化組織の応用法

8) H. Yagi, K. Fukumitsu *et al.*, *Cell Transplant.*, **22** (2), 231 (2013)
9) Y. Kadota, H. Yagi *et al.*, *Organogenesis*, **10** (2), 268 (2014)
10) H. C. Ott, B. Clippinger *et al.*, *Nat. Med.*, **16** (8), 927 (2010)
11) T. H. Petersen, E. A. Calle *et al.*, *Science*, **329** (5991), 538 (2010)
12) J. Kajstura, M. Rota *et al.*, *N. Eng. J. Med.*, **364**, 1795 (2011)
15) Y. Yu, H. Cui *et al.*, *Biomaterials*, **165**, 48 (2018)
16) Y. Yu, A. Alkhawaji *et al.*, *Oncotarget*, **7** (36), 58671 (2016)
17) M. Scarritt, N. Pashos *et al.*, *Front. Bioeng. Biotechnol.*, **3**, 43 (2015)
18) S. Badylak, D. Freytes *et al.*, *Acta Biomater.*, **5**, 1 (2009)
19) O. Syed, N. Walters *et al.*, *Acta Biomater.*, **10**, 5043 (2014)
20) M. Tabuchi, J. Negishi *et al.*, *Mater. Sci. Eng. C*, **56**, 494 (2015)
21) J. DeQuach, S. Yuan *et al.*, *Tissue Eng. Part A*, **17**, 2583 (2011)
22) S. Zahiri, E. Masaeli *et al.*, *J. Biomed. Mater. Res. Part A*, **106A**, 2463 (2018)
23) L. Huleihel, J. Dziki *et al.*, *Semin. Immunol.*, **29**, 2 (2017)
24) J. Jung, D. Bhujyan *et al.*, *Biomater. Res.*, **20** (1), 27 (2016)
25) M. Wolf, K. Daly *et al.*, *Biomaterials*, **33** (29), 7028 (2012)
26) D. Young, V. Bajaj *et al.*, *J. Biomed. Mater. Res. A*, **102**, 1641 (2014)
27) J. Wu & Q. Ding, *Acta Biomater.*, **16**, 49 (2015)
28) C. J. Medberry, P. M. Crapo *et al.*, *Biomaterials*, **34** (4), 1033 (2013)
29) F. Pati, J. Jang *et al.*, *Nat. Commun.*, **5**, 3935 (2014)
30) S. Seif-Naraghi, D. Horn *et al.*, *Acta Biomater.*, **8** (10), 3695 (2012)
31) M. Spang & K. Christman, *Acta Biomater.*, **68**, 1 (2018)
32) E. Garreta, R. Oria *et al.*, *Mater. Today*, **20** (4), 166 (2017)
33) D. Freytes, J. Martin *et al.*, *Biomaterials*, **29** (11), 1630 (2008)
34) G. Fercana, S. Yerneni *et al.*, *Biomaterials*, **123**, 142 (2017)
35) W. Wang, X. Zhang *et al.*, *Acta Biomater.*, **29**, 135 (2016)
36) D. Liao, X. Wang *et al.*, *J. Cell. Mol. Med.*, **13** (8B), 2736 (2009)
37) J. Zhou, X. Ye *et al.*, *Ann. Thorac. Surg.*, **99** (2), 612 (2015)
38) J. Bao, Q. Wu *et al.*, *Sci. Rep.*, **5**, 10756 (2015)
39) A. Mahara, S. Somekawa *et al.*, *Biomaterials*, **58**, 54 (2015)
40) M. Zhou, J. Ding *et al.*, *Mater. Sci. Eng. C*, **97**, 632 (2019)
41) R. Matsushima, K. Nam *et al.*, *Mater. Sci. Eng. C Mater. Biol. Appl.*, **35**, 354 (2014)
42) K. Nam, R. Matsushima *et al.*, *Artif. Organs*, **38** (12), 1060 (2014)
43) K. Nam, Y. Shimatsu *et al.*, *Eur. Polym. J.*, **60**, 163 (2014)
44) 木村剛, 岸田晶夫, *BIOINDUSTRY*, **33** (10), 3 (2016)
45) P. Wu, T. Kimura *et al.*, *J. Biomed. Mater. Res. Part A*, Accepted

第5章 脱細胞化組織の課題

岸田晶夫*

1 はじめに

　脱細胞化組織の応用は今後も拡大すると考えられるが，国内での開発・販売・展開については，いくつかの課題が存在する。新しい素材であることもあるが，安全性や取り扱いについて欧米と我が国の地域的・宗教的・歴史的な要因から生じる次項もあり，注意が必要である。ここで課題については解決策が現時点では明示困難なものであり，研究者・産業界・行政との連携によって解決を図る必要がある。

2 同一性の保証について

　医療機器には「同一性の保証」が求められる。脱細胞化組織は生体組織由来であるので，血管，心臓弁，生体膜など1頭の動物から採取して作製された医療デバイスについての同一性をどのように保証するかについて考えなければならない。サイズ，機械的特性などの物性値だけでなく，生体内での挙動についても採取動物個体ごとに異なる可能性が考えられる。採取動物ごとの組織・臓器を標準化するための方法論の検討が必要である。

3 安全性評価について

3.1 安全性評価のための項目について

　医療機器の安全性については医薬品医療機器等法に定められた評価項目がある。脱細胞化組織は新規な医療材料・医療機器であるために，従前の考え方をそのまま適用できない場合も考えられる。安全性評価に関連する留意点については一般的に，物理的・化学的特性，生物学的安全性，機械的安全性，滅菌の影響，安定性・耐久性，および性能評価が挙げられる。以下に各項目についての考え方を述べる。

3.2 物理的・化学的特性について

　物理的特性とは，製品としての脱細胞化組織の形状や微細構造についての特性である。脱細胞化工程では，細胞だけでなくタンパク質や多糖類など他の成分が除去されることが考えられる。

　＊　Akio Kishida　東京医科歯科大学　生体材料工学研究所　物質医工学分野　教授

第 5 章　脱細胞化組織の課題

これにより，組織内部に空隙が生じ，密度などが変化することが考えられる。また，脱細胞化組織を凍結乾燥製品とし，術野で生理食塩水などに浸漬して復元する際の吸水性などの特性も重要である。

3.3　生物学的安全性について

脱細胞化生体組織は医療機器であり，生物学的安全性評価を実施し，安全性を確認する必要がある[1]。生物学的安全性評価の考慮すべき評価項目は，細胞毒性，感作性，刺激性／皮内反応，急性全身毒性，亜急性毒性，遺伝毒性，発熱性，埋植試験，血液適合性であり，補足的な評価項目として，慢性毒性，発がん性，生体内分解性，免疫毒性，生殖／発生毒性，臓器特異的毒性があげられている。これらの各項目については，従来のバイオマテリアルと同様に必要な評価を実施する必要があり，実施可能である。実際の試験法は，素材によって異なると考えられるが，脱細胞化組織はコラーゲンを主成分とするマトリックスであるため，素材自体の特殊性（分解や抽出が困難など）は少ない。ただし，それぞれの評価項目に及ぼす因子や，機能との関連については注意が必要である。

3.4　機械的安全性

先に述べたように，血管，心臓弁，骨，腱などの代替として脱細胞化組織を用いる場合には，血圧や力学的ストレスに耐えうる機械的強度が必要である。これまでの人工材料では，生体組織の力学強度よりもかなり高い値を示すことが通常となっているが，脱細胞化組織は化学架橋のない場合には，高くとも生体組織と同等であり，生体組織より低い値を示す場合も考えられる。移植直後に破裂・破断したり膨化したりするような強度は論外であるが，周辺組織からの細胞浸潤と組織のリモデリングを期待する場合には，意図的に空隙を作製する場合もあるため，低い機械的強度をどのように考えるかについて注意が必要である。

また，後述するように脱細胞化製品が分解性であるか非分解性であるかの判断が困難な場合があり，それぞれの応用の場面において機械的強度の重要性も変化する可能性がある。

3.5　滅菌

脱細胞化組織の物性や機能に最も大きな影響を与えるのが滅菌である。有機物である細菌やウイルスを破壊・不活化する工程であるため，同じ有機物でかつ架橋反応のような化学的な安定化を施していない脱細胞化組織への影響は必至である。脱細胞化組織の滅菌工程については，Delgadoらの総説[2]に詳細に紹介されており，一部を紹介する。脱細胞化工程と同様に滅菌工程によっても脱細胞化組織の特性は変化するが，それらは用いる滅菌法によって異なる。Delgadoらは文献で紹介されている脱細胞化組織の滅菌法と種々の特性変化についてまとめている。それによると，脱細胞化組織の滅菌法として用いられている方法は，エチレンオキサイドガス滅菌，ガンマ線照射，電子線照射，プラズマガス処理，過酢酸処理およびエタノール処理である。すべ

ての組織と滅菌法がそれぞれに網羅されているのではないが，一定の傾向として，強度変化，熱的安定性，酵素分解性，弾性率変化，コラーゲン分子の切断などが生じると報告されている。ガンマ線照射と電子線照射についてはそれらの変化が比較的大きく，過酢酸処理およびエタノール処理では小さい傾向がある。このような知見は筆者らも経験しており，一定の普遍性があると考えている。物性変化をできるだけ少なくするためには，過酢酸処理とエタノール処理が良いようであるが，いずれの滅菌法も，国内では手術器具の滅菌には用いられているものの，移植用材料の滅菌に応用可能であるかは不明である。海外でも，筆者らの調べた限りでは，脱細胞化真皮製品においてヒト由来の製品では無菌的工程を経ることで無菌性保証している製品もあるが，異種動物由来の製品ではガンマ線照射，電子線照射およびエチレンオキサイドガス滅菌が用いられている[3]。一方で，臓器再生を目指した研究レベルでは，抗生物質による洗浄，過酢酸処理が用いられており[4]，微細構造や生物学的機能を重視するか，単純使用に特化した確実な滅菌工程を重視するかによって見解が分かれているようである。エタノール処理はコラーゲン分子を架橋する可能性があり，使用については物性変化との兼ね合いを考慮することが必要である。

3.6 安定性・耐久性

安定性・耐久性については，製品として出荷された状態での保存安定性および生体内での安定性・耐久性の双方の意味がある。脱細胞化組織は化学的安定化処理が施されていないため，一般的な医療機器と比較すると不安定であると考えられる。実際に米国で臨床応用されている脱細胞化真皮の場合，乾燥状態および湿潤状態など製品形態にも依存するが，出荷後の使用可能期間は2～6か月と非常に短い。

生体内での安定性・耐久性については，細胞浸潤による組織再構築や周辺組織との一体化を図る用途の場合には，動物への埋植実験による評価が困難となる可能性がある。

4 脱細胞化組織の安全性と機能の関係について

脱細胞化組織の埋植材料としての安全性については，生物学的安全性評価によって担保が可能である。一方で，機能発現と安全性の関係については，個別の応用事例について考えなければならない。下記に例を示しながら考えたい。

4.1 分解性か非分解性か

脱細胞化組織は，一般的に分解性材料の範疇で考えられている。しかし，筆者らのこれまでの経験では，脱細胞化組織は生体内で自発的に分解する「分解性」というよりも，細胞が組織再構築のために浸潤する際に分解することができる「分解可能性」というべき特性であるととらえている。これまではECMとは精製コラーゲンから得られるゲルやスポンジなどを指していた。これらコラーゲンマトリックスは，化学架橋を施すと非分解性となり，未架橋の場合には速やかに

第5章　脱細胞化組織の課題

生体内で分解する特性を有している。このため，同じくコラーゲンを主成分として未架橋である脱細胞化組織は，生分解性であると考える研究者が多い。しかし，未架橋の脱細胞化血管や脱細胞化心臓弁の埋植実験の結果では，これらの脱細胞化組織は長期にわたって機能を発揮し，生体でリモデリングする様子も観察されている[5]。

一般的なコラーゲンマトリックスと脱細胞化組織の相違点を確認するために，筆者らの研究室においてコラーゲンマトリックスの作製法を検討し，生体組織中のコラーゲンと類似した構造を有するコラーゲンマトリックスを作製した。このマトリックスをラット皮下に埋植すると，未架橋であるにもかかわらず6か月後も分解せずに残存していた。このことから，脱細胞化組織やコラーゲンマトリックスはもともと生体内で安定であるが，調製中の環境変化による変性や移植時の侵襲による炎症が強い場合に分解する可能性があると考えている。これまでに「分解可能性」という医療用材料は知られておらず，このような特性を有する脱細胞化組織をどのように医療機器として位置付けるかについて議論が必要と考える。

4.2　成長性について

脱細胞化組織の特徴として成長可能性があげられる。これまでに循環器系の脱細胞化組織において成長性が報告されており[6〜8]，小児への適用が期待される。この場合，脱細胞化組織の成長性について定義を明確にする必要がある。単純に血圧や力学的ストレスによって拡張した場合と成長の場合の区別の方法，成長がどの時点で止まるのか，過増殖する可能性はないか，などが課題となると考えらえる。成長する場合に，4.1項であげた分解性・分解可能性のいずれの機能によるものかについても議論が必要である。

4.3　免疫原性について

異種組織を用いる場合，細胞膜上の糖鎖抗原の残存や細菌壁由来のエンドトキシンの残存などが炎症を惹起することが考えられるが，これらは適切な洗浄によって除去が可能である。一方で，コラーゲン分子の種差による免疫反応の可能性が残る。これまでの報告では，コラーゲンの種差に依存した免疫反応が，脱細胞化組織製の医療機器の安全性に影響したとの報告はなく，逆に人工材料製の医療機器よりも生体反応は少ないといわれている。この原因については，種々の提案がなされているが未解明である。提案の内容は，生体組織の精緻な構造が残存しているため免疫系が組織損傷とは認識しないのではないか，脱細胞化組織に含まれる短鎖ペプチドの影響，脱細胞化組織に結合しているベシクルに含まれる液性因子の影響，などであり，今後の解明が期待される。

5　長期埋植の動物実験モデルについて

短期で分解吸収されることを目的とする脱細胞化組織の場合には，現行の動物実験によって機

能評価が可能であり，前臨床モデルの作製も可能である。一方，血管，心臓弁，角膜など，短期間では分解せず，また宿主細胞の浸潤によって生体と一体化し，分解についての情報が得られない組織もある。この場合にどのような動物実験モデルを構築するかについては現状で該当するような医療機器がないために，新しく設定する必要がある。4.1項で述べたような「分解可能性」についての評価が定まることが重要であり，そのための試験方法について，多くの研究者の知見を集約することが重要である。

6 採取動物について

　脱細胞化するための生体組織の採取源としては欧米ではヒトが対象となっているが，組織バンクの整備が進んでいない日本ではヒト組織を原材料とすることはほぼ不可能である。このため，我が国で脱細胞化組織を開発するためには，ヒト以外の異種動物組織を用いることになる。また欧米でも，脱細胞化組織の需要の高まりとともに異種動物組織の応用が進んでいる。採取動物としては，ブタ，ウシ，ウマ，ヒツジなどが報告されている。日本では，ブタ，ウシ由来の組織・臓器が主体となると考えられる。脱細胞化組織は欧米ではすでに産業として成功を収めつつあり，近い将来日本でも広く使用されることが予想される。食肉用に飼育されているブタ，ウシからの臓器・組織などの採材については，いくつか注意する点がある。まず，食肉用に飼育されているため，肥育されており，いわゆるメタボ体である。健康であることの定義にもよるが，筆者らの経験ではかなり高脂肪の組織である場合が多い。また，ウシは個体管理されているがブタの管理は飼育所での群単位である。これらが脱細胞化組織の性能などにどのように関わってくるかは不明であるが，食肉用動物組織・臓器の利用については，国内の行政との調整・コンセンサス形成が必要であると考えられる。米国では医療用動物組織および脱細胞化組織作製を受託する企業である Tissue Source 社が存在し，また食用ではなく脱細胞化組織作製のために牧場・農場と提携して飼育している例がある。

文　　　献

1) 厚生労働省医薬食品局，薬食機発 0301 第 20 号，平成 24 年 3 月 1 日
2) L. M. Delgado *et al.*, *Expert Rev. Med. Devices*, **11**, 305 (2014)
3) S. D. Mendenhall *et al.*, *Plast. Reconstr. Surg.*, **140**, 97 (2017)
4) M. He & A. Callanan, *Tissue Eng. Part B*, **19**, 194 (2013)
5) T. Fujisato *et al.*, "Cardiovascluar Regeneration Therapies Using Tissue Engineering Approaches", pp.83-94, Springer-Verlag (2005)
6) Deutsche Forschungsgemeinschaft (DFG), "Heart Valves That Grow With The Patient",

第 5 章　脱細胞化組織の課題

ScienceDaily (2008),
www.sciencedaily.com/releases/2008/10/081021094212.htm.
7) 藤里俊哉教授（大阪工業大学）私信
8) 岩崎清隆教授（早稲田大学）私信

第Ⅲ編

我が国での脱細胞化組織研究の動向

第1章　脱細胞化小口径血管への挑戦

山岡哲二[*1], 山中浩気[*2],
馬原　淳[*3], 山本敬史[*4]

1　はじめに

　約65年前，ポリ塩化ビニル繊維シートで作製された世界で初めての人工血管が成犬腹部大動脈に15例移植され，半年近く開存したと報告され，数年後には我が国においてナイロン製の人工血管が臨床で用いられた[1]。現在では，ポリエチレンテレフタレート繊維（PET繊維），延伸ポリテトラフルオロエチレン（ePTFE），およびポリウレタンが主な材料となっている。いずれにしても，満足できる開存性が得られるのは内径5mm以上の血管であり，比較的小口径の製品が販売されているePTFE製であっても事実上内径5mm程度以上でなければ満足できる開存性は得られない。海外では，ヒトやウシ由来の脱細胞化血管も販売されているが，同様に内径5mm程度が最小内径である。我々は，ダチョウ頸動脈を材料として，移植後1日以内に内膜様組織を構築する表面処理法を導入することで，小口径人工血管の開発を進めているので紹介する。

2　小口径人工血管の研究開発

　PET繊維性血管は主に大口径血管として用いられる。一方，PTFEは，その高い疎水性のために，タンパク質吸着性・細胞接着性が比較的低い抗血栓性材料である。1960年代に均一膜のPTFEを延伸すると多孔質構造化することが見出され，ePTFEが世に出た。多孔質構造のサイズを最適化することで，生体組織が進入する現象が認められ，これを利用して人工血管が開発され，直径5mm程度の中口径血管であれば実用可能な開存性が得られている。すなわち，ePTFE人工血管の開存も組織の器質化を利用している。そのバイオイナート的な性質によって表面に形成される血栓や内膜様組織の厚みが比較的薄い。我が国では人工血管の約20％が透析

---

*1　Tetsuji Yamaoka　国立循環器病研究センター研究所　生体医工学部　部長
*2　Hiroki Yamanaka　国立循環器病研究センター研究所　生体医工学部；
　　　　　　　　　　京都大学　大学院医学系研究科　形成外科学教室
*3　Atsushi Mahara　国立循環器病研究センター研究所　生体医工学部　組織工学研究室
　　　　　　　　　　室長
*4　Takashi Yamamoto　㈱ジェイ・エム・エス　基盤技術研究室

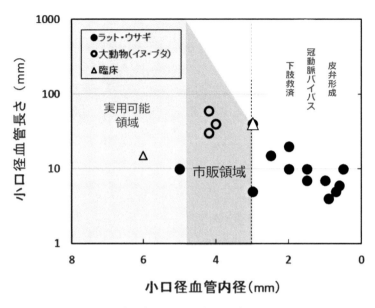

図 1　従来の小口径人工血管の研究開発状況例

用シャントに使用されているが[2],内径 5 mm 程度のシャント用血管であっても 1 年開存率は 10〜30％程度という報告がある。

　図 1 には,小口径人工血管の臨床報告例と研究報告例の一部の結果を示した[3〜18]。内径が 5 mm 以上の血管の開存性は高いので実用可能領域と示した。また,販売されている臨床用 ePTFE 人工血管の内径は 3 mm で,血管長が短い場合にしか開存は得られず,長くなるに従って開存率が低下するので,図中では市販領域とした。イヌやブタの頸動脈を用いた評価も報告されているが(図中○印),いずれも口径 3 mm 以上の検討であることが分かる。さて,内径 3 mm 未満の領域について見てみると,図中●印はラットを中心とする小動物実験の結果であり,内径 1 mm 以下で長さ 5〜20 mm 程度の人工血管の開存例が古くから報告されている。詳細な原因はよく判らないが,ラットは高い開存率を得やすい種であって,我々も,小口径血管のラット移植では,良い結果を得ることができている。しかしながら,小口径人工血管の臨床化にはつながっておらず,ヒトに近い血液凝固系を有する大動物実験での良好な研究報告も見当たらない。

3　小口径人工血管の適応

　表 1 に,小口径人工血管の,実用化可能領域についてまとめた。臨床の場で最も要求が高いのは,心筋梗塞治療のための冠動脈バイパス術への適応であろう。しかしながら,現在のゴールドスタンダードである患者自身の内胸動脈利用は,リスクが低く確立された治療法であるので,新たな小口径人工血管の適応とするメリットは小さい。また,透析用シャントでは血液漏出や感染

第1章　脱細胞化小口径血管への挑戦

表1　小口径血管の臨床化の可能性

	内径	長さ	開存期間
冠動脈バイパス	約1.5 mm	5～10 cm	生涯
透析用動静脈シャント	5 mm 以上	～20 cm	一定期間でも有用経皮的拡張術により
下肢ディスタールバイパス	1～3 mm	～50 cm	処置が可能
皮弁形成術	0.5～2 mm	～5 cm	2～3 週間程度

などが問題となっているが，針刺しのためには5 mm 程度以上の内径が要求されるので3 mm 未満の小口径血管の適応とは考えにくい。そこで，我々は，糖尿病性下肢虚血を背景とする切断下肢の救済を目的として研究を開始した。この場合，血管系は1～3 mm 程度で，膝下への適応で30 cm 以上が必要とされる。また，例えば1年間といった限られた期間の開存であっても，臨床的意義があることは，ハイリスク医療機器の開発において重要である。さらに，最近，我々は，皮弁形成術時の一時的血流保持のための血管への適応を考えている。超小口径の血管が求められるが，2～3 週間の開存期間で皮弁を生着させることが可能であり，また体表で用いることから，さらに早期の実用化が可能であると期待している。このような，臨床利用を目指す血管の内径と血管長を先の図1で考えて見ると，いずれも図中右上の動物実験の報告もほとんどない領域にあたる。

4　小口径血管の開発

我々は，大口径脱細胞化血管や脱細胞化弁の大動物移植を進めていたが[19,20]，すでに臨床利用されているデバイスの性能は満足できる範囲であり新たな医療機器の投入は容易ではない。そこで，2010年より，糖尿病性切断下肢の救済を第一の候補と考えて小口径脱細胞化血管の開発研究をスタートした。小口径脱細胞化血管の開発における最大の問題は，材料となる血管の選定であった。我が国の現状から，同種組織の十分供給は望めないので異種組織を探索した。下肢救済を目指して内径2 mm 長さ30 cm 以上を考えた場合，ブタなどの有望なドナー動物にそのような都合の良い血管はなかなか見出せなかった。さまざまな予備調査を行った結果，ダチョウ頸動脈に行き着いた[21]。食用ダチョウの血管を利用するので，飼育環境が良好であるのみならず安定供給ルートも確保できる。また，ダチョウの頸動脈は，内径が2～4 mm で長さが90 cm 程度と，目的に合致するサイズである。1万気圧で10分間処理して細胞を破壊した後に，所定濃度の組換え DNase と，塩化マグネシウムを添加した生理食塩水で，緩やかに浸透しながら3日洗浄し，エチレンジアミン四酢酸（EDTA）添加生理食塩水でさらに洗浄することで，内径2 mm 長さ30 cm の脱細胞化血管を作製した（図2）。得られた脱細胞化血管の力学特性の変化を図3に示した。その応力-ひずみ曲線は正常ミニブタ大腿動脈とほぼ一致しており，動脈置換後の拍動にも十分に追随でき，また，縫い心地の目安となる糸かけ強度試験の結果も良好であった。

さて，この血管の開存性を評価する動物モデル系が次の課題であった。従来はイヌやヤギの頸

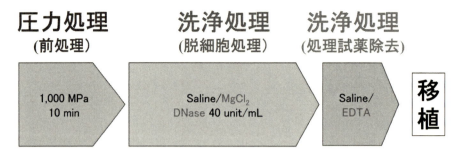

図2　高圧処理＋洗浄処理による脱細胞化

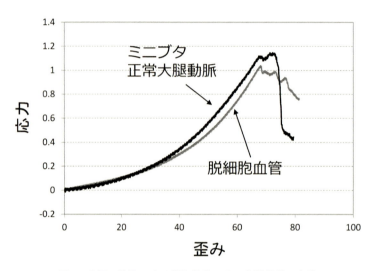

図3　高圧／洗浄による脱細胞化による力学特性の変化

動脈置換モデルが人工血管実験モデルの主流であったが，多くの場合，直径が4～5mm程度で長さは5cm程度なので，我々の目的には合致しない。そこで，ミニブタ大腿動脈 - 大腿動脈交差バイパス術（FFバイパス術）により評価した結果，全例が血栓性閉塞となった。作製した脱細胞化血管は，見た目も触り心地も実際の血管と変わらないが，その実態はコラーゲンを一成分とするチューブである。コラーゲンは止血剤にも利用されるタンパク質であり，血液を速やかに凝固させる。コラーゲンがむき出しの脱細胞化組織は大口径血管や心臓弁では利用可能でも小口径血管の開存性は得られない。

　そこで，小口径人工血管の開存性を向上させる新たな戦略として，脱細胞化血管内腔面の内皮化を促進させる技術の検討を開始した[22]。具体的には，末梢血液中を循環して内膜の欠損修復などに関与していると指摘されている血中循環 CD34 陽性細胞（血管内皮前駆細胞（EPC）として見出され[23]，細胞の詳細な特性は議論が続いている）を，血管内腔で"捕捉"する戦略である（図

4)。EPC は血管内皮細胞と同様にインテグリン α4β1 を有している。そこで，基質として知られる REDV 配列をコラーゲン結合配列（Pro-Hyp-Gly の 7 回繰り返し配列[24]）に連結したペプチド修飾リガンドを開発した。コラーゲン結合配列が脱細胞化血管内腔のコラーゲン鎖に結合することで血管の内腔側には REDV 配列が提示される。内腔を修飾したダチョウ頸動脈由来小口径脱細胞化血管をミニブタ FF バイパスにて評価した結果，初期血栓が大きく抑制され高い開存率を得るに至った。図 5 に移植初期における内膜再生の様子を示した。ペプチド修飾された血管

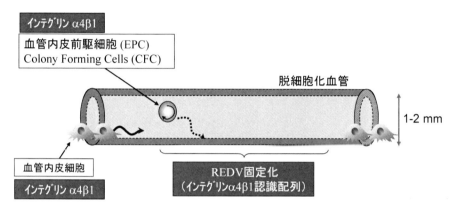

図 4　脱細胞化血管の内膜再生誘導能

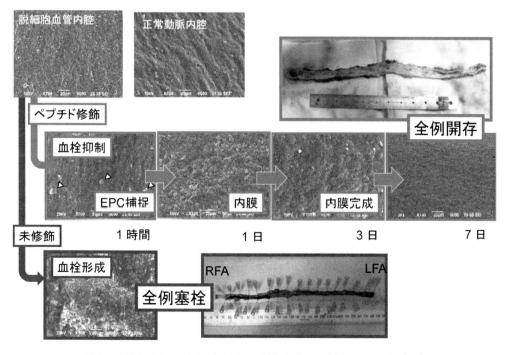

図 5　内腔修飾血管の初期血栓形成抑制と内膜様組織再生（SEM 観察像）

では，1時間後の血栓形成が大きく抑制されており，1日でほぼ全面が細胞成分で覆われ，1週間後には正常内膜に近い内膜様組織が再生していた。抗血栓剤投与なしに，内径2 mmで長さ30 cmのロングバイパスが高開存率を示した。現在，吻合部狭窄などの影響を観察しながら，移植1年までの開存率の検討を進めるとともに，臨床化に向けて生物学的安全性試験や医療機器としての商品設計を進めている。

5 滅菌法の検討

医療機器としての利用のためには滅菌の可否を検討する必要がある。液体を含む医療機器の滅菌として実績があるγ線滅菌（過酷照射線量40 kGy）と電子線滅菌（標準照射線量20 kGy，過酷照射線量40 kGy）を行い，脱細胞人工血管のダメージの有無を評価した。放射線による影響を評価するために人工血管の引き裂き強度（長軸方向，円周方向），糸かけ強度，水透過性，キンク抵抗性の試験を立ち上げた。人工血管の評価項目と試験方法はISOの人工血管の規格（ISO 7198:1998 Cardiovascular implants—Tubular vascular prostheses）を参照した。通常，医療機器では20 kGyの照射で無菌性を担保しており，製品開発では2倍線量の40 kGy照射で問題がないことを確認する手法がとられる。そこで今回の試料も40 kGyのγ線照射（実線量40～60 kGy），電子線は20 kGy（実線量21.9 kGy）と40 kGy（実線量43.1 kGy）の2水準で照射試験を行った。放射線の照射後，試料は測定まで4℃で保管した。

放射線滅菌処理によって血管の強度（円周方向の引き裂き強度，長軸方向の破断強度，糸かけ強度）は低下する傾向にあるものの，照射後の実測値は照射前の個体間のばらつきの範囲に収まっており，血管として必要な物性は十分に有していた（図6）。通常の2倍線量の40 kGy照射で問題となるような物性の低下が見られなかったことから，放射線滅菌が適用できると判断した。

さらに，電子線滅菌後の脱細胞化血管の保存試験を行った。電子線照射はγ線に比べてラジカルの発生が少なく照射後の劣化が少ないことが知られている。脱細胞ダチョウ血管を，過酷照射線量40 kGy（標準照射線量の2倍）で電子線滅菌し，25℃で6か月間保存後の血管の劣化の度合いを調べた。物性の評価方法は上述のISOの人工血管の規格を参照し，引き裂き強度（長軸方向，円周方向），糸かけ強度，水透過性試験を実施した（図7）。3，6か月後，長軸方向の破断強度は若干の低下を示したが水透過量には大きな変化はなかった。一方で，円周方向の引き裂き強度，糸かけ強度は低下する傾向にあった。いずれのデータもバラつきが大きいが，許容範囲内と考えている。また，今回の試験では，過酷条件として25℃で保存を行ったが，照射線量20 kGyで滅菌を行い，4℃で流通貯蔵する計画である。

第1章 脱細胞化小口径血管への挑戦

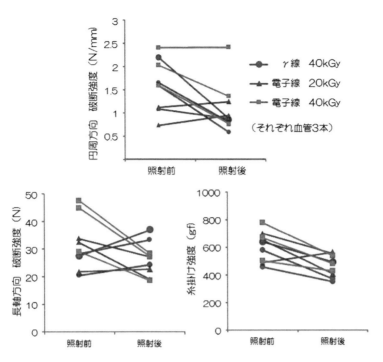

図6 γ線滅菌および電子線滅菌後の脱細胞化血管の物性変化

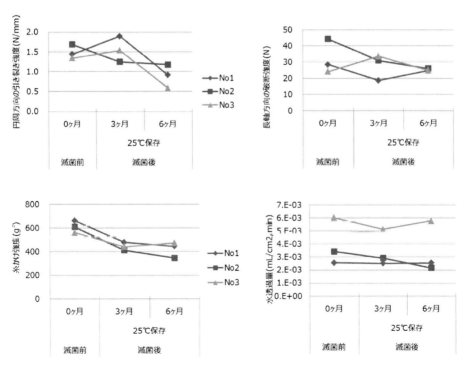

図7 滅菌後, 25℃保存が脱細胞血管物性に与える影響

6 超小口径血管開発への挑戦

　脱細胞化血管へのREDVペプチドの固定化技術は，より細い口径の脱細胞化血管にも応用が可能と考えられた。そこで外傷や悪性腫瘍切除後の軟部組織欠損に対して行われる遊離皮弁移植術，あるいは切断四肢再接合術などの微小血管手術をターゲットとして2016年頃から超小口径脱細胞化血管の研究を開始した。遊離皮弁移植術とは健常部位から血管柄付きの皮膚軟部組織（皮弁）を採取し，これを血管吻合によって移植することで欠損部を再建する手術で，主に形成外科で行われている一般的な手術である。これらの手術では吻合血管の長さを補うために自家静脈移植が必要となることがあり，その割合は遊離皮弁移植術で2～10％程度[25,26]，切断指再接合術ではさらに多く特に指尖部切断では30～40％[27,28]にものぼるとされる。したがって小口径人工血管は微小血管手術の領域においても自家静脈グラフトの代替として大いに需要があると考えられる。

　移植された皮弁や再接合組織は術後早期においては吻合動静脈による血行により栄養されるものの，1週間程度で母床との間に毛細血管による血行が再開し，2～3週間が経過すれば吻合動静脈が閉塞しても組織は壊死しない[29]。すなわち，これに用いる人工血管には冠動脈バイパス術で必要とされるような長期間の開存性は必要とせず，早期血栓の抑制と早期内皮化，それらに追随する確実な短期開存性が重要となるため，我々のREDVペプチドを用いた脱細胞化血管はまさに合目的的といえる。脱細胞化血管はePTFEなどの合成材料製人工血管とは異なり生体内でリモデリングを受けることから，体表面の手術でも露出や感染のリスクが少ないであろうことも利点となる。そこで我々は臨床で使用される最小サイズを想定して内径0.6 mmの超小口径脱細胞化血管を作製して検討を加え，2018年にはラット他家移植モデルでこの脱細胞化血管が皮弁の供血血管として使用できることを実証した[30]。

　具体的には，まず足場材料として均一な内径が長く採取できるラット尾動脈を選択し，内径0.6 mm長さ5 cmの脱細胞化血管を作製した（図8A）。脱細胞化方法について，ダチョウ血管と同様の超高静水圧処理法と，ドデシル硫酸ナトリウム（SDS）を用いた従来法とを比較した。その結果，超高静水圧処理法は従来法よりも細胞外マトリックスの維持に優れていた。すなわち，正常血管の内腔に長軸方向に縦走する線維が圧処理血管では概ね保たれ，SDSで処理した血管では波状に変性していた（図8B）。次に，超高静水圧による脱細胞化血管にREDVペプチドを固定化しラット遊離皮弁の動脈に移植した（図9A）。その結果，5 cmの長さに及ぶ移植血管が3週間もの間閉塞せず皮弁に血流を供給し続けて皮弁を生着せしめたことが確認された（図9B）。これは組織工学を用いた人工血管が微小血管手術に使用しうることを世界で初めて示しただけでなく，内径1 mm未満の人工血管が臨床で使用しやすい長さで移植され良好な開存を示した初めての報告でもある。

第 1 章　脱細胞化小口径血管への挑戦

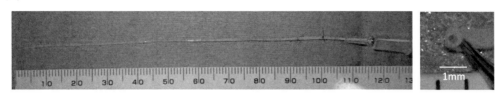

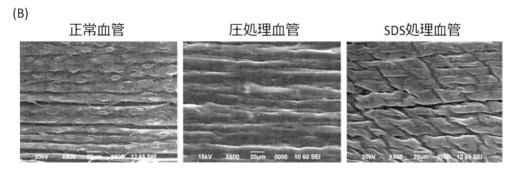

図 8　ラット尾動脈由来脱細胞血管の外観(A)と内腔の SEM 像(B)

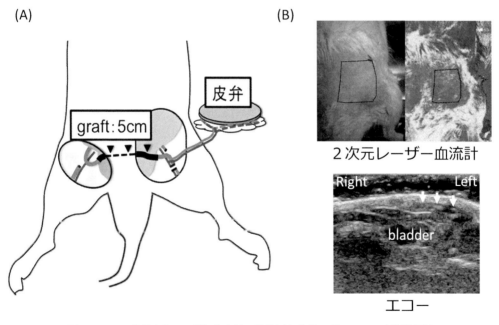

図 9　ラット遊離皮弁への脱細胞血管の移植(A)と術後 3 週における血流評価(B)

7 おわりに

　脱細胞化組織の利用にはいくつかの大きな課題がある．我が国では組織の提供数が極めて少なく，ヒト組織の利用は容易ではない．さらに，提供された数少ない組織を有効に利用するための組織バンクの運営もさまざま課題を抱えているので，異種脱細胞化組織の利用に関する基盤技術を早急に整備する必要がある．我々が開発した脱細胞化小口径血管の成績には満足しているが，これを臨床化するまでのハードルはさらに高く，産学の協力のもと一刻も早く実現したい．

謝辞
　本研究は，循環器病研究開発費（22-2-4），および，戦略的イノベーション創出推進プログラム（S-イノベ）によって実施された．また，これらの成果は，馬原淳博士をはじめ，当部で卒業研究や修士研究を実施した多くの学生とともに進めてきた研究であり，この場を借りて深謝いたします．また，国立循環器病研究センター，関西医科大学，京都大学の動物実験委員会，倫理委員会の承認のもと全ての研究を進めた．

文　　献

1) A. B. Voorhees, Jr., A. Jaretzki, 3rd *et al.*, *Ann. Surg.*, **135**, 332（1952）
2) 医療機器・用品年鑑 2016 年版，アールアンドディ（2016）
3) F. Kuwabara, Y. Narita *et al.*, *J. Artif. Organs*, **15**, 399（2012）
4) D. Ishii, J. Enmi *et al.*, *J. Artif. Organs*, **19**, 262（2016）
5) J. H. Campbell, J. L. Efendy *et al.*, *Circ. Res.*, **85**, 1173（1999）
6) T. Pennel, G. Fercana *et al.*, *Biomaterials*, **35**, 6311（2014）
7) W. Gong, D. Lei *et al.*, *Biomaterials*, **76**, 359（2016）
8) L. Dall' Olmo, I. Zanusso *et al.*, *BioMed Res. Int.*, **2014**, 9（2014）
9) N. L'Heureux, N. Dusserre *et al.*, *Nat. Med.*, **12**, 361（2006）
10) W. Wystrychowski, T. N. McAllister *et al.*, *J. Vasc. Surg.*, **60**, 1353（2014）
11) L. V. Antonova, A. M. Seifalian *et al.*, *Front. Pharmacol.*, **7**, 230（2016）
12) D. Nitsan, S. Udi *et al.*, *Tissue Eng. Part A*, **23**, 69（2017）
13) A. F. Leitão, M. A. Faria *et al.*, *Macromol. Biosci.*, **16**, 139（2016）
14) M. F. A. Cutiongco, M. Kukumberg *et al.*, *Front. Bioeng. Biotechnol.*, **4**, 44（2016）
15) N. J. Kristofik, L. Qin *et al.*, *Biomaterials*, **141**, 63（2017）
16) M. Iijima, H. Aubin *et al.*, *J. Tissue Eng. Regen. Med.*, **12**, e513（2018）
17) B. Jiang, R. Suen *et al.*, *Adv. Healthcare Mater.*, **5**, 1594（2016）
18) X.-N. Wang, C.-Z. Chen *et al.*, *Artif. Organs*, **31**, 99（2007）
19) T. Fujisato, K. Minatoya *et al.*, In: Cardiovascular Regeneration Therapies Using Tissue Engineering Approaches（H. Mori and H. Matsuda Eds.）, p.83, Springer, Tokyo（2005）
20) A. Mahara, M. Sago *et al.*, *J. Artif. Organs*, **18**, 143（2015）

第 1 章　脱細胞化小口径血管への挑戦

21) 山岡哲二, バイオマテリアル―生体材料―, **36** (2) (2018)
22) A. Mahara, S. Somekawa *et al.*, *Biomaterials*, **58**, 54 (2015)
23) T. Asahara, T. Murohara *et al.*, *Science*, **275**, 964 (1997)
24) X. Mo, Y. An *et al.*, *Angew. Chem. Int. Ed. Engl.*, **45**, 2267 (2006)
25) D. A. Classen, *Can. J. Plast. Surg.*, **12**, 27 (2004)
26) J. A. Nelson, J. P. Fischer *et al.*, *J. Plast. Reconstr. Aesthet. Surg.*, **68**, 175 (2015)
27) 坂本相哲, 日本手外科学会雑誌, **25**, 738 (2009)
28) 神田俊浩, 日本手外科学会雑誌, **30**, 57 (2009)
29) T. Y. Shen, G. M. Mitchell *et al.*, *Br. J. Plast. Surg.*, **41**, 305 (1988)
30) H. Yamanaka, T. Yamaoka *et al.*, *Biomaterials*, **179**, 156 (2018)

第2章　大口径血管

藤里俊哉*

1　はじめに

　循環器系疾患は，先進国における死の最たる原因疾患の一つである。我が国における三大死因である悪性新生物，心疾患，脳血管疾患の占める割合は，それぞれ27.9％，15.3％，8.2％であり[1]，心疾患（高血圧性のものを除く）と脳血管疾患の総患者数は2,908千人で，悪性新生物の約2倍に上る[2]。現在の生活習慣，そして今後の高齢化を考慮すると，循環器系疾患の患者数がただちに減少するとは考えにくい。循環器系疾患のうち大口径血管のものは胸部あるいは腹部大動脈が対象であり，動脈硬化を主とする血管変性疾患などによって生じた大動脈瘤や大動脈解離などを要因とする。不全あるいは傷害をうけた血管組織を置換するための第一選択肢は，患者さんの自己組織の使用である。しかしながら，大口径血管は自己組織の使用が不可能であり，人工血管あるいは同種凍結保存血管（ホモグラフトあるいはアログラフトともいう）の使用が次選択肢となる。ただし，人工血管は感染に弱く，一旦生じた細菌病巣は抗生剤による治療も有効でないため，感染部位では同種血管の使用が適当である。同様に，移植された人工血管が感染した場合も，同種血管による再建が第一選択肢となっている。

　人工血管は，内径4mm以上の中大口径のものに限ればすでに完成された技術であり，ポリエステル製などの合成繊維製人工血管だけでも我が国では年間約8万本が使用されている[3]。しかし，移植後も異物のままであり，自己細胞の浸潤による自己組織化が達成されないため，移植後の成長性がなく，前述のように感染に対しても非常に弱い。近年，我が国においても組織バンクネットワークが整備され，脳死あるいは心停止者から提供された同種血管の臨床使用が開始された。移植された同種血管では，組織内に存在するドナー由来の細胞は免疫学的拒絶反応を経た後，アポトーシスの機序によって消失すると考えられる。人工血管とは異なって，レシピエント由来の細胞が移植組織に進展してくることも確認されており，レシピエント由来の細胞が同種組織のマトリックス骨格を利用して増殖するような機構が働いていると考えられる。同種血管にはこのような利点があるものの，米国では組織バンクが商業ベースで行われており，年間数千件以上の提供組織が臨床使用されているのに対し，我が国では年間数十件に留まっており，圧倒的に提供数が不足している。

　これらのことから，血管や心臓弁修復術においても，再発が少なく成長性を実現できる再生医療への期待が高まっている。広範な欠損部を有する場合の再生医療には，細胞が組織再構築をす

　＊　Toshia Fujisato　大阪工業大学　工学部　生命工学科　教授

第 2 章　大口径血管

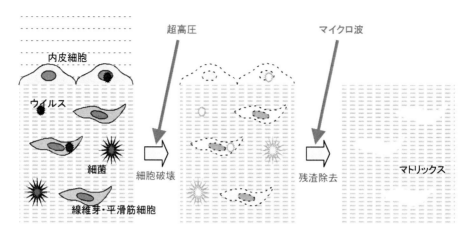

図 1　我々の脱細胞化方法

るためのマトリックス骨格（足場材料あるいはスキャフォールド）が欠かせない。スキャフォールド材料としては，従来，ポリ乳酸などの生体吸収性人工材料が研究されてきたが，生体よりも硬い人工材料であるために，複雑な形状を造形するのが難しい，生体と同等の力学特性を持たせるのが難しい，などの問題がある。そこでブタなどの異種生体組織から細胞成分や抗原性部位のみを除去し，コラーゲン線維や弾性線維，基底膜などのマトリックス骨格のみを用いて生体組織由来スキャフォールドとして利用する技術開発が進んでいる。

　我々は，同種あるいは異種組織から細胞成分を消失させた脱細胞化組織に，患者の細胞を組み込んだテーラーメード型組織移植を目指している。この組織移植では，固定化されておらず細胞も除去されているため，移植後に自己細胞が侵入することでリモデリングされ，自己組織化される。これにより，移植後に成長する移植組織が作出し得ると考えられる。本章では，我々が開発した超高圧印加ならびにマイクロ波照射下での洗浄を組み合わせた脱細胞化処理によって脱細胞化した下行大動脈の長期動物実験を中心として紹介する（図 1）。

2　研究方法

2.1　脱細胞化処理

　クラウン系ミニブタ（㈱ジャパンファーム）から麻酔清潔下にて大動脈を採取した。洗浄後，冷間等方圧加圧装置（㈱神戸製鋼所）を用いた超高圧印加処理，続けて PBS をベースとする洗浄液による洗浄処理，アルコールによるリン脂質除去処理を行うことで細胞成分を完全に除去した。

2.2　血管移植実験

　クラウン系ミニブタを用い，左側臥位第 4 肋間開胸下行大動脈置換術にて，脱細胞化同種大動

脈による下行大動脈置換手術を行った．術後12か月において移植組織を摘出し，HE染色，抗vWF（血管内皮細胞），およびvon Kossa染色（石灰化）などによって組織学的所見を検討した．

2.3 脱細胞化組織の保存

脱細胞化した血管組織を，発泡スチロール容器中にて徐冷凍結後に凍結乾燥するか，液体窒素中にて急速凍結後に凍結乾燥するか，あるいは常温にてデシケーター内でシリカゲルを用いて乾燥させた．作製した各組織を組織学的および生体力学的に評価した．

2.4 脱細胞化スキャフォールドへの細胞播種と培養

回転培養装置を用い，脱細胞化血管および心臓弁組織内腔面に血管内皮細胞を播種した．1日間の静置培養後，閉鎖定常流回路を用いた循環型バイオリアクターで培養を継続した．播種した血管内皮細胞を光学顕微鏡にて観察した．

2.5 ヒト組織の脱細胞化

国立循環器病センター組織保存バンクにて凍結保存された移植用ヒト心臓弁組織の中から，細菌感染によって移植に適さないと判定された組織の提供を受けた．臨床で使用される場合と同じ手順で解凍し，脱細胞化した．処理後の組織を組織学的および生体力学的に評価した．また，細菌培養試験による細菌学的検査も行った．

2.6 脱細胞化処理の改良

クラウン系ミニブタから大動脈を採取した．凍結乾燥後，真空オーブン内で120℃にて熱架橋処理を施した．続けてエラスターゼ溶液中で振盪処理することによって，エラスチンを分解除去した．得られた大動脈を組織学的および生体力学的に評価した．また，同種ミニブタへの血管移植実験にて，細胞の浸潤や石灰化について検討した．

3 研究結果

3.1 脱細胞化血管の長期移植

ミニブタ下行大動脈組織を超高圧処理によって脱細胞化し，同種同所性に12か月間移植した．図2に示したように，脱細胞化処理過程においてアルコール処理を導入しない場合では移植周囲組織の成長に追随しなかったが，アルコール処理を導入してリン脂質成分を除去した場合では周囲組織の成長に追随していた．リン脂質成分を除去することで，石灰化をほとんど生じることなく細胞が浸潤し，半年後にはほぼ全ての領域で再細胞化されていた．このため，移植半年以降は浸潤細胞の増殖などによって周囲組織の成長に追随したものと考えられる．組織学的に評価したところ，図3に示したように，内腔面は血管内皮細胞によって完全に覆われて，組織内は平滑筋

第2章　大口径血管

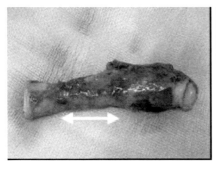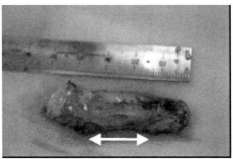

図2　脱細胞化ミニブタ大動脈の移植12か月後摘出時所見
　　　左：アルコール処理無，右：アルコール処理有

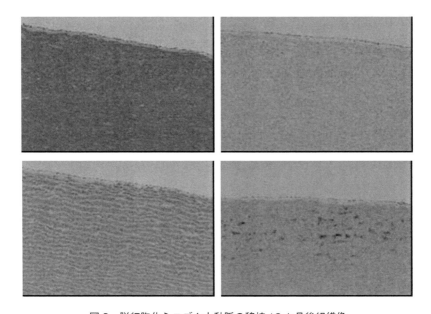

図3　脱細胞化ミニブタ大動脈の移植12か月後組織像
　　左上：HE，右上：抗vWF（血管内皮細胞），左下：抗SMA（平滑筋細胞），
　　右下：von Kossa（石灰化）

細胞および線維芽細胞によって完全に再細胞化されていた。また，組織内部の石灰化は軽微であった。
　加圧速度の違いによる超高圧印加処理槽内の温度変化について検討したところ，加圧速度が666 atm/minの場合，開始温度が30℃であっても最高で37℃程度までしか上昇せず，生体組織に対して温和であると考えられた。一方，2,000 atm/minの場合では，最高温度を37℃以下とするためには，開始温度を10℃に設定しなければならず，この条件では，降圧時に氷点以下となる可能性がある。組織学的に観察したところ，いずれの加圧速度の場合でも，細胞の除去は高効

率で行われているが，加圧速度 2,000 atm/min の場合には，線維組織間に間隙の拡大が観察された。加圧速度を落とし，666 atm/min にすると，線維組織の構造変化も少なく未処理のものと変わらない像が得られた。適切な超高圧処理によって，高効率での細胞除去および組織の力学的特性の保持などを達成できることが確認できた。

3.2 脱細胞化組織の保存

徐冷凍結・真空乾燥を行った群では，コラーゲン線維間に氷晶の跡が見られた。凍結温度が低い方が，氷晶の跡が大きかった。しかし，コラーゲン線維の走向の乱れは見られなかった。急速凍結・真空乾燥させた群では，氷晶の跡はほとんど見られなかったが，コラーゲン線維間の空隙数の増加とコラーゲンの走向の乱れが観察された。一方，常温乾燥させた群では，未処理とほぼ同様の組織像であった。初期弾性率と破断歪率に関しては，いずれも未処理に対して有意な差はみられなかった。しかし，後期弾性率に関しては，$-80℃$ まで徐冷凍結後真空乾燥させたもの以外で未処理に対して有意な低下が見られた。さらに，破断応力に関しては，$-20℃$ まで急速凍結後真空乾燥させたものと常温乾燥させたもので有意な低下が見られた。

3.3 脱細胞化スキャフォールドへの細胞播種と培養

脱細胞化心臓弁スキャフォールドに，血管内皮細胞を播種し，閉鎖回路を用いて，培地を循環させながら 10 日間培養した実験の結果を，図4 に示した。バイオリアクターにて培地を循環させながら培養可能なことが確認できた。

3.4 ヒト組織の脱細胞化

ヒト血管組織を超高圧処理にて脱細胞化し，その前後における組織から抽出した溶液の吸収スペクトルを検討したところ，解凍直後の組織から抽出した溶液のスペクトルには，明らかにDNA の吸収が認められるのに対して，脱細胞化処理後には DNA の吸収は認められなかった。表1 に，細菌培養検査結果を示した。超高圧処理前において，組織小片，ホモジナイズ試料とも

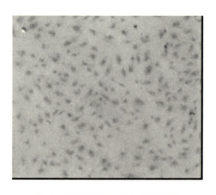

図4　細胞播種した大動脈表面

第2章　大口径血管

表1　細菌培養検査結果

	Streptococcus constellatus	
	fragment sample	homogenized sample
Native tissue	（＋）	2＋
Decellularized tissue	not isolated	not isolated

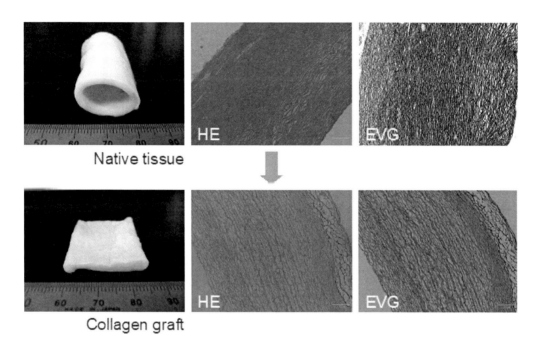

図5　細胞・エラスチン除去大動脈

に細菌（*Streptococcus constellatus*）が検出されたのに対し，処理後にはいずれの場合も細菌は検出されなかった。

3.5　脱細胞化処理の改良

図5に示したように，エラスチン除去処理を施したブタ大動脈組織内では，エラスチン繊維が完全に除去され，コラーゲン繊維のみが残存していた。これに伴って組織内の空隙の増加も観察された。組織内の残存DNAおよびリン脂質量は，いずれも未処理組織の10％以下であった。ミニブタ大動脈から作製したエラスチン除去血管を同種同所性に6か月間置換移植したところ，図6に示したように，全ての領域が再細胞化されていた。より早期の細胞浸潤が認められ，石灰化も顕著に軽微であった。

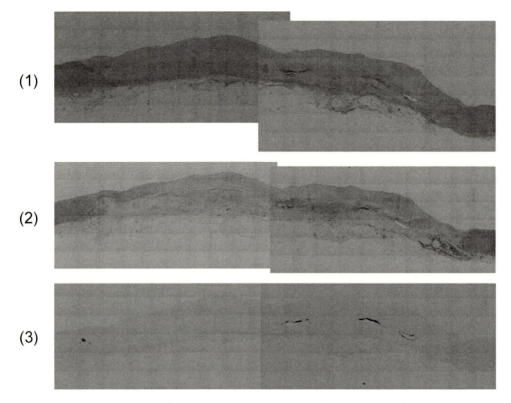

図6　同種移植6か月後の細胞・エラスチン除去大動脈の組織像
(1)：HE，(2)：抗 SMA，(3)：von Kossa

4　考察

　米国では凍結保存した同種組織移植が商業化されており，例えば代表的企業であるクライオライフ社（ジョージア州）では，循環器系組織においては下肢伏在静脈や大腿動脈，心臓弁が主製品ではあるものの，年間80億円程度を売り上げている。特に肺動脈弁においては脱細胞化処理（SynerGraft®処理）した組織を商品化しており，2000年以降で6,300個以上が移植され，移植10年後における再手術などの Reintervention 回避率は83％で，未処理のものより20％以上高いと報告している[4]。再生型血管としては，すでに生体内分解吸収性材料を基材とし，東京女子医科大学大学院の新岡教授（現米国オハイオ州立大学）らが小児患者の静脈再建において優れた臨床結果を報告している。しかし，臨床現場で使用できる吸収性材料は限られており，かつ加水分解によって非生物学的に分解するため，分解速度の制御が容易でなく，動脈を対象とした場合では分解に伴う強度不足による破断の恐れも拭いきれない。我々が用いている脱細胞化組織は，移植後に浸潤してきた細胞によって分解・置換されると考えられるため，吸収性材料とは異なり，自己組織化が達成される以前の強度低下が抑制される。

　我々が開発した超高圧による脱細胞化処理法を用い，下行大動脈の長期同種移植実験を行って

移植12か月後に摘出したところ,内腔面は全面が血管内皮細胞で覆われ,組織内部も全領域が再細胞化されており,石灰化も顕著に抑制されていた。計測した一例では,体重5 kgの移植時における長さ25 mm,内径8 mmの移植片は,体重30 kgの摘出時には長さ35 mm,内径14 mmとなっており,周囲組織の成長に追随していた。超高圧印加処理では,細菌やウイルスの不活化がすでに報告されているため,高い安全性が確保できると考えている。少なくとも,同種移植では早期の臨床応用が可能であると考えている。

5　結論

超高静水圧印加を基盤とした処理方法によって脱細胞化した大動脈を同種移植したところ,良好な細胞浸潤,自己組織化が見られた。石灰化も顕著に抑制することができ,移植12か月後では周囲組織の成長に追随していた。早期の臨床応用を目指したいと考えている。

謝辞

本研究の一部は,厚生労働省循環器病研究委託費及び文部科学省科学研究費などの補助を受けて行われました。また,北村惣一郎先生,中谷武嗣先生を始めとする多くの研究者の皆さんとの共同成果です。感謝の意を表します。

文　　献

1) 厚生労働省,平成29年(2017)人口動態統計
2) 厚生労働省,平成26年(2014)患者調査
3) 厚生労働省,平成28年(2016)薬事工業生産動態統計
4) クライオライフ社,2018年年次報告

第3章　心　臓

李　鍾國*

1　はじめに

　重篤な臓器不全に対して移植治療が行われているが，その代替臓器として脱細胞化した細胞外マトリックスと足場として構築したバイオ人工臓器の開発に注目が集まっている。本章では，心臓領域における脱細胞化技術の研究と臨床応用の現況について述べる。

2　三次元心筋組織構築研究に至る社会的背景

　重症心不全に対しては，薬物治療，手術，左室補助ポンプの植え込みなどさまざまな治療が行われているが，最終的には心臓移植が必要となることがある。本邦においては，1997年10月に臓器移植法が施行され，心臓をはじめとする臓器移植が行われてきた。しかしながら，待機患者数に対する移植件数が少ない状態が続いたために，2010年7月に改正臓器移植法が施行された。その後，移植件数はやや増加したが，待機患者数はそれ以上に増加し，移植までの平均待機日数は1,000日を超えている[1]。

3　三次元心筋組織構築・創成に向けた新規技術の展開

　上述の状況を克服するために，重症心不全に対する新たな治療方法として，再生医療が脚光を浴びるようになった。現在までに，筋芽細胞を用いた心筋シートが臨床応用されるとともに，新たにiPS細胞由来心筋細胞を用いたシート移植に向けた研究が進められており，大きな期待が集まっている。一方，再生医療技術が進歩するに伴い，立体臓器そのものを構築する技術が，国内外で関心を集めるようになった。

　近年，発生学，組織工学，再生医学などの進歩により，「自己組織化」—特に生体と類似した構造を持つ「オルガノイド」や「臓器」を再生する技術開発—が進められている。しかしながら，感覚や内分泌腺などのサイズの小さい組織と異なり，心臓のような大型臓器については，そのサイズや臓器再生にかかる時間などの制約から，移植臓器の代替として捉えることは困難である。

---

*　Jong-Kook Lee　大阪大学　大学院医学系研究科　先進心血管再生医学共同研究講座
　　特任准教授

第3章 心　臓

また,「胚盤胞補完」などの技術により, 異種動物の体内で, ヒト臓器を創生する動物性集合胚の技術が確立され[2], 日本においても基礎研究が承認された。しかしながら, 本技術に関しては生命倫理的観点に加え, 異種間感染症などの点で社会の理解を得る必要がある。同様に, 近年の免疫抑制療法の進歩により, 異種動物臓器そのものを移植する研究も進められており, 米国国立心肺血液研究所はブタの心臓をヒヒに移植し, 従来の記録を大幅に上回る約945日の拍動を観察した[3]。しかしながら, 長期間にわたり強力な免疫抑制剤を使用することや異種間感染症の問題は解決されておらず, 臨床応用に向けた課題が山積している。そのような状況から, 代替臓器構築に向けた技術の開発が切望されている。

4　脱細胞化技術を用いた三次元心筋組織構築

近年, 三次元組織再生に向けた戦略の一つとして, 脱細胞化マトリックスを用いた三次元組織の構築に注目が集まっている。化学的あるいは物理的方法により臓器・組織から細胞成分を除去し, 得られた細胞外マトリックスを鋳型として, iPS細胞などの幹細胞由来心臓構成細胞を再播種して臓器・組織を構築する方法が注目を集めている。また, *in vitro* で再細胞化を行わず脱細胞化のみで作製した生体弁を使って弁膜症を治療する方法が, 特に心臓弁を中心に行われている。

本章においては, 心臓における脱細胞化技術について, ①脱細胞化心臓弁を用いた弁膜症治療, ②脱細胞化心臓マトリックスを用いた三次元心臓組織構築に向けた取り組みについて筆者らの経験を交えて述べる。

5　脱細胞化技術を用いた心臓弁作製

弁置換術に用いられる心臓弁には, 機械弁と生体弁がある。前者は丈夫で耐用年数が長いが, 血栓を形成するため, 抗凝固療法を長期間にわたって続ける必要がある。一方, 生体弁は, エチレングリコールなどにより処理したウシ心膜などから作製され免疫原性がないようにしたものであるが, 石灰化が生じやすいなどの短所があり, 新たな技術開発が望まれている。この生体弁の作製に脱細胞化技術が使用されるようになり, 内皮細胞により再細胞化したものを用いすでに肺動脈弁を中心に, 臨床応用が始まっている。現在, 脱細胞低温保存されたCryo life社のSynerGraft®とブタ肺動脈弁を脱細胞化したAuto Tissue社のMatrix P®の2製品が市販されている。また, ハノーファー医科大学と大阪大学の共同研究においても, Fallot四徴症術後の肺動脈弁閉鎖不全症に対し, 脱細胞化技術などの組織工学的手法により作製した生体弁置換術を行い, 良好な結果を示している[4]。

脱細胞化については, 現在まで界面活性剤を用いた手法が主流であるが, 後述のように従来の界面活性剤は, 脱細胞化処理時に細胞外マトリックス蛋白に対する障害もきたすため, 現在新し

い界面活性剤を用いた研究が進められている。一方，超高圧法など，界面活性剤を用いない弁脱細胞化技術の開発も進められている。

6 脱細胞化技術を用いた再細胞化三次元心臓の構築

6.1 バイオ人工心臓構築に向けた研究展開

　肺・肝臓・心臓などの大型実質臓器の重篤な臓器不全，特に臓器全体がびまん性に障害を受け，機能不全に陥っている病態においては，部分的な細胞・組織の移植のみでは，著明に低下した臓器機能の十分な改善が得られないこともある。そのため，これらの重篤な臓器不全に対しては，臓器そのものの再生方法の開発が期待されてきた。これまで，さまざまな技術的理由で，大型実質臓器を再生することは不可能と考えられてきたが，2008年，米国ハーバード大学のOttとミネソタ大学のTaylorらが，脱細胞化マトリックスを用いて機能的3次元心臓（Bio-artifical Heart：「バイオ人工心臓」）を構築したと報告し[5]，注目を集めるようになった。Ottらの方法は，成獣ラットの心臓をSDSとTriton-Xを用いて脱細胞化し，その後ラット心臓構成細胞を直接左室壁に注入あるいは冠動脈灌流により，再細胞化を行うというものであった。

　その後，ピッツバーグ大学のLuらが，ヒトiPS細胞由来心筋細胞を心臓脱細胞化マトリックスを再細胞化したことを報告した[6]。しかしながら，これらは心臓の一部分での観察に限られており，心臓全体の活動を観察する必要が求められていた。

6.2 脱細胞化心臓マトリックスを用いた三次元心臓構築技術の開発例

　筆者らは同時期に，バイオ人工心臓構築に向け，脱細胞化マトリックスの作製と再細胞化心臓の機能・形態評価を行い報告した[7]。成獣ラット心をランゲンドルフ灌流状態とし，SDS（Sodium dodecyl sulfate）およびTriton-Xでの心脱細胞化を行った（図1A～C）。脱細胞化工程においては，SDSと0.5% SDSと1% Triton-X100にて灌流することで，徐々に細胞成分が流れ去り，最終的には細胞外マトリックスを残してすべての細胞成分が心臓から取り除かれた（図1A）。図1Cに脱細胞化組織のCollagen type 4とLamininの代表的画像を示す（上段は非脱細胞化心臓サンプル，下段は脱細胞化後）。その結果，脱細胞化処理後も心臓細胞外マトリックス蛋白の残存が，免疫染色により確認された。電顕所見においても線維の存在が認められた（図1F）。一方で，マトリックス蛋白の配向性が大きく損なわれている所見が見られ，さらなる技術開発を要すると考えられた。

　一方，脱細胞化心臓にトリパンブルー液を冠動脈より注入したところ，冠血管が染色されたことより，血管マトリックスが残存していると考えられ，冠血管を細胞を播種する経路として考えた。GFPで標識した細胞を経冠動脈的に灌流したところ，播種細胞が徐々に末梢血管から間質に漏出する様子が観察され（図1B），その後細胞は，心臓全体に不均一に認められ，また，血管内だけでなく間質にも認められた。さらに，経時的に観察を行ったところ，生着した細胞は心臓

第3章　心　臓

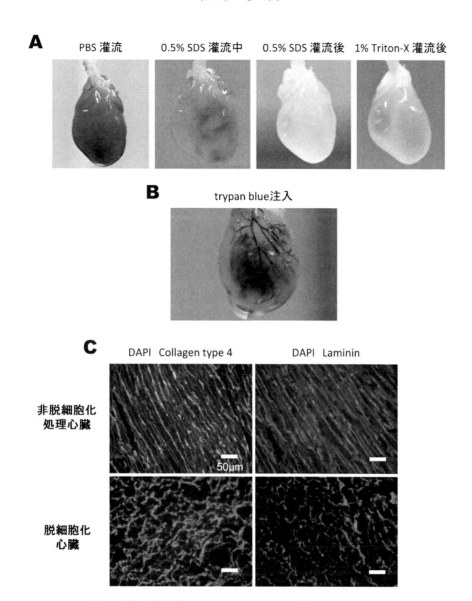

図1　脱細胞化心臓マトリックスを用いた三次元心臓組織構築
A：界面活性剤による成獣ラット心の脱細胞化過程。B：トリパンブルーによる冠血管イメージング（脱細胞化後も血管マトリックスは残存）。C：細胞外マトリックス蛋白（上段：非脱細胞化処理心臓，下段：脱細胞化心臓）（左：Collagen type 4，右：Laminin）。

内に保持されていた。その結果，細胞再播種後2～3日後から再細胞化心臓は自己拍動を示した（図1D）。電顕所見では，再細胞化心臓では，細胞外マトリックス内にサルコメア構造の存在を認めた（図1G）。

　図1Eに示すように，電気的および力学的活動が心電図および圧センサーにより記録されているが，生体心の機能を代替するには十分なものではなく，さらなる改善が必要であると考えられ

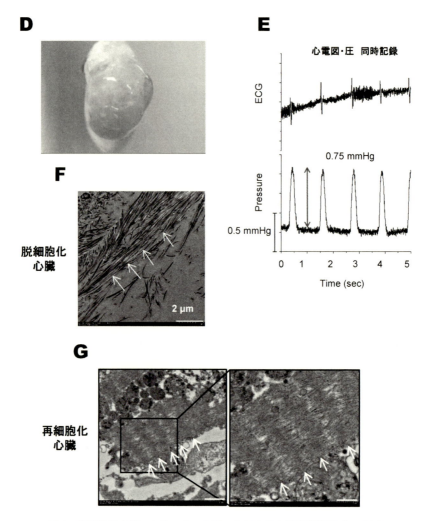

図1　脱細胞化心臓マトリックスを用いた三次元心臓組織構築（つづき）
D：再細胞化心臓肉眼像（ラット心臓構成細胞播種後．自己拍動心）。E：再細胞化心臓の心表面電位・左室内圧記録。F：脱細胞化心臓マトリックスの電顕像（Bar: 2μm）。G：再細胞化心臓の電顕像（Bar: 1μm）。

る。なお，細胞播種方法（冠静脈洞側からの逆行性播種，壁直接注入，心腔内側からの播種など）を試みたが，いずれも効果が十分ではなかった[7]。

心筋細胞と伝導系の関与を調べるため，α-actinin と Cx43 で免疫染色を行ったところ，α-actinin 陽性細胞は Cx43 の発現を伴っていたが，その発現は非常にかすかであり，成獣心と比較して細胞間の伝導が未熟であることを示唆させた。さらに，内皮細胞，血管平滑筋細胞との関与を調べたところ，CD31 陽性細胞（内皮細胞），SMA 陽性細胞（平滑筋細胞）はそれぞれα-actinin 陽性細胞と不規則に混在しており，必ずしも脱細胞化された血管構造に限局してはいなかった。再細胞化心臓全体の興奮伝播を調べるため，GCaMP2 発現細胞を脱細胞化心臓に播

第 3 章　心　臓

種し高解像度 CMOS カメラを用いて観察した結果，自発的な興奮は臓器全体が同期し，安定して伝播している様子が観察されたが，一部のグループでは，部分的な同期（unsynchronized excitation），あるいはまったく同期せず，各部分が無秩序な興奮（disorganized excitation）を示すものも見られた。

6.3　機能的三次元心筋を構築するための界面活性剤を用いた脱細胞化技術の開発

本来生体心が有している細胞外マトリックスの細胞接着に関わるモチーフが，脱細胞化過程で失われている可能性がある。筆者らは，新規界面活性剤を用いることにより，生体心の構造を損なうことなく脱細胞化マトリックスを作製することに成功した。

図 2 は，細胞洗浄液や保存液としての応用が進められているアルキル基を有する糖と脂肪酸から構成される界面活性剤，ソホロースリピッド（SOFORO®；サラヤ株式会社製，以下 SL）（図 2A：構造式）を用いた脱細胞化実験である。図 2B は，① SDS のみ，② 1%SDS＋0.5%SL，③ 1%SL＋1%SL 群の脱細胞後の実体顕微鏡像である。SDS のみの群は，生体心に比し，脱細胞後の心臓サイズが著明に減少していた。また，Collagen type 1 および type 4 の免疫染色画像では，SDS のみのグループでは，先述の図 1C の所見同様に，細胞外マトリックス蛋白の配向性が著しく損なわれていた一方，SDS＋SL グループでは，collagen 線維の鱗状構造が認められた。また，SDS＋SL 処理においては，残存 DNA は SDS のみによる処理に匹敵するレベルに減少していた。これらの結果から，界面活性剤ソホロースリピッドを用いた脱細胞化方法が，界面活性剤を用いた脱細胞化における新規手法となりうると考えられた（上記は，サラヤ株式会社と大阪大学の共同研究による）。

6.4　脱細胞化工程の評価に利用可能なイメージング技術

用いている脱細胞化技術が至適なものであるかどうかは，細胞を再播種して得られた組織・臓器が移植後に，機能を補うことができているかどうかで最終的な評価が得られる。しかしながら，移植に至る前の段階，すなわち，脱細胞化および再細胞化の段階で一定の解析を行うことも重要である。

これまでは，組織を固定染色あるいは抽出して形態や遺伝子蛋白定量解析を行ってきたが，至適な条件を設定するには膨大なサンプルと時間・労力が必要であり，一定のスクリーニング機能を果たすイメージング技術が求められてきた。その目的を果たすためには，繰り返し解析することが可能で，組織・臓器全体を観察することが可能な技術が求められる。筆者らは，この点を解決するために，非染色・非侵襲で三次元イメージングが可能な OCT（光干渉断層）イメージングを脱細胞化工程の評価に用いている。図 3 は，OCT イメージング（Cell³iMager Estier 株式会社 SCREEN ホールディングス製）で撮像した脱細胞化心臓組織の所見である。図 3A，B および D はそれぞれ，先述の SDS のみおよび SDS＋SL で脱細胞化したサンプルの画像である。図 3C は，SDS のみで脱細胞化した新生仔ラットの脱細胞化心臓画像である。図 2C で示した，細胞外

脱細胞化組織の作製法と医療・バイオ応用

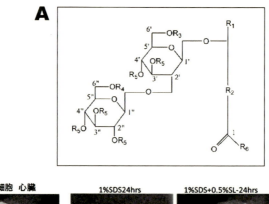

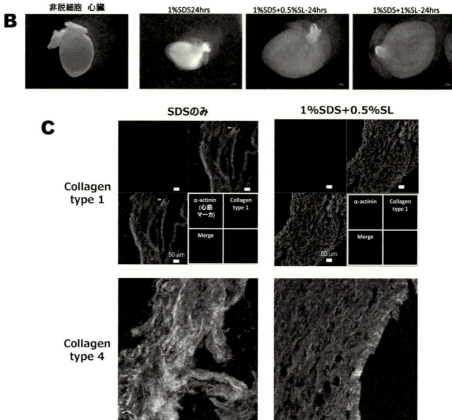

図2 新規界面活性剤を用いた心臓脱細胞化

A：新規界面活性剤ソホロースリピッド（SOFORO®；サラヤ株式会社製）の構造式：アルキル基を有する界面活性剤で，糖と脂肪酸から構成される。細胞洗浄液や保存液としての応用が進められている。B：ソホロースリピッド（以下SL）による新生仔ラット心臓の脱細胞化所見（1% SDSのみによる処理では，脱細胞化心臓の著明な縮小がみられたが，SLを加えた処理では，縮小は観察されなかった）。C：細胞外マトリックス構造の比較（Collagen type 1および4の免疫染色）。SDSのみによる処理群（左）においては，マトリックス線維の蛋白の凝集が生じているが，SL添加群（右）においてはマトリックス線維の鱗状構造が保持されている。

第3章 心　臓

マトリックス線維の配向性が著しく乱れていることがわかる。一方，図3E～Gに示すSDS+SLで脱細胞化を行ったサンプルでは，マトリックス線維の配向性が保持されている。本イメージング技術は，ライブセル（細胞が生きた状態）で，染色を施すことなく，繰り返し撮像することが可能であり，脱細胞化に続いて再細胞化の評価においても有用であると考える。今後，脱細胞

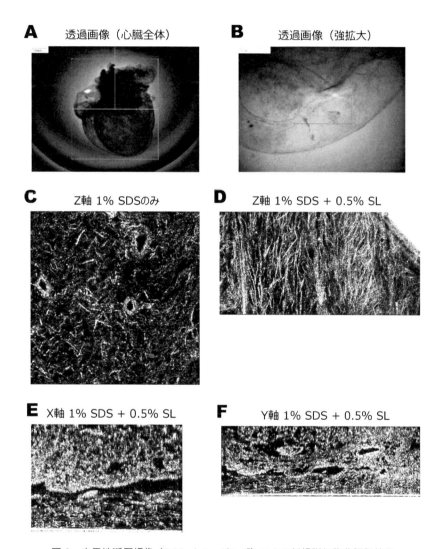

図3　光干渉断層撮像（OCTイメージング）による新規脱細胞化評価技術
AおよびB：脱細胞化後心臓の透過画像。C：OCTイメージングによる細胞外マトリックス画像（Z軸；新生仔ラット心1%SDSのみによる脱細胞化処理後）。細胞外マトリックス蛋白の錯綜配列が観察される。D：OCTイメージング（Z軸；新生仔ラット心1% SDS+0.5% SLによる脱細胞化処理後）。マトリックス蛋白の線維配向性が保持されている状態が観察されている。EおよびF：DのX軸およびY軸画像。X-Y-Z軸画像から三次元構造を評価することが可能。A～Fとも，Cell^{3}iMager Estier（株式会社SCREENホールディングス製）による画像。

化・再細胞化にさまざまなイメージング技術の応用が期待される（上記は，株式会社 SCREEN ホールディングスと大阪大学の共同研究による）。

謝辞
　本章に記載されている研究成果の一部は，JSPS 科研費（課題番号 26293188, 18H03517）の助成を受けたものです。また，図 2・図 3 の成果はサラヤ株式会社および株式会社 SCREEN ホールディングスとの共同研究により得られたものです。
　研究に参加・協力いただいたすべての関係者および関係機関の皆様に心から感謝いたします。

文　　献

1) 日本心臓移植研究会，日本の心臓移植レジストリ 2018
2) T. Yamaguchi *et al.*, *Nature*, **542**, 191（2017）
3) M. M. Mohiuddin *et al.*, *Nat. Commun.*, **7**, 11138（2016）
4) T. Ueno *et al.*, *Circ. J.*, **80**, 1041（2016）
5) H. C. Ott *et al.*, *Nat. Med.*, **14**, 213（2008）
6) T.-Y. Lu *et al.*, *Nat. Commun.*, **4**, 2307（2013）
7) H. Yasui *et al.*, *Biomaterials*, **35**, 7839（2014）

第4章　他家脱細胞気管を用いた気道再建

渕本康史*

1　はじめに

　気管の再生においては人工気管，ハイブリッド型人工気管，自己代用組織などによる気管再生の研究が行われてきたが，現在までに満足のいく結果は得られていないのが現状である。

　1994年にVacantiらによって組織工学による気道再生研究が報告された[1,2]。生分解性polyglycolic acidメッシュに軟骨細胞を播種し，免疫不全マウスの皮下に移植することで軟骨再生を行った。その後，Kojimaらがヒツジ（大動物）を使用して同様の研究を行ったが，円筒状再生気管の長期生存例は得られなかった。2004年にMacchiariniらは患者の横紋筋肉細胞と線維芽細胞をブタの近位空腸を脱細胞化したコラーゲンマトリックスの足場に播種し，患者の気管壁にパッチ移植して閉鎖したと報告しているがこれが世界初の再生気管の臨床応用である[3]。2005年にはOmoriらが非生分解性ポリプロピレンメッシュとコラーゲンスポンジによる足場を開発し，周囲からの自己線維芽細胞と粘膜上皮細胞の遊走による，自己組織置換型人工材料により甲状腺癌術後の気管欠損部の気管再生に成功している[4]。2008年には前述のMacchiariniらが脱細胞化した屍体気管に患者の粘膜上皮細胞と間葉系幹細胞を播種した再生気管を移植した[5]この症例が円筒型再生気管の初めての臨床応用例である。しかし，この治療を受けた8人の患者のうち7人が死亡し，1人が経過不明とされており，Macchiariniらの方法の安全性ならびに倫理性の問題が呈された[6〜8]。このことを受けて権威ある英医学誌は研究不正として同誌に掲載された2報の論文を撤回した。一方，Delaereらは，屍体気管を患者の上肢に移植して気管と血流ができるまで免疫抑制剤を長期投与し，血管柄付き気管グラフトで気道再建を行う方法を報告し，期待されている[9]。

2　高圧脱細胞他家気管のパッチ移植による気管再建研究

　先天性声門下狭窄，先天性気管狭窄症や重症新生児疾患の長期気管挿管による気管切開チューブ抜去困難症に対して自家肋軟骨を使用してパッチグラフトによる治療が知られている[10〜12]（図1）。しかし，自家肋骨を採取する苦痛や十分なサイズを採取することが困難な場合があることを考えると他家気管（脳死気管）を用いてのパッチ移植が考えられる。しかし，他家移植では，拒絶反応の危険があるために，我々は他家気管を高圧脱細胞化した気管パッチ移植の研究を行って

---

*　Yasushi Fuchimoto　国際医療福祉大学　医学部　小児外科　主任教授

脱細胞化組織の作製法と医療・バイオ応用

いる[13,14]。同種の脱細胞気管組織は自然な生体組織に近く，三次元構造をもつ生物学的な足場となる。脱細胞気管をパッチ移植することで，気道狭窄の内腔を拡げ，患者の生命予後を著しく改善できる可能性がある。

成長期の幼若ブタを使用し，脱細胞気管パッチグラフトを使用して気道狭窄部の内腔を拡張することで，気管再建を行い，移植気管の生着および修復部位の成長を評価した。難治性気道狭窄患児の生活の質（QOL）を改善することを目標として研究を行っている（図2）。

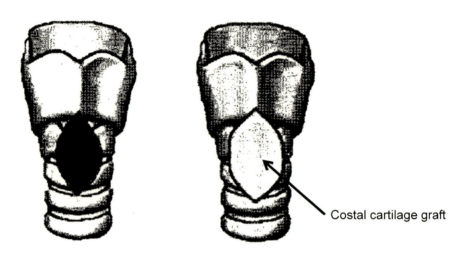

図1　声門下狭窄症に対する自家肋軟骨パッチ移植

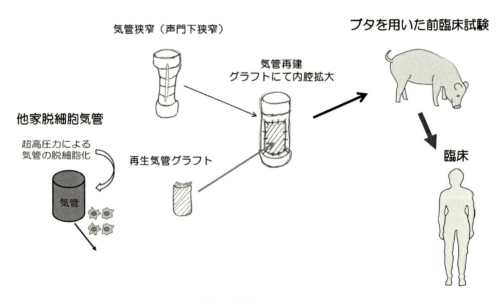

図2　研究のスキーム

第 4 章　他家脱細胞気管を用いた気道再建

2.1　研究対象，方法
2.1.1　脱細胞気管の作製
　ブタ摘出気管を国立循環器病研究センターの山岡哲二生体医工学部長らが開発した超高圧力下（980 MPa, 10 分）に置いた後，DNase 処理を経て脱細胞化気管を作製した（詳細は別章参照）。

2.1.2　脱細胞気管の DNA 量の測定
　脱細胞化または新鮮な気管組織からの DNA 量（各 20 mg）を DNeasy Blood & Tissue Kit（Qiagen, Valencia, CA, USA）を用いて単離した。次に，分光光度計（SP-3000 ナノ；OPTIMA INC., 東京，日本）を用いて 260～300 nm の間の吸光度の差を吸収係数 $50/\mu g/cm$ で測定することにより全 DNA 含量を測定した。

2.1.3　実験モデル（パッチグラフト手術）
　全身麻酔下にて 5 週齢のブタ（体重約 7～10 kg）の頸部を切開し，気管の 1/3～半周を切除し，脱細胞化気管をパッチグラフトとして 4-0 PDS 縫合糸にて縫合し気管孔を塞いだ（図 3）。術後，縫合不全，皮下気腫や呼吸不全などの有害事象は出現しなかった。最長 12 か月まで飼育し経過観察を行った。

2.1.4　気管支鏡ならびに組織学的検討
　移植後 5 週，11 週，6 か月，12 か月で，気管支鏡による評価，摘出気管の肉眼的観察による封鎖の完全性や狭窄度の評価，病理組織評価を行っている。対照として脱細胞処理をしていない新鮮気管（非脱細胞化気管）をパッチグラフトとして使用した。

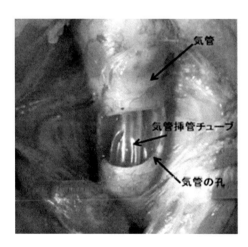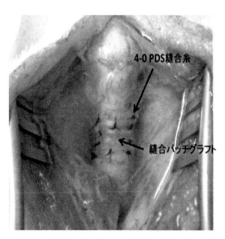

図 3　気管パッチグラフト移植
全周の約 1/3～1/2 を切除してから吻合を施行。

2.2 結果
2.2.1 脱細胞気管のDNA量

吸光度によるDNA量測定では非脱細胞気管組織からの抽出物中に260 nmに明白な吸光度ピークがあり、DNAの存在を示しているが、脱細胞化気管組織からの抽出物中には実質的にピークが観察されなかった（図4）[15]。

2.2.2 気管支鏡ならびに組織学の経時的評価

移植後5週では非脱細胞化気管移植（以下、非脱細胞）では拒絶反応によると見られる軟骨周辺組織への著しい単核球浸潤を認め、気管軟骨内部に破壊ならびに石灰化を認めた。これに対し脱細胞気管（以下、脱細胞）では周囲組織への単核球浸潤は軽微で移植軟骨は全く正常であった（図5）。さらに移植後11週後には非脱細胞では移植気管軟骨の破壊が進んでいるのを認めた。しかし脱細胞では移植後11週も移植気管軟骨の破壊は見られず、移植気管の下層には切離断端から自家再生軟骨が延びてきて、その内腔は自家線毛上皮で裏打ちされていることが確認できた（図6）。

移植後6か月の気管支鏡所見では、非脱細胞では内腔の狭小化がすすんでおり、パッチ移植による土手のような構造が目立つようになっていた。これに対して脱細胞では、移植したグラフト片部で僅かに狭小化が見られるが、内腔の開存は非脱細胞に比較して明らかに良好であった（図7）。

移植後6か月のHE染色による病理所見では、脱細胞では移植気管の内腔を裏打ちするように再生軟骨が顕著に認められた（図8、四角）。また非脱細胞にもこの再生軟骨の所見がわずかで

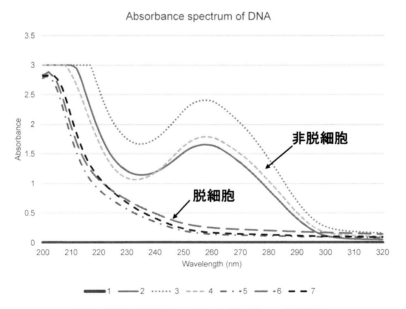

図4　DNAの吸光度スペクトル（脱細胞 vs 非脱細胞）

第 4 章　他家脱細胞気管を用いた気道再建

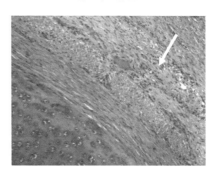
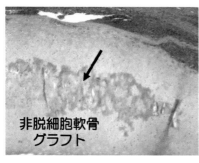
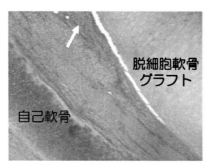

図 5　移植後 5 週の病理所見
白矢印：リンパ球浸潤，黒矢印：グラフト軟骨内部の破壊。非脱細胞では軟骨周囲の著名なリンパ球浸潤を認め，脱細胞ではリンパ球浸潤は軽微である。

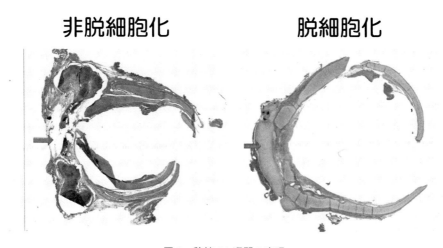

図 6　移植 11 週間の病理
非脱細胞ではほぼグラフトは破壊され，脱細胞では移植時の変化なく存在。矢印：移植気管グラフト

脱細胞化組織の作製法と医療・バイオ応用

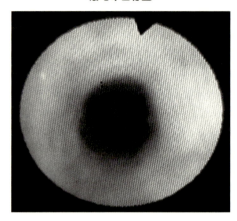

図7　移植後6か月の気管支鏡所見
非脱細胞では狭窄が強いのに比較して脱細胞では僅かな狭窄がみられる程度である。

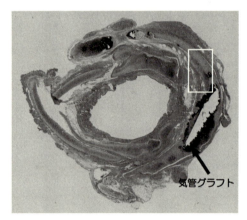
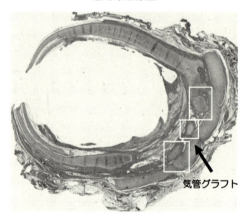

図8　移植後6か月の病理組織所見
非脱細胞では気管グラフトの破壊と内腔の著名な狭小化を認める。脱細胞では
気管グラフトは構造の変形もなく存在し，その内面（下層）に再生軟骨の伸長を
認める（四角で囲んだ部分）。この再生軟骨は非脱細胞にも僅かに認められる。

はあるが，認めた。この部位は免疫染色にて Ki-67 陽性であり，増殖性が強く再生軟骨に矛盾しない結果であった（データ非表示）。

　移植後12か月の病理所見に関しては脱細胞では，レシピエント気管からの軟骨細胞がドナー気管の内腔を裏打ちするように伸びている所見が明らかになった。これはレシピエント気管の断端から新しい軟骨が再生し伸長していた（図9）。以上より，5週，11週，6か月と同様に脱細胞

第4章 他家脱細胞気管を用いた気道再建

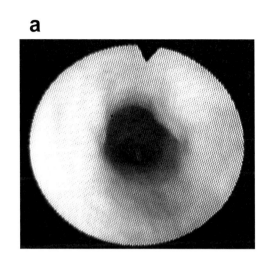
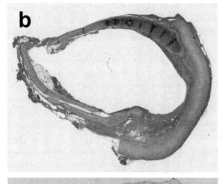
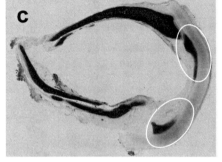

図9　脱細胞移植後12か月後の気管支鏡所見・病理所見
a) 気管支鏡にて僅かに内腔の狭小化を認める。b) HE染色による病理では移植グラフトはほぼ正常でその内面を再生軟骨が伸長している。c) トルイジンブルー染色にてこれは再生軟骨が確認され，さらに再生軟骨周辺部のグラフト気管もトルイジンブルーに淡く染まっている（丸で囲んだ部分）。

気管パッチは12か月経っても変化なく，パッチの裏側（腹側）に沿って，レシピエント由来と考えられる新生軟骨や粘膜がはってきているのが観察された。

2.3 考察

　小児の気管再建の問題点の一つにその複雑な構造と成長がある。我々の研究では離乳直後のブタを用いて脱細胞気管パッチモデルを作製した。ブタはいずれも呼吸障害などの有害事象を示さずに成長し，内視鏡での定期観察では正常気管に比べると脱細胞は僅かな狭小化をしているものの非脱細胞より内腔は明らかに保たれていた。病理組織標本では非脱細胞グラフトは拒絶反応が強く，軟骨の破壊が進んでいた。しかし脱細胞グラフトでは破壊は起こっておらず，拒絶反応が非常に乏しいことが示唆された。さらに興味深いことにレシピエントの気管軟骨から新生軟骨が生じており，これは脱細胞で非脱細胞に比較して顕著であった。脱細胞気管は細胞分化・誘導における局所環境を提供する最適な足場となりうるものと考えられた。

　この研究ではグラフトソースとして他家気管を想定しているので，臨床では屍体気管を使用する必要があるが，他人（同種）の気管では拒絶反応の問題が起きてくる。そのために高圧脱細胞化を気管に行った。パッチ移植研究の結果から脱細胞グラフトと非脱細胞グラフトの病理所見を

比較すると明らかに脱細胞では拒絶反応が抑制されていた。実際，DNA量測定から脱細胞では非脱細胞と異なり，DNA量がほぼない結果が得られた（図4）。すなわち細胞の核の消失が起こっているためと考えられた。移植研究で脱細胞では非脱細胞に比較して明らかに拒絶反応が抑制される結果となったのは，高圧脱細胞化によりDNAが消失し，そのために細胞傷害性CD8 T細胞のターゲットであるMHCのクラスⅠ（細胞の核）の消失が起こり拒絶反応を免れた可能性が推察された。

このような再生軟骨の裏打ち理論を本研究で提唱することができたが，いくつか不明な点がある。当初，脱細胞気管は足場となっているのみで次第に自家（レシピエント）由来の軟骨細胞に置き換わっていくことを期待していた。しかし，脱細胞グラフトは吸収されずに足場としてその内腔（下層）で周囲のレシピエント由来の軟骨を刺激して再生軟骨を作りあげる現象が確認された。しかし，左右の自家軟骨が伸長して接着し，全周性軟骨形成を作りあげるためには長期間必要で，その間，気管軟骨グラフトが十分な気管としての強度を保つ役割を果たしてくれることが予想された。一方，小児の場合は気管の成長も起こるが，長期間，移植部分にグラフトが残りその部分の狭窄が起こる可能性は否定できない。さらなる長期間の観察研究が必要である。

2.4 将来の展開

現在，本研究での臨床応用は屍体気管を脱細胞化して使用することを考えている。しかし，本邦では屍体気管の入手は困難で海外より入手する必要がある。京都大学iPS細胞研究所の妻木らはヒトiPS細胞から軟骨組織を作る方法を開発した[16,17]。また最近，国立成育医療研究センターの梅澤らはヒトES細胞から軟骨組織の作製に成功した（personal communication）。これらの技術を応用して，将来的にはES細胞やiPS細胞といった他家由来の多能性幹細胞から軟骨を製造し，脱細胞化して気管軟骨パッチグラフトとして臨床応用することを考えて研究を進めている。

文　　献

1) C. A. Vacanti et al., *J. Pediatr. Surg.*, **29** (2), 201, discussion 4-5 (1994)
2) C. A. Vacanti and J. Upton, *Clin. Plast. Surg.*, **21** (3), 445 (1994)
3) P. Macchiarini et al., *J. Thorac. Cardiovasc. Surg.*, **128** (4), 638 (2004)
4) K. Omori et al., *Ann. Otol. Rhinol. Laryngol.*, **114** (6), 429 (2005)
5) P. Macchiarini et al., *Lancet*, **372** (9655), 2023 (2008)
6) P. R. Delaere and D. Van Raemdonck, *J. Thorac. Cardiovasc. Surg.*, **147** (4), 1128 (2014)
7) D. Cyranoski, *Nature*, **521** (7553), 406 (2015)
8) P. Macchiarini, *Lancet*, **387** (10016), 339 (2016)
9) P. Delaere et al., *N. Engl. J. Med.*, **362** (2), 138 (2010)

10) R. Cotton, *Ann. Otol. Rhinol. Laryngol.*, **87** (5 Pt 1), 649 (1978)
11) R. T. Cotton *et al.*, *Laryngoscope*, **91** (2), 221 (1981)
12) R. T. Cotton, *J. Pediatr. Surg.*, **19** (6), 699 (1984)
13) S. Sakakibara *et al.*, *J. Artif. Organs*, **17** (2), 169 (2014)
14) A. Mahara *et al.*, *J. Artif. Organs*, **18** (2), 143 (2015)
15) M. Ohno *et al.*, *Pediatr. Surg. Int.*, **33** (10), 1065 (2017)
16) A. Yamashita *et al.*, *Nature*, **513** (7519), 507 (2014)
17) A. Yamashita *et al.*, *Stem Cell Reports*, **4** (3), 404 (2015)

第5章 肺における脱細胞化組織骨格を利用した臓器再生研究

土谷智史*

はじめに

　肺は，極めて薄い肺胞壁とそれを取り巻く毛細血管からなる肺胞が数億も集まって構成され，呼吸による動的な構造変化に耐える伸縮自在な臓器であることから，他の臓器と比較して3次元構築へのハードルは高い。脱細胞化組織骨格は，生来の組織構造とマトリックス構成を持つため，自然な構造そのものが重要な肺の再生に最適な素材となる。本章では，脱細胞化組織骨格を利用した肺の3次元構築法の原理を提示し，その他の肺再生手法に対する利点，現在直面している課題，新しい脱細胞化用界面活性剤や疾患モデルの作製などの新展開について述べたい。

1 脱細胞化組織骨格を使用した肺の3次元構築法

　"自然な形態を持った臓器構造を得る"という課題を解決できる手法として，生物が持っている臓器の細胞成分のみを除去して脱細胞化し，臓器骨格を得る方法が考えられた。脱細胞化した臓器骨格を正常な細胞で再細胞化できれば，自然な構造を持つ再生臓器を創出することが可能となる。この手法は肺の再生において特に有用である。なぜならば，肺は呼吸による伸縮が途切れのなく続いている動的臓器であり，さらに呼吸という機能を維持するためには，気道から肺胞構造への連続性が担保されていなければならない。言い換えると，肺はその構造自体が機能を左右するという特性を持つ。そのため，肺の臓器再生には"自然な構造を持つ肺そのもの"を再構築しなければならず，その点で脱細胞化組織骨格は最適であるといえる。

1.1 肺の解剖とこれまでの肺の3次元構築法

　肺は大きく気道と肺胞で構成され，気道は気管から肺胞嚢まで16～20回の分岐を繰り返す。気道は最終的に直径2 mmの呼吸細気管支となり数億個の肺胞に到達する。肺胞は直径200～500 μmのおよそ4～7億個からなる中空のブドウの房構造を取っており，毛細血管は8 μm径程度で肺胞壁細胞の厚さは1 μm以下である。さらに肺胞基底膜は0.2 μm程度と極めて薄く，肺胞腔と毛細血管を隔ててガス交換を行っている。またガス交換には呼吸運動が必要で，横隔膜や肋

---

*　Tomoshi Tsuchiya　長崎大学　大学院腫瘍外科　准教授；東京理科大学
　　　　トランスレーショナルリサーチセンター　客員准教授

第 5 章　肺における脱細胞化組織骨格を利用した臓器再生研究

間筋などの呼吸筋による呼吸運動によって，肺胞中の空気が出し入れされている。そのため，再生肺を創出する場合，胸郭の中にフィットする形態と空気の出し入れを妨げない適切な弾性を持つ組織構成を構築しなければならない。これらの形態と構造のハードルから，肺は再生に関して最も困難な臓器であると考えられる。

　これまで幾つかの肺の 3 次元構築の試みがなされてきた。組織工学的には，部分的に肺の構造を模倣した Lung-on-a-chip や Tiny plastic lung などが作製され，肺の機能が実験室レベルで研究されてきた[1]。この機構はチップ内の小管腔を小孔の空いた隔壁で二分し，一方を肺胞上皮，もう一方を血管内皮で覆って，それぞれ気流と血流を流すことで肺の微細構造をシミュレートしている。再生医学的には，機能的な上皮構造を形成可能な 3 次元オルガノイド培養法が開発された。気道上皮のオルガノイドは，マトリゲル内で培養することにより基底細胞から気道粘膜上皮の構造を 3 次元的に再構成可能である[2,3]。肺胞上皮のオルガノイドは，II 型肺胞上皮細胞と間葉系細胞でマウス肺胞上皮オルガノイドが[4]，ヒト多能性幹細胞由来の肺胞上皮前駆体細胞とヒト胎児肺線維芽細胞からヒト肺胞上皮オルガノイドが作製されている。またオルガノイドを生きている動物の体内で "臓器の芽 (Organ bud)" として成長させて臓器を作製する手法も考えられているが，現時点では臓器のサイズはまだ小さく，呼吸機能を持たせることはできない[5]。このように，部分的に肺を創出する再生研究は，実用化には程遠い段階である。

1.2　脱細胞化組織骨格を使用した肺の 3 次元構築法の原理とその優位性

　前述したように，分岐する微細な肺胞および血管構造と，適切な弾性と形態を保持する再生肺の創出には，脱細胞化された臓器骨格を再細胞化する手法が，現時点では唯一，可能性のある手段であると考えられる。

　組織の脱細胞化法には凍結融解，超高圧力，超音波などの物理的手法，アルカリや界面活性剤などの化学的手法，トリプシンなどの酵素による手法などさまざまな方法が報告されているが[6]，臓器の脱細胞化では，血管から界面活性剤を注入する方法が主流となっている。肺においては，2010 年に Petersen ら，続いて Ott らが同手法でラット肺を脱細胞化し，気管から胎児肺細胞，肺動脈からラット毛細血管内皮細胞を注入してバイオリアクター内で 3 次元培養し，再生肺を創出した[7,8]。特筆すべきは再生肺を移植し，一時的であれ生体内でガス交換能が証明できたことである。その後，米国を中心とした施設から，次々に肺の脱細胞化，再細胞化に関する報告がなされてきた。

　私たちはラットモデルで肺再生の研究を続けているが，Yale 大学で行われてきた，簡単なボトルを組み合わせた脱細胞化システムを採用している。図 1A にあるように，バイオリアクター内で肺動脈から脱細胞化液を灌流し，肺静脈から流出する廃液を廃棄しながら，500 mL のボトル内で脱細胞化が完遂可能である。その後，肺動脈および静脈より血管内皮細胞を，気道から気道上皮細胞を播種し，1 週間程度の 3 次元培養で再細胞化を行って再生肺を創出する。一方で，肺は血管系と気道系の 2 系統から灌流可能な臓器であるため，図 1B にあるように，一方向弁を

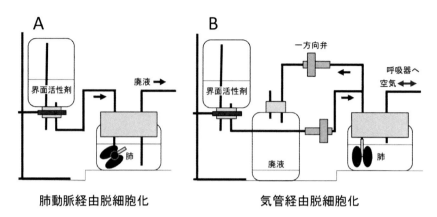

図1　異なる経路からの脱細胞化手法

使用することによって気道からも脱細胞化可能である[9]。私たちが開発したこの手法は，バイオリアクター内に設定した量の陽圧，陰圧をかけて気道からオートマチックに脱細胞化液を出し入れするもので，出し入れの時間を設定することで，脱細胞化終了時間が計算できる利点がある。一方で，血管からの脱細胞化に比べてより強い脱細胞化作用があるため，今後より詳細な設定が必要である。

2　脱細胞化組織骨格を使用した肺再生法における課題

臓器再生研究において，自然な構造を持つ臓器を創出可能なブレイクスルーとされた本手法であったが，さまざまな取り組みから，多くの課題が明らかになった。

2.1　脱細胞化時の細胞外マトリックスの障害と，新しい天然由来の脱細胞化溶液の開発

本手法による肺再生の一つ目の問題は，脱細胞化手法そのものによる細胞外マトリックス（Extracellular matrix：ECM）の障害である。創出したラット再生肺を移植したところ，再生肺は数時間で機能不全となる。原因としては，脱細胞化溶液そのものがECMに障害を与え基底膜のような繊細な膜構造を破壊すること，十分に再細胞化されていない部分から出血や血栓形成が起きることなどが考えられている。脱細胞化に用いる界面活性剤には，CHAPS溶液，SDS溶液，Triton X-100/SDC溶液などがあるが，界面活性剤を使用した肺脱細胞化組織骨格では，ECMのコラーゲンの減少は30％程度と比較的保たれるが，エラスチンは60％程度，グリコサミノグリカンは90％も減少する[10]。ECMは組織保持の働きの他に，残存する成長因子などの蛋白が細胞の分化や動態に直接関与するため，よりECM障害が少ない脱細胞化法を開発する必要がある。

私たちの研究グループでは，自然界に存在する脂肪酸由来の界面活性剤であるラウリル酸カリウムの脱細胞化能を検討した（図2）。ラウリル酸はミルクやココナッツオイル，ヤシ油などを

第5章　肺における脱細胞化組織骨格を利用した臓器再生研究

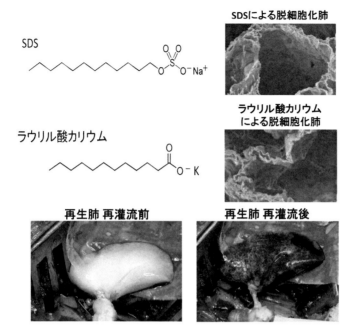

図2　ラウリル酸カリウムによる肺脱細胞化と再生肺移植

筆頭に，食品に含まれる脂肪酸の約半分量を占め，さらに安価であり毒性はないため石鹸やシャンプーの素材として使用されている。ラウリル酸カリウムはSDSと同じ長さの疎水基を持つため，界面活性力は同等であると予想された。結果として脱細胞化能をSDSと比較した場合，細胞成分の除去能は同等であるにもかかわらず，ECMのダメージは殆ど認められなかった。ラウリル酸カリウムは，生物由来であるため組織内に残留していても問題にならず，自然な状態の線維束が脱細胞化骨格表面に残存しているためか，細胞接着がより促されるという特徴がある。この脂肪酸由来の界面活性剤は他の界面活性剤より性能，安全性ともに優れており，心臓弁や生体膜など，医療材料の脱細胞化全般に使用できる可能性が高い。

2.2　再細胞化に使用する細胞

　もう一つの問題は，どのような細胞の組み合わせが再細胞化に最適であるかという点である。組織学的に，気道上皮は偽重層構造をした気道上皮細胞に覆われ，線毛細胞，杯細胞（粘液細胞）から構成されている。さらに末梢の呼吸細気管支では杯細胞が消失し，クララ細胞が出現する。基底膜付近には気道上皮の維持や修復に寄与している基底細胞（Basal cell）が存在する[2]。また気管支の分岐点には神経内分泌細胞があり[11]，細気管支以降の細い気道には，杯クラブ細胞と呼ばれるドーム型の分泌細胞が顕著に観察される[12]。肺胞では，Ⅰ型肺胞上皮細胞，Ⅱ型肺胞上皮細胞，脂肪線維芽細胞，筋線維芽細胞，血管内皮細胞，血管周皮細胞，肺胞マクロファージなど数十種類に及ぶ細胞が存在する。また肺を覆う胸膜は，単層の中皮細胞とその直下の少量の結合

組織で構成される。

　これらの細胞を全て脱細胞化肺に播種する手法として，私たちはラット胎児あるいは新生児肺を細断して得た肺細胞の全てを使用している。興味深いことに，その手法では肺細胞は自分のいるべき場所にホーミングして，通常の肺と類似した形態を示した。しかし実臨床では，自分の肺を細断して大量の細胞を採取し，新たな肺に入れるということは不可能であるため，これまでⅠ型肺胞上皮細胞，Ⅱ型肺胞上皮細胞，胚性幹細胞（Embryonic stem cells：ES 細胞），Induced pluripotent stem cells（iPS 細胞），間葉系幹細胞，KRT5$^+$TP63$^+$ Basal epithelial stem cell など，さまざまな種類の細胞が試されてきた。iPS 細胞は，自己の細胞から作製可能で，理論上は無限に増殖可能であるため，"自己の肺の再生" に非常に有力な cell source であると考えられる。肺再生時にこれらの細胞を，どのような組み合わせでどのタイミングで再細胞化に使用するかは，今後の重要な課題である。

2.3　臓器の成熟

　また，バイオリアクター内でより成熟した再生肺を作製するには，多くの成長因子が必要であると考えられる。例えば，iPS 細胞から肺胞上皮前駆細胞への分化は，Activin A，SB431542，NOGGIN，EGF，FGF10，KGF，WNT3a などが必要である[13]。一方，使用する細胞そのものからも多数のサイトカインが産生されており，使用する細胞の組み合わせによって，ある程度の肺の成熟は可能かもしれない。また，副腎皮質ホルモンや，レチノン酸なども肺の成熟に必要であることも示されており，これらさまざまな因子のどれが必須かは，今後の研究で解明されていくことになる。

　物理的刺激（メカニカルストレス）によっても，細胞の分布や ECM 産生が修飾され，肺の成熟が促される。ヒト胎児は 10 週から呼吸様の動きを開始し "胎児呼吸" と呼ばれているが，胎児呼吸のない状態では，肺は低形成や無形性を引き起こす。間欠的力学的伸展運動（Intermittent mechanical stretch：IMS）は，胎児性呼吸のシミュレーションとして使われ，動物モデルでは胎児肺の線維芽細胞や上皮細胞の細胞増殖と DNA 産生を刺激し，Ⅱ型肺胞上皮細胞からのサーファクタントプロテインの産生を刺激する。さらに IMS は，胎児ラット肺細胞の ECM の合成や分泌を明らかに促すとともに，それを分解する Matrix metalloproteinase の遺伝子発現や活性に影響を与えず，再生には有利に働くと考えられる。臓器の物理的特性に沿ったメカニカルストレスを加えられる，より洗練された動的バイオリアクターの開発が必要である。

2.4　Air-blood barrier（ABB）

　前述したが，肺は数億個の肺胞からなる特異な解剖学的特徴を持つ。その肺胞壁はわずか 1 μm 以下の厚さであるが，その中に Alveolar epithelial barrier と Lung endothelial barrier の 2 つのバリアが存在し，この 2 つをまとめた Air-blood barrier（ABB）は，血管透過性と線維化に深く関与している[14]。そのため，2 つのバリアの破綻や形成不全は，容易に間質や肺胞内への血

第5章 肺における脱細胞化組織骨格を利用した臓器再生研究

液成分の漏出を起こし，肺の浮腫や肺水腫を引き起こして，呼吸不全につながる。よって再生肺においても破綻のない ABB を構築することが，肺機能を維持するために重要である。

Alveolar epithelial barrier は，肺胞腔内にある肺胞サーファクタントなどの蛋白や，その溶質を肺胞腔内に保持し透過させないために重要である。溶質の漏れの主な原因は細胞間の隙間であり，Ⅰ型肺胞上皮，Ⅱ型肺胞上皮間の Tight junction が透過性を左右するとされる。また Lung endothelial barrier を構成する肺胞毛細血管の内皮細胞同士の接着についても Cadherin が Tight junction を形成しているが，加えてその外側を平滑筋細胞（Smooth muscle cell：SMC）や周皮細胞（Perycite）が覆い，引き締めることで，血管を成熟させて血液成分の漏出を防いでいる[15]。この Endothelial barrier の破綻のない成熟した肺血管網を構築するため，私たちの研究グループは Perycite に着目してきた。皮下から採取したラット脂肪由来間葉系細胞（Adipogenic stromal cell：ASC）とラット毛細血管細胞を同時に脱細胞組織骨格に播種すると，ASC は Pericyte に分化して血管を取り囲み，移植した再生肺の肺胞内出血が抑制された[16]。さらに ASC の同時投与は血管内皮細胞のアポトーシスを妨げ，細胞のターンオーバーを抑制して安定状態に近づけていることが示唆された。血管新生の活発な状態では組織改築が進んで微細構造も変化すると考えられるため[17]，再細胞化後はできるだけ静止状態に保つことが重要であり，そのためには未分化な細胞で再細胞化して分化成熟させるよりは，むしろ分化した細胞を播種してすぐに静止状態を誘導した方が，より自然に近い再生肺が創出できると推測される。

今後，呼吸器の形成や上皮細胞の運命決定に重要な Notch シグナルや Tight junction に関わる遺伝子発現などの解析，デキストランや血球大のマイクロビーズを灌流させた ABB の漏出実験，再生肺の酸素化能の測定などによる ABB の整合性の証明などが，再生肺の品質の保証に必要になると考えられる。

2.5 使用する組織骨格の動物種と免疫原性

脱細胞化組織骨格を用いた臓器再生には，ドナーとなる動物種の選定が非常に重要になる。選定にあたっては，①サイズがヒトの肺に近い，②臓器が多く手に入る（動物種として多産である），③倫理的問題が少ない，などの要因が重要となってくる。Discordant animal（遺伝子形質が不一致の動物）であるブタは，上記を満たし，また心臓弁や人工皮膚などの実臨床に使われている実績もあるため，生体材料として最も敷居が低い動物種であるといえる。最近，Nichols らは免疫抑制を行っていないブタの左肺を全摘出して脱細胞化し，自己の摘出肺から抽出した血管由来の細胞，気管気管支の細胞で再細胞化した[18]。さらに血管新生を助ける間葉系細胞（Mesenchymal stromal cell：MSC）と組織修復に寄与するとされる M2 マクロファージを加えてバイオリアクター内で30日間培養を行った。その再生肺は左主気管支のみしか吻合されなかったが，拒絶はなく1か月までは肺内の含気が観察でき，側副血行路が再生肺まで流入してくることが分かった。生存したブタで2か月まで肺胞や細気管支の成長が認められ，今後の指標になる研究結果である。

ブタの組織などをヒトに移植する異種移植では，哺乳類の移植片細胞表面に大量に発現しているα-gal抗原（α-galエピトープ）を，ヒトに存在する自然抗体である抗α-gal抗体（anti-Gal antibody）が認識することで，超急性免疫拒絶が起こる。しかし私たちの研究グループで，ラット肺脱細胞化組織骨格をヒト血管内皮細胞とASCで再細胞化したところ，脱細胞化でいったん減少したプロテオグリカン含有量は再細胞化で再増加し，また超急性拒絶の標的となるα-gal抗原は，再細胞化でほぼ消失した（投稿中）。ECMは細胞によって産生されることから，異種の組織骨格でもヒト細胞で再細胞化することによって，ヒト仕様に再構築される可能性がある。

3 再生肺利用の新しい展開

さまざまな取り組みによって，本手法による再生肺の肉眼像や病理像は正常肺に近づいてきたものの，機能面においては全くの未完成で臨床応用はできない。そのため，新しい展開として，私たちの研究グループでは世界に先駆けて再生臓器による疾患モデルの開発を進めている。ラット脱細胞化組織骨格を再細胞化することによって作製した小型再生肺は，癌や慢性疾患などの実験モデルとして応用可能である。

3.1 小型ヒト肺による癌疾患モデルの作製

脱細胞組織骨格を利用した再生肺は，ラット脱細胞化組織骨格をヒトの細胞で再細胞化させることによって，小型のヒト再生肺の創出が可能である。その小型肺を使用すれば，今までにない，新しい*ex vivo*での癌研究のモデルが創出できる（図3）。

特に癌の生着や進展には，癌の周囲環境である組織マトリックスが重要な影響を与えるため，この再生肺での研究モデルでは，培養皿やゲル上では観察できないさまざまな現象が捉えられると予想される。また，バイオリアクター内で抗癌剤や成長因子，栄養素の有無などの外的要因を容易に調整できることも特徴で，それら外的要因への正常細胞と腫瘍細胞との影響の差を比べることも容易に行える。さらに多光子顕微鏡を用いたライブイメージングなどで同モデルをリアルタイムに観察することで，ごく短時間でしか観察できない透明化臓器と比較して，数日から数週間の長いスパンで癌の進展や抗癌剤の抗腫瘍効果を観察できる。以上のような特徴から，このモデルは新たな抗癌剤のスクリーニングシステムへ発展できる。

このモデルは癌研究に限らず，COPDなど他の肺疾患の研究や，その延長として他の脱細胞化臓器での疾患研究など，さまざまな分野で新しい実験手法に発展する可能性がある。またバイオリアクター上でメカニカルストレスを加えることによる生理学的な研究や，再生肺上で数種類の細胞の相互関係を明らかにする細胞学的な研究も行うことが可能である。よって再生臓器そのものが，今までにない新しい研究用材となる可能性を秘めている。

第5章 肺における脱細胞化組織骨格を利用した臓器再生研究

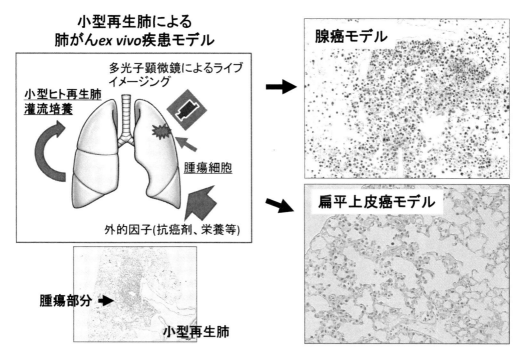

図3 小型再生肺による肺がんモデルの創出

おわりに

肺に関しては,脱細胞化 - 再細胞化法が自然な形態を維持したまま臓器再生できる,唯一の方法であろうと考えられるが,残念ながら小型動物でさえも移植可能な臓器を創出できるレベルには達していない。しかしながら,今後,発生学を含む生命科学,材料工学,流体力学,生理学など,さまざまな方面からの集合知によって,少しずつではあるが新しい知見がもたらされ,着実に実現への道を歩んでいくものと考えている。

文　献

1) D. Huh, B. D. Matthews *et al., Science,* **328**, 1662 (2010)
2) J. R. Rock, M. W. Onaitis *et al., Proc. Natl. Acad. Sci.,* **106**, 12771 (2009)
3) S. Konishi, S. Gotoh *et al., Stem Cell Rep.,* **6**, 18 (2016)
4) C. E. Barkauskas, M. J. Cronce *et al., J. Clin. Invest.,* **123**, 3025 (2013)
5) 小林英司,日本外科学会雑誌, **119** (4), 381 (2018)
6) T. W. Gilbert, T. L. Sellaro *et al., Biomaterials,* **27**, 3675 (2006)
7) T. Petersen, E. Calle *et al., Science,* **329**, 538 (2010)

8) H. C. Ott, B. Clippinger *et al., Nat. Med.*, **16**, 927 (2010)
9) T. Tsuchiya, J. Mendez *et al., Biores. Open Access*, **5**, 118 (2016)
10) T. Tsuchiya, A. Sivarapatna *et al., Organogenesis*, **10**, 37 (2014)
11) K. Branchfield, L. Nantie *et al., Science*, **351**, 707 (2016)
12) P. K. Jeffery, D. Gaillard *et al., Eur. Respir. J.*, **5**, 93 (1992)
13) M. Ghaedi, E. Calle *et al., J. Clin. Invest.*, **25**, 1 (2013)
14) J. Bhattacharya, M. A. Matthay *et al., Annu. Rev. Physiol.*, **75**, 593 (2013)
15) P. Carmeliet, *Nat. Med.*, **9**, 653 (2003)
16) R. Doi, T. Tsuchiya *et al., Sci. Rep.*, **7**, 1 (2017)
17) P. Carmeliet, *Nature*, **473**, 298 (2011)
18) J. E. Nichols, S. La Francesca *et al., Sci. Transl. Med.*, **10** (452) (2018), pii: eaao3926, doi: 10.1126/scitranslmed.aao3926.

第6章　脱細胞化小腸を用いた組織再生研究の現状

戸部友輔[*1]，清水達也[*2]

1　はじめに

　近年，iPS細胞を始めとしてさまざまな再生医療関連技術の研究開発が行われている中，組織再生の足場や移植材料として脱細胞化組織に注目が集まっている。脱細胞化組織とは，生体組織から細胞成分が除去された細胞外マトリクス（extracellular matrix：ECM）で構成される低抗原性のバイオマテリアルであり，物理的処理や化学的処理などを用いた種々の手法による作製法が報告されている[1]。ECMは細胞表面のレセプターを介して細胞の活性に有益な影響を与える[2]ことが認知されているため，生体由来の機能的なECMを利用可能である脱細胞化組織は生体内外問わず組織再生の足場材料として有用であると期待されている。欧米ではすでに多くの脱細胞化組織が主に軟組織の移植補填材料として製品化されている[3〜5]のに加え，近年では体外での心臓[6]や肺[7]などの立体臓器再生の足場としての利用やバイオプリンティングのインクとして応用する報告[8,9]もあり，実用化，そしてさらなる技術開発が活発に行われている研究領域である。

　本章ではさまざまな脱細胞化組織のうち，小腸を利用した脱細胞化組織による組織再生研究の現況やその応用例について述べる。

2　脱細胞化小腸を用いた研究の現況

　小腸の脱細胞化組織（以下，脱細胞化小腸）を用いた研究の現状について述べる前に小腸の基本構造について述べる。小腸は体内で最も長い臓器であり，生理機能として消化，栄養の吸収を担う消化管の一つである。十二指腸，空腸，回腸の3区分で構成されており，空腸，および回腸が小腸の大半を占める。空腸，および回腸は解剖学的にほとんど同じ4層の層状構造を有しており，最外層から順に，外膜である漿膜，筋層，粘膜下層，そして粘膜で構成される。また空腸および回腸は，上腸間膜動脈から分岐する空腸動脈，および回腸動脈により血液が供給されており，粘膜下層において粘膜の毛細血管へと至る発達した血管構造や神経を有する臓器である。

　脱細胞化小腸は，使用する小腸の構造や用途に応じ，大別して3つの利用手法が挙げられる。1つ目は（A）小腸の粘膜層と筋層の間に位置する小腸粘膜下組織（small intestinal submucosa：

　[*1]　Yusuke Tobe　早稲田大学大学院　先進理工学研究科　生命理工学専攻；
　　　　東京女子医科大学　先端生命医科学研究所
　[*2]　Tatsuya Shimizu　東京女子医科大学　先端生命医科学研究所　所長／教授

SIS）をシート状に成形し，単純なシート組織として用いる手法，2つ目は（B）小腸を臓器単位で再生するための足場として利用する手法，そして3つ目は（C）小腸が有する微細な血管構造を生かした異所性組織構築のための足場として応用する手法である（以下，それぞれを手法 A，B，C と表記する）。手法 A と手法 B，および手法 C で最も異なる点は，小腸の有する微細な血管構造の利用の有無であり，それぞれ目的に応じた異なる脱細胞化手法が適用されている。具体的には，手法 A では小腸の粘膜下層のみを利用するため，小片に切断した小腸を冷凍や機械的剥離，さらに単純に薬剤などに浸漬することによって脱細胞化する。また手法 B では小腸全体を用いるものの，血管構造は利用しないため，冷凍などの物理的処理，および薬剤などへの浸漬により脱細胞化がされている。一方，手法 C では血管網を利用するため，小腸の一定領域を支配する血管構造とともに小腸を単離し，単離した血管から薬剤などを灌流することによって脱細胞化を行う。冷凍や機械的剥離などの物理的処理を行わずとも，経血管的な組織細部への薬剤灌流により脱細胞化，かつ血管構造の保持が可能であることが報告されている。本節では脱細胞化小腸を用いた各手法の代表的な組織再生研究について報告する。

2.1　手法 A：シート状 SIS としての利用

　小腸粘膜下組織（SIS）は脱細胞化組織の中でも最も早期に，そして広く利用されてきたバイオマテリアルの一つである。SIS を用いた脱細胞化組織（以下，脱細胞化 SIS）は主としてブタの小腸から作製される。脱細胞化 SIS の作製法は複数報告されているが，大きく分けて 3 つの手法がある。いずれの手法においてもまず小腸を凍結，融解した後に漿膜，筋層，粘膜を刃物を用いて機械的に剥離することで粘膜下組織のみを単離し，シート状に成形する。その後，シート状の SIS を種々の溶液に浸漬することによって脱細胞化が行われている。過酢酸とエタノールの混合液を用いる方法[10]，水酸化ナトリウムと塩酸を用いる方法[11]，そしてトリプシンとドデシル硫酸ナトリウムを使用する方法[12]の 3 種の手法が代表的である。続いて，脱細胞化 SIS は凍結乾燥され，さらにエチレンオキサイドを用いたガス滅菌，もしくはガンマ線滅菌により作製される。

　作製された脱細胞化 SIS は組織再生の足場材料として優れた特徴を有する。脱細胞化 SIS はコラーゲンを始め，グリコサミノグリカン，フィブロネクチン，ラミニンなどの ECM で構成され，さらに b-FGF や VEGF などのサイトカインを脱細胞化後でも保持するという特徴を有する[13]。また SIS は生体内において迅速に，そして完全に分解されることが報告されている。炭素の放射性同位体で標識した脱細胞化 SIS によるアキレス腱の再建治療の結果より，移植後 28 日で 50% 以上，そして移植後 60 日までにほぼ全ての SIS が分解され，その間に再建されたアキレス腱の破断がなかったことが報告されている[14]。これは移植された脱細胞化 SIS が，宿主細胞の浸潤，増殖を促進することに寄与する足場であることを示唆し，かつ生体内リモデリングにより SIS が浸潤した宿主細胞によって速やかに分解，自己組織化されうる特徴を有することを意味する。他にも，先天性の心疾患の治療として脱細胞化 SIS が使用された報告がある。心膜の再建，血管のパッチ状再建，他にも心房中隔欠損に対するパッチ再建術などに用いられ，強度を始めとして，

第6章 脱細胞化小腸を用いた組織再生研究の現状

止血特性,柔軟性,さらに石灰化や収縮を示さないという優れた特性を短期間ではあるが示し,先天性心臓欠損に対する治療法としての実現可能性が報告されている[15]。これらの報告以外にも,脱細胞化SISは外皮や体壁,膀胱,腸,腱板,尿道などを含む臨床治療に使用され,100万人以上の患者に適用されてきた小腸由来のバイオマテリアル[4]であり,すでに複数の企業により製品化がなされている[4,15]。日本国内においても2015年に脱細胞化SISを用いた製品である,Cook Japan㈱のOASIS細胞外マトリックスが真皮欠損用グラフトとして保険適用となった。前述の通り,脱細胞化SISは多様な手法により作製されているが,それぞれの手法によって脱細胞化されたSISは何百ものタンパク質を保持しているものの,その含有量は異なることがプロテオーム解析により明らかとなっている[16]。したがって脱細胞化手法の選択によって脱細胞化SISの生物活性,および力学的特性が変化することが想定されるため,今後さらなる適応拡大を行うためには,用途に応じた脱細胞化手法の選択,および検討が重要である。

2.2 手法B:小腸再建のための足場としての利用

短腸症候群(short bowel syndrome:SBS)とは,小腸の疾患に対する外科的手術により小腸の大部分を切除することで機能的な小腸を失うことによって,水分や栄養の吸収不全を示す疾患である。中心静脈へのカテーテル挿入による栄養投与が治療法として挙げられるが,生涯にわたる治療であるため高額な医療費,また合併症の発生が問題となっている。また小腸移植が代替治療法として挙げられるが,移植後フォローアップ5年の拒絶反応率はおよそ60%[17]で非常に高い。そのため組織工学的に小腸を再構築,移植するアプローチが新たな治療法として期待されており,脱細胞化小腸を小腸再建の足場として用いる手法が報告されている。

ヒトの脱細胞化小腸を骨髄由来幹細胞から分化させた上皮,内皮,平滑筋細胞により再細胞化する手法が報告された。ジメチルスルホキシド(DMSO),トリトンX,そして核酸分解酵素であるDNaseを用いることによって,小腸の機械的特性や血管構造などの組織骨格に大きな影響を与えることなく脱細胞化が可能であることが報告されており,さらに上記の手法で脱細胞化された小腸は,細胞播種後2週間において3種類の細胞の生着,増殖を促進する効果を示し,粘膜や絨毛構造,内皮細胞によって裏打ちされた血管,また筋層の再構築を認めた[18]。他にもブタの脱細胞化小腸をヒト胚性幹細胞を用いて再細胞化する手法が報告されている。本報告ではトリトンX,ドデシル硫酸ナトリウム,およびDNaseを用いて脱細胞化,そして過酢酸を用いて滅菌したブタ小腸を足場として用いている。胚性幹細胞の播種,その後4週間の培養により,脱細胞化小腸が幹細胞の腸細胞への分化を促進するか検証した結果,脱細胞化小腸への細胞浸潤,および腸細胞への分化誘導は確認されなかった。しかしながら,ヒト胚性幹細胞から上皮細胞と間葉系細胞を含む腸オルガノイドを作製し,腸オルガノイドを用いることによって上記の脱細胞化小腸に対して上皮細胞,また間葉系細胞の再細胞化が可能であることが報告されている[19]。

これらの報告は脱細胞化小腸を足場とした生体外における小腸の再構築の実現可能性が十分にあることを示唆する。しかし,小腸が有する消化,吸収能や蠕動運動といった生理学的機能評価

まで含めた報告はなされていない。また，上記の知見は，生体外において組織工学的に小腸を再建するためには，小腸の脱細胞化手法，および再細胞化に使用する細胞種の適切な組み合わせを選択する必要性があることを示す。今後，移植可能な生理学的機能を有する小腸を作製するためには，形態的評価，機能的評価双方による脱細胞化手法，またより複数の細胞種を用いた再細胞化手法の検討が望まれる。

2.3 手法C：異所性組織構築のための足場としての利用

　移植治療用の組織や臓器の新たな供給源として組織工学が現在注目されているが，組織工学の主要な課題の1つは，生体内外において複雑な構造を有する立体組織をいかにして構築，および生存させるかである[20]。特に生体内においては，宿主からの血管新生のみでは移植した立体組織を完全に生存させることは困難であり，迅速に血液供給されるための手法の開発が重要である。そこで，生体の血管に接続可能，かつ血管網が付与された組織構築のための足場を脱細胞化小腸により作製する報告がなされている。本手法ではブタ小腸を動静脈血管柄付き組織として採取し，単離した小腸の血管，および小腸内腔に対する薬剤灌流により小腸を脱細胞化する。その後，脱細胞化した小腸を再細胞化することにより，組織構築のための血管網が付与された足場を作製する。以下に代表的な報告について述べる。

　血管柄付きブタ小腸を用いて作製した血管網付き足場が臨床において作用し得るものであることをヒトへの移植により確認したことが報告されている。小腸の血管，および小腸内腔に対するデオキシコール酸の灌流に加えて，DNase-1に浸漬することによって小腸由来の血管構造に大きな損傷を与えることなくブタ小腸が脱細胞化され，さらに作製された脱細胞化小腸内の血管が，ヒトの骨髄由来間葉系幹細胞から分化させたヒト血管内皮細胞により再細胞化可能であった。さらに再細胞化した小腸の血管柄をヒトの左腕動静脈の端部と吻合し，1週間の植え込み試験を行った結果，高用量の抗凝固薬を用いた状態において再細胞化したヒト血管内皮の生存，および血栓が生じていない開存した血管構造の存在を確認したことが報告された[21]。この報告は，生体内において迅速に立体組織内への血液供給を担保する手法として，血管柄付き脱細胞化小腸を再細胞化し，抗血栓機能を付与した血管網を再構築した脱細胞化小腸を作製する手法が有用であることを示唆する。

　この知見から脱細胞化小腸の血管を利用した足場を用いて，小腸以外の臓器由来の組織を構築する試みが報告されている。上記と同様の手法を用いて作製した灌流可能な血管柄付き脱細胞化小腸を足場としてパッチ状のヒト心筋組織が構築された。脱細胞化したブタ小腸の血管に対してヒト微小血管内皮細胞を播種し，その後再細胞化された小腸の内腔面に対して間葉系幹細胞，線維芽細胞，そしてヒト人工多能性幹細胞由来の心筋細胞の混合懸濁液を播種し，経血管的に灌流培養を行うことによってパッチ状の心筋組織の構築を試みられた。その結果，培養2週間後において間葉系細胞，線維芽細胞の小腸への生着が認められたが，心筋細胞はほとんど生着していなかった。しかしながら，4か月まで培養期間を延ばすことによって，間葉系幹細胞が心筋細胞へ

第 6 章　脱細胞化小腸を用いた組織再生研究の現状

と分化し，心筋細胞の特異的マーカーの発現量が増加，さらには薬物刺激や電気刺激に対する応答性を示すような心臓の生理学的機能を測定したことが報告された[22]。他にも皮膚[23]や膀胱[24]組織の構築に使用可能であることが報告されている。これらの報告により，脱細胞化した小腸は小腸以外の臓器由来の組織再構築を可能にする足場材料であることが示されており，移植治療への応用が期待されている。しかしながら内皮細胞を用いて再細胞化したブタ小腸の血管に対して生体への移植による血液灌流を行い，長期間での抗血栓性を示した報告は存在しない。ラットの脱細胞化小腸由来の内皮化された足場を用いて移植後1か月まで血流の有無を確認した報告では，移植後7日目まで認めた血流が移植後1か月で完全に閉塞したことが報告されている[25]。移植組織の高い生存率を担保するためには長期的な血液灌流を可能にする流路構造が必要であるため，今後長期間に及ぶ抗血栓性を保持する脱細胞化小腸の再細胞化手法の開発が期待されている。

3　脱細胞化小腸，および細胞シート工学を用いた新規立体心筋組織の構築手法の開発

　当研究室では虚血性心疾患や心筋症による心不全に対する新規移植治療法として，脱細胞化技術と細胞シート工学を統合することにより生体外における新たな立体心筋組織構築法，および移植法の開発を目指している。細胞シート工学とは，細胞シートを用いることによって組織や臓器を再建するアプローチのことを指す。細胞シートは，温度応答性高分子ポリマーをグラフトした培養皿上で培養したコンフルエントの細胞を，温度降下処理のみによって細胞間の結合，また接着因子などのECMを保持した単層のシート状に回収することによって作製する[26]。細胞シートはこれまでにさまざまな細胞種を用いて作製され，また複数の臓器疾患に対して治療効果を示してきた。重症心不全に対する適用としては，筋芽細胞を用いて作製した細胞シートを心臓疾患部に貼付することによる治療が試みられている。移植された筋芽細胞シートは，疾患部から流出することなく患部へと生着し，動物実験，またヒト臨床において心機能の改善が認められたことが報告されている[27~29]。

　本研究室では，サイトカインの分泌により宿主細胞を活性化する治療効果に加え，物理的に心臓の機能であるポンプ機能を補助可能である立体心筋組織の構築を目的とし，心筋細胞シートを多層化することによって細胞密度の高い立体的な厚みを有する組織の作製を行ってきた。しかしながら心筋細胞シートの積層可能な枚数は培養液の拡散限界によって制限され，その枚数は生体内においても3枚，厚みにしておよそ80 μmと非常に薄いことが明らかとなった。これは細胞シートの多層化に伴う組織内部の低酸素，栄養不足，老廃物の堆積に起因する。そこで積層限界である3枚を1組として，1日，もしくは2日おきに段階的に細胞シートを積層する手法を考案した。本手法により宿主からの血管新生が移植した細胞シートへと段階的に達成されるため，通常の積層限界である3層を遥かに超える，30層，厚みにしておよそ1 mmの高密度立体心筋組織の構築を可能にした[30]。

脱細胞化組織の作製法と医療・バイオ応用

　我々は生体外においても立体心筋組織構築を可能とするために血管床を開発した。血管床とは内部に流体の灌流が可能な微小流路を有する培養土台であり，これまで2種類の血管床を開発してきた。一つはコラーゲンゲル内に微細なワイヤーを用いて管腔構造を設けた血管床[31]，もう一つは血管柄付きで単離したラット大腿筋肉内の血管構造を流路として利用した血管床[32]である。血管床上での細胞シートの灌流培養を行うことで，シート内の血管網と血管床の流路が結合，細胞シート内の血管網への培養液の灌流を可能にした。生体外における血管床を用いたバイオリアクタシステムは，生体外における細胞シートの段階的積層（図1）を可能にし，200 μm程度の厚さの立体心筋組織の構築を可能にした[31,32]。加えて，血管柄付きラット大腿筋肉血管床上で培養

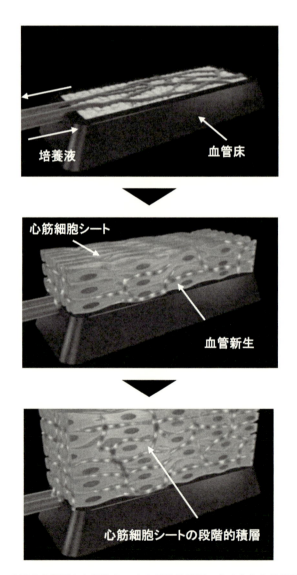

図1　血管床を利用した細胞シートの段階的積層による立体心筋組織構築

第6章 脱細胞化小腸を用いた組織再生研究の現状

した立体心筋組織を，血管床流路と生体血管を吻合することによってラットへと移植したところ，移植後2週間においても移植した立体心筋組織が生存し，拍動を示していることを確認した[32]。これらの知見は，生体血管への吻合可能な流路構造を有する血管床上での立体心筋組織構築，またそれを用いた移植法が臨床応用可能であることを示す。血管床を用いた移植治療の実現には，臨床応用可能な血管床の作製が必要不可欠となる。

臨床応用可能な新規血管床に求められる仕様は，生体の血管に吻合可能，かつ血液の灌流が可能な流路構造を有すること，血管床の流路となる血管構造を豊富に有すること，心筋の拍動を阻害しない薄さであること，そして移植後に拒絶反応を惹起しない材料であることである。上記の仕様を全て満たすために，我々は脱細胞化ブタ小腸を足場として，ヒト血管内皮細胞による血管網の再構築を行うことによって移植可能な新規血管床の作製に取り組んでいる。脱細胞化ブタ小腸は，異種組織由来であるがヒト体内において拒絶反応を惹起しないことが確認されているだけでなく，血管内皮細胞による再細胞化を行うことによって血流の灌流が可能となり得る可能性が示されている。また小腸は非常に薄い臓器であり，かつ栄養吸収の生理機能を担う臓器であるために非常に微細，かつ豊富な血管網を有している。したがって，立体心筋組織の拍動を阻害しないため，臨床応用可能な血管床の足場材料として最適であると考えた。

本研究所では生体の血管に吻合可能な動静脈血管柄付き小腸（6 cm 程度）を採取し，ドデシル硫酸ナトリウム，トリトンX，そしてDNaseを，血管，および小腸内腔へ灌流することによって脱細胞化小腸を作製した（図2）。脱細胞化小腸は有意なDNA量の減少を示し，またコラーゲンやフィブロネクチンなどのECMを保持していることを確認した。また最も重要な特徴として，本手法で脱細胞化した小腸は，ヒト人工多能性幹細胞由来の心筋細胞から作製した心筋細胞

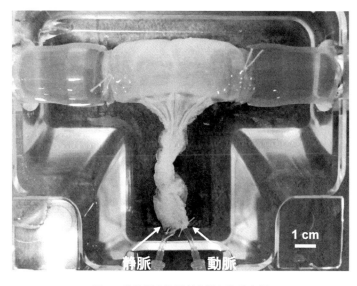

図2　動静脈血管柄付き脱細胞化小腸

シートの生着の足場として機能し得ることを確認している。現在は長期的血液灌流を可能とするヒト血管内皮細胞を用いた血管構造の再細胞化手法の検討を行うとともに，心筋細胞シート内血管網と脱細胞化小腸の血管構造を結合させる手法の開発を行っている。シートと小腸間の流路の結合には，シートの生着面である小腸内腔の脱細胞化処理方法に加えて，生体内を模倣した灌流培養による細胞シートの積層培養が重要であることは確認しており，現在詳細な条件検討を行っている。

4　おわりに

　本章では脱細胞化小腸の応用例，また目的に応じた種々の脱細胞化手法について述べた。脱細胞化小腸は生体内外で組織再建を可能にする足場として機能し得る，優れたバイオマテリアルである。本研究所で取り組んでいる脱細胞化小腸を足場とした新規血管床，および細胞シート工学を用いた立体組織構築手法（図3）は，生体内において細胞のみで構成された高い細胞密度を有する立体組織内部への迅速な血液供給を可能とする。また積層する細胞シートの細胞種を変更することが可能であるため，さまざまな組織や臓器を生体外において作製し，移植することが可能となる。脱細胞化組織を用いた長期的な血液灌流を可能にする再細胞化手法の開発を始め，解決すべき課題は多いが，本研究は再生医療のプラットフォーム技術としての可能性を有するものであると言える。

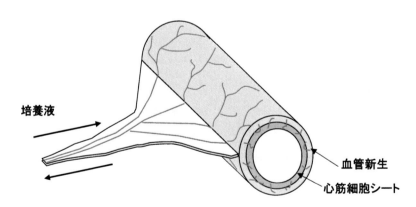

図3　脱細胞化小腸血管床を用いた管状立体心筋組織構築

第6章　脱細胞化小腸を用いた組織再生研究の現状

文　　　献

1) T. W. Gilbert *et al.*, *Biomaterials*, **27**, 3675 (2006)
2) F. Rosso *et al.*, *J. Cell Physiol.*, **199**, 174 (2004)
3) S. F. Badylak *et al.*, *Biomaterials*, **28**, 3587 (2007)
4) S. F. Badylak *et al.*, *Acta Biomater.*, **5**, 1 (2009)
5) P. M. Crapo *et al.*, *Biomaterials*, **32**, 3233 (2011)
6) H. C. Ott *et al.*, *Nat. Med.*, **14**, 213 (2008)
7) S. E. Gilpin *et al.*, *J. Heart Lung Transplant.*, **33**, 298 (2014)
8) F. Pati *et al.*, *Nat. Commun.*, **5**, 3935 (2014)
9) D. Choudhury *et al.*, *Trends Biotechnol.*, **36**, 787 (2018)
10) T. J. Keane *et al.*, *Biomaterials*, **33**, 1771 (2012)
11) G. A. Abraham *et al.*, *J. Biomed. Mater. Res.*, **51**, 442 (2000)
12) J. C. Luo *et al.*, *Biomaterials*, **32**, 706 (2011)
13) D. M. Hoganson *et al.*, *Biomaterials*, **31**, 6934 (2010)
14) T. W. Gilbert *et al.*, *J. Bone Joint Surg.*, **89**, 621 (2007)
15) F. G. Scholl *et al.*, *World J. Pediatr. Congenit. Heart Surg.*, **1**, 132 (2010)
16) Y. Ji *et al.*, *J. Biomed. Mater. Res. A.* (2018)
17) P. Seetharam *et al.*, *Saudi J. Gastroenterol.*, **17**, 229 (2011)
18) P. B. Patil *et al.*, *Stem Cells Transl. Med.*, **2**, 307 (2012)
19) S. R. Finkbeiner *et al.*, *Biol. Open.*, **4**, 1462 (2015)
20) S. Levenberg *et al.*, *Curr. Top. Dev. Biol.*, **61**, 113 (2004)
21) H. Metrisching *et al.*, *Transplantation*, **88**, 203 (2009)
22) S. Schürlein *et al.*, *Adv. Biosys.*, **1**, 1600005 (2017)
23) F. Groeber *et al.*, *ALTEX*, **33**, 415 (2016)
24) D. Schultheiss *et al.*, *J. Urol.*, **173**, 276 (2005)
25) S. Kress *et al.*, *Sci. Rep.*, **8**, 4719 (2018)
26) M. Yamato *et al.*, *Mat. Tod.*, **7**, 42 (2004)
27) I. A. Memon *et al.*, *J. Thorac. Cardiovasc. Surg.*, **130**, 1333 (2005)
28) Y. Sawa *et al.*, *Surg. Today*, **42**, 181 (2012)
29) Y. Sawa *et al.*, *Circ. J.*, **79**, 991 (2015)
30) T. Shimizu *et al.*, *FASEB J.*, **20**, 708 (2006)
31) K. Sakaguchi *et al.*, *Sci. Rep.*, **3**, 1316 (2013)
32) H. Sekine *et al.*, *Nat. Commun.*, **4**, 1399 (2013)

第7章 脱・再細胞化肝臓の大動物モデルを用いた有効性試験の現状

八木 洋*

1 はじめに

　遠い昔ギリシャ神話の時代から肝臓が高い自己再生能力を持つことは周知の事実であり[1]，実際に医療現場においても肝臓切除を行った後に容量や機能が回復する現象を日常的に経験する。その再生力が臨床に最も生かされている分野として生体肝臓移植治療がある。本来健康なドナーに対して肝臓を60％以上摘出してもなお安全な医療として成立しており，本邦だけで約500例の生体肝臓移植が毎年行われている。この肝臓が持つ高い自己再生力は，他の臓器には類を見ない特徴であり，以前からその再生メカニズムの解明が肝臓のみならず，臓器再生そのものに重要な知見を与えるだろうと期待されてきた[2,3]。

　にもかかわらず，一度体外の環境に曝された肝細胞・肝組織の機能低下は著しく，再生・増殖をするどころか体外では数時間機能を維持することもままならない[4]。体内環境と体外での培養系における肝細胞・肝組織の性質の大きな違いは，肝臓を主に構成する肝細胞が体内環境に大きく依存した性格を持つ細胞であり，その自己再生力を復元させるためには肝臓に関わる体内環境の適切な理解と再現が求められることを示唆している。加えて肝臓は胆汁の産生・排泄・循環という極めて特殊な機能を有しており[5]，体内では肝臓特有の3次元構造が大きく寄与している。

　このような特殊な性質を持つ肝臓の複雑な機能を維持するために，我々は少なくとも以下のような細胞外環境が重要な役割を担っていると考える。すなわち，①肝臓特異的な立体構造，②肝臓固有の細胞外マトリックス（ECM）環境，③すべての肝細胞に十分な酸素や生理活性物質を供給する血液還流，④門脈血流を通して供給される生理活性物質である。そしてこれらの細胞外環境の各要素を再現可能な基盤技術の一つとして，「脱細胞化臓器骨格」に着目し，研究を進めてきた。我々は移植外科医の研究グループとしての強みを生かし，特にブタ肝臓を使った脱細胞・再細胞化と，ブタへの移植モデルを確立し，脱細胞化骨格自身の役割を示し，ブタ由来細胞を生着させて作製した再生部分肝臓の有効性試験を実施してきた。

　本稿ではこれら2013年度から2017年度までにAMEDの再生医療実現拠点ネットワーク事業として施行してきた脱細胞化肝臓骨格を用いた技術開発の成果と，新たに2018年度から開始したヒトiPS細胞由来の成熟細胞を用いた移植研究事業の展望などについて紹介する。

＊　Hiroshi Yagi　慶應義塾大学　医学部　外科学（一般・消化器）　専任講師

第7章 脱・再細胞化肝臓の大動物モデルを用いた有効性試験の現状

2 肝臓脱細胞化研究の背景

肝炎ウィルスに対する極めて有効な治療方法が開発された近年でも，NASHやアルコール性肝硬変などの増加に伴って，肝不全に起因する死亡者数が減少する傾向はいまだに見られない。肝不全に陥った場合の唯一の根治的治療は肝臓移植であるが，ドナー不足や免疫抑制剤の永続的使用による副作用および手術自体の高いリスクは依然として大きな問題である[6]。したがって，これら移植医療の問題を回避し，新たな治療選択肢を提供できることが再生医療に求められている[7]。ヒトiPS細胞を用いた再生医療技術は，これらの問題を一気に解決できる可能性を秘めた画期的な技術である[8〜10]。

しかしながら，ヒトiPS細胞を肝再生医療に応用するためには，他の部位や臓器とは異なる大型のスケールと複雑な機能を補い，体内に大量の細胞を立体的に生着させ，安定した機能を発現させる新しい技術開発が必須である。実際に過去の肝細胞自体を移植した臨床試験の結果，成熟した肝細胞を体外から複数回門脈または脾臓を経由して肝臓内部に注入しても永続的な肝機能の改善には至らなかった[11, 12]。また，本邦に比べて脳死移植治療が確立している海外では，心停止時間が長い状態や摘出された臓器の質的な問題で，脳死移植ドナーに適さないと判断され廃棄される肝臓が実際に存在し，米国だけでも年間2万件を超えると言われている[13]。このようにドナーとして摘出した臓器を無駄にしないために，体外での臓器保存技術の開発が盛んに行われてきたが，前述のように血流が途絶えた肝臓はわずか数時間で機能を停止し，その機能を復活させることが非常に困難であるため，ドナー不足の問題解決には至っていない[14]。

再生医療実現化のための基盤技術の一つとして，また臓器保存のゴールデンタイムを過ぎてし

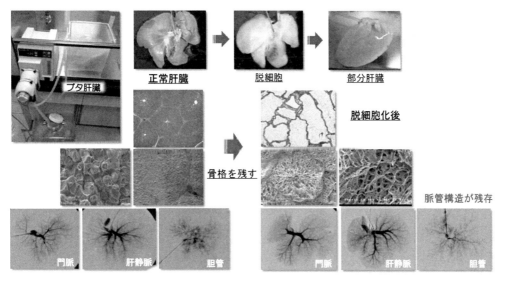

図1 ブタ肝臓の脱細胞化の実際

まった肝臓を有効利用するための画期的な活用法の一つとして，臓器に対する「脱細胞化」の技術が2008年にラットの心臓を用いてボストンのグループから初めて報告され[15]，その後，肝臓[16]・肺[15]・腎臓[17]などさまざまな臓器で同様の手法が実現可能であることが発表されたことで，この「臓器の脱細胞化」の有用性が認識され世界的な注目を集めたと言える（図1）。

3　再生医療の3要素と脱細胞化肝臓骨格の意義

再生医療の3要素として，組織や臓器をつくるための「細胞」，細胞の動きを指示するシグナル因子となる「生理活性物質」，そして細胞や生理活性物質が身動きをとるための「足場」が必要であると言われている。「細胞」は，さまざまな組織を構成する根幹となり，ヒトiPS細胞のような多能性幹細胞[18]から，臓器を構成する各種成熟細胞までさまざまな細胞が再生医療の要素となり得る。「生理活性物質」は，細胞の増殖，分化，機能発現などの制御を果たす役割を担うタンパク質またはペプチドである[19]。サイトカインや増殖因子などもこの中に含まれる。「足場」はスキャフォールドとも言われ，前述の2要素である細胞，生理活性物質が十分に機能できる環境を提供する土台であり，まさに臓器の骨格を形成する細胞外マトリックス（ECM）構造がこれにあたる[20]。

「脱細胞化」技術は，生体から摘出した組織・臓器の細胞のみを洗い出し，細胞外環境を構成するタンパク質のみを骨格として残し，その構造物を再生医療に応用する技術である。我々のブタ肝臓骨格を用いた研究成果も含め，この脱細胞化後の組織には一部増殖因子が残存していることが報告されていることから[21, 22]，「脱細胞化」後に残存し利用される生体由来の臓器骨格は，これら再生医療の3要素のうち，後者の2要素である「足場」と一部「生理活性物質」を提供する構造であるとも言える。

しかしながら，はたしてこの臓器骨格内で前述の再生医療の3要素のうち，足場と生理活性物質の2要素として十分な活性が保たれているのか，実際にはまだ未解明な点が多い。この疑問に対して，細胞を除去した臓器単位の骨格だけを用いてその素材としての有効性を示したのは，2014年のYuらの報告が初めてと考える[23]。本報告ではラットの腎臓を部分切除した断面に別のラットの腎臓から脱細胞化によって作製した腎臓骨格を断端に合わせてトリミングした上で周囲腎被膜を縫合し，経時的に観察している。驚くべきことに本来再生しないはずの腎臓が骨格を逢着させた部分で容量的，組織学的に再生しただけでなく，血流が還流した上，尿産生機能を有する構造であることが示された。

本報告を受けて我々は大動物の腎臓・肝臓を用いて，臓器骨格自体が体内の細胞の浸潤・遊走を誘導するバイオマテリアルとして機能するかどうか検証を行い，肝臓・腎臓ともに前述のラットの腎臓を用いた研究成果を支持する結果が示されている（図2）。本研究成果によって，これまでのような皮膚・血管・心臓弁などの単純な組織を利用した生体由来の脱細胞化製品と同様に，臓器骨格であっても十分に機能を発現し得ることが期待される。

第 7 章　脱・再細胞化肝臓の大動物モデルを用いた有効性試験の現状

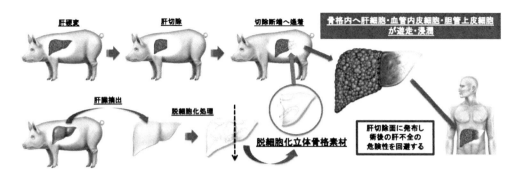

図 2　肝臓骨格をバイオマテリアルとして使用する効果

4　肝臓骨格を用いた再細胞化による再生部分肝臓の作製

　臓器移植の問題点を打破し，移植医療に代わり得る機能を十分に持った再生臓器の作製を実現化するためには，骨格だけを用いて体内の遊走を促すだけでなく，骨格内部へあらかじめ機能的な細胞を一定数再充填（再細胞化）することが必須である。この骨格内へ効率的に再細胞化するための手法については，脱細胞化の手法がおおよそ確立している状況とは異なり未だ確立した方法がなく，脱細胞化研究に関わる各グループが各々独自の方法で実施しているのが現状である。

　その理由として，再細胞化には非常に多くの技術要素と工程が必要とされるために変動する条件が大きく，それらを統合的に定型化することが困難であるためと考えられる。特に再細胞化を行う際に使用する細胞ソースの種類や充填するための脈管を含めたルート選択，および注入圧・速度・順序などの条件はもちろん，注入後にどのように質的な評価を実施するべきかなど，多くの条件・要素技術を定型化しなければならない。

　実際にどのような種類の組織・臓器であっても，複数の異なる細胞によって秩序立って構成されているため，臓器レベルの機能的立体構造を再現するためには，細胞・臓器機能が発現できるための十分な数，異なる性質の細胞群を，脱細胞化した臓器骨格内の正しい場所に生着させ，秩序だった3次元構造を復元しなくてはならない。組織・臓器によって大きさ，必要数，接着性，細胞強度などの性質が異なる複数の細胞種のために，それぞれの性質に合わせた異なる充填・生着方法を確立する必要がある。

　異なる種類の肝臓由来細胞を効率的に生着させるため，我々はまずラット肝臓を用いた研究成果から，胆管細胞を胆管から，血管内皮細胞を門脈と肝静脈から（将来的には肝動脈からも），肝細胞および間葉系幹細胞など非間質細胞との組み合わせを肝静脈から，それぞれ特定の順序・一定の注入圧で充填するノウハウを蓄積し，脱細胞化骨格内部で安定した細胞生着と生存率が得られることを示した[24]。ただし，体外で臓器骨格内部の広い空間すべてを埋めることは不可能であり，また過剰な細胞注入は移植後の血流維持を困難にするため，我々は移植後の機能発現を実現し得る必要最小限の細胞数を一時的に充填し，まず移植を行って血管を吻合することで，移植

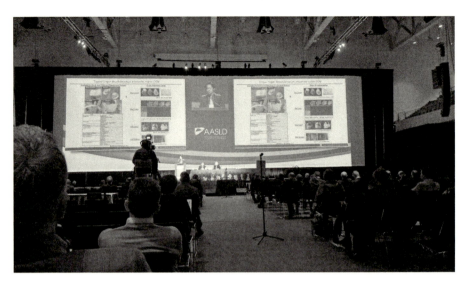

写真1　2016年AASLD（米国肝臓病学会）Plenary Session（米国Bostonにて）

後に吻合した脈管から豊富な血流を受けた充填細胞自身の自己増殖が惹起されることや，血流に乗って遊走される体内の種々の細胞によって，移植後に徐々に成熟し，機能的な臓器構造に発展することを期待し，移植実験を重ねてきた。

我々はこれまでに ex vivo の大型再細胞化システムを確立し，システム内で別のブタから抽出した新鮮肝細胞（約 1×10^9 個）と内皮細胞（約 1×10^7 個）を経脈管的に充填した Allograft を，薬剤性肝障害と60％肝切除を施したミニブタモデル3例に，免疫抑制と経門脈ヘパリン持続注入下に移植し，非移植群と比較して1ヶ月後の血液データ，病理組織学的残肝・移植肝評価，CYP活性を測定し，CT画像撮影を実施した。その結果，血液データの改善，移植肝内での細胞生存と血液流入，レシピエント由来と思われる血管内皮細胞の graft 内への遊走，一部で胆管構造の再生，CYP活性の上昇などが観察された。またCT画像で graft の一部に造影効果が示された。これらの結果によって脱細胞化骨格を足場として ex vivo で作製された再生肝臓 graft が，ブタ肝障害モデルに対して体内で血流を受け治療効果を示すことが明らかとなり，補助肝臓として機能する可能性が示された。また移植後に再生部分肝臓内部の細胞および細胞周囲で，ビリルビン染色が陽性を示した（2016年 米国肝臓病学会 AASLD Plenary Session にて一部を報告[25]；写真1）。

5　ヒトiPS細胞由来の成熟細胞を用いた再細胞化肝臓の作製

細胞ソースを生体由来の正常分離細胞に求める限りドナー不足という根本的問題の解決には至らないため，脱細胞化技術を用いた臓器再生医療の実現化のためにはiPS細胞や体性幹細胞への置き換えが必須である。近年，脱細胞化骨格内に幹細胞由来の細胞を充填する試みが徐々に成さ

第7章　脱・再細胞化肝臓の大動物モデルを用いた有効性試験の現状

れてきており、我々のグループを含め、間葉系幹細胞を各種臓器（肝臓[26]、肺[27]、心臓[28]）由来の骨格に適応する試みや、最近ではiPS細胞由来のMSCや成熟細胞を再細胞化させたモデルの報告が散見される[29,30]。しかしながら、これらの報告はいまだ体外循環培養で一部の機能を示す結果に留まっており[31]、移植可能な臓器構造を再生させるには至っていない[32]。

我々は大阪大学薬学部水口裕之教授の協力を得て[33〜35]、脱細胞化したブタ肝臓骨格にヒトiPS細胞由来の大量の肝細胞を充填して部分再生肝臓を作製し、ブタへの移植実験を実施している。その結果から移植後1ヶ月を経過した後iPS由来細胞の極一部であるがブタ体内で生存し、その周囲でビリルビン染色が陽性を示す上に、充填した細胞のCYP活性の上昇が観察されている（2016 AASLD Plenary Sessionにて報告[25]）。今後、さまざまな分化段階の幹細胞を充填して観察することで、体内に移植後の細胞の変化と周辺組織との相互作用が評価可能となり、複雑な実質臓器再生機構の理解の一助になるのではないかと期待している。

6　今後の展望

2018年に我々はブタ細胞を使用して得られた有効性試験結果を踏まえ、細胞ソースを、大阪大学水口裕之教授、東京女子医科大学松浦勝久准教授、東京大学宮島篤教授に分担者としてご参画いただき、すべてHLAホモヒトiPS細胞由来の肝細胞・血管内皮細胞・胆管上皮細胞に置き換え、マイクロミニブタに移植する研究を提案し、AMEDの再生医療実現拠点ネットワーク事業に採択された。

これからの肝臓再生医療技術のさらなる発展には、体外での細胞培養の環境を生体内に限りなく近づけるために、細胞が生体に近い形で成熟可能な微細構造を人工的に制御することが必須である。実際に幹細胞を成熟肝細胞へ分化誘導する場合、ECM-細胞間相互作用が重要な役割を果たすことが報告されており[36,37]、どのようなECMを使用すべきかについては実に数多くの考察が成されている。我々が用いている脱細胞化骨格のように生体由来のECMを、立体構造を含めて丸ごと使用する試みはまだ始まったばかりであり、もしこの脱細胞化した3次元ECM構造が幹細胞培養・細胞／臓器移植の基盤技術として安定的に使用することができれば、幹細胞の体内における周囲環境に限りなく近い足場を提供することが可能となり、これからの再生医療の発展に大きな役割を担うと考えられる。そのためには、前述したiPS細胞を始めとする多分化能を有する細胞を適切に使用することが必須であり[38]、同時に脱細胞化骨格内部での胆管再生と胆汁排泄を実現化することが今後最大のテーマと言えるため、AMEDの本研究課題の成果に大きな期待が寄せられている[1,39]（図3）。

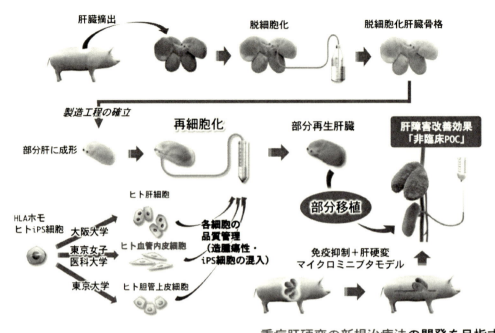

図3 2018年度AMED再生医療実現拠点ネットワーク（技術開発個別課題）採択事業
「ヒトiPS細胞と生体臓器骨格の融合による新たな再生臓器移植療法の開発」事業計画

7 おわりに

　移植可能な実質臓器の再生という困難な課題を実現化するために，脱細胞化を施した臓器骨格を用いる方法は一つの解決策として有用であると考える。しかしながら，いまだ長期的な有効性についての知見は不十分である。ECMは生体内において線維芽細胞などの細胞から産生され，マクロファージなどの細胞によって分解されながら，常に動的に再構成される線維性タンパク質を主成分としているため，この脱細胞化によって得られたECM骨格を安全に臨床応用へ導くためには，移植後の長期的な体内動態について明らかにしなければならない。またECM自身と細胞との関わりについての特に生体内におけるエビデンスは確立していない。このことは体内における臓器再生機構の一端を解明する上でも大変重要と考えている。

　ヒトiPS細胞を用いた移植実験を積み重ねることで，今後の臨床応用に向けた臓器特有のECMとそれがもたらす3次元構造の意義について，より多くのことを解明してその有効性と安全性を明らかにし，新しい再生医療研究分野の開拓に寄与する成果が残せるよう全力を尽くしたい。

第 7 章　脱・再細胞化肝臓の大動物モデルを用いた有効性試験の現状

文　　献

1) C. M. Verfaillie, *Gastroenterology*, **146**, 611 (2014)
2) G. K. Michalopoulos *et al.*, *Hepatology*, **29**, 90 (1999)
3) K. Ohashi *et al.*, *Nat. Med.*, **13**, 880 (2007)
4) J. Rozga *et al.*, *Hepatology*, **17**, 258 (1993)
5) N. Tanimizu *et al.*, *Hepatology*, **64**, 175 (2016)
6) S. G. Lee *et al.*, *Surg. Today*, **39**, 367 (2009)
7) D. H. Woo *et al.*, *Gastroenterology*, **142**, 602 (2012)
8) K. Takahashi & S. Yamanaka, *Cell*, **126**, 663 (2006)
9) S. M. Wu & K. Hochedlinger, *Nat. Cell Biol.*, **13**, 497 (2011)
10) A. Collin de l'Hortet *et al.*, *Am. J. Transplant.*, **16**, 1688 (2016)
11) I. J. Fox *et al.*, *N. Engl. J. Med.*, **338**, 1422 (1998)
12) A. A. Demetriou *et al.*, *Adv. Vet. Sci. Comp. Med.*, **37**, 313 (1993)
13) J. F. Whiting *et al.*, *Transplantation*, **81**, 1368 (2006)
14) J. K. Park & D. H. Lee, *J. Biosci. Bioeng.*, **99**, 311 (2005)
15) H. C. Ott *et al.*, *Nat. Med.*, **16**, 927 (2010)
16) B. E. Uygun *et al.*, *Nat. Med.*, **16**, 814 (2010)
17) J. J. Song *et al.*, *Nat. Med.*, **19**, 646 (2013)
18) M. Kajiwara *et al.*, *Proc. Natl. Acad. Sci. USA*, **109**, 12538 (2012)
19) D. E. Discher *et al.*, *Science*, **324**, 1673 (2009)
20) R. G. Wells, *Hepatology*, **47**, 1394 (2008)
21) S. F. Badylak, *Biomaterials*, **28**, 3587 (2007)
22) H. Yagi *et al.*, *Cell Transplant.*, **22**, 231 (2013)
23) Y. L. Yu *et al.*, *Biomaterials*, **35**, 6822 (2014)
24) Y. Kadota *et al.*, *Organogenesis*, **10**, 268 (2014)
25) 2016 年 AASLD（米国肝臓病学会）Plenary Session, http://onlinelibrary.wiley.com/doi/10.1002/hep.28796/full
26) Y. Kadota *et al.*, *Organogenesis*, **10**, 268 (2014)
27) J. J. Mendez *et al.*, *Tissue Eng. Part A*, **20**, 1735 (2014)
28) A. F. Godier-Furnemont *et al.*, *Proc. Natl. Acad. Sci. USA*, **108**, 7974 (2011)
29) D. L. Simpson *et al.*, *Ann. Thorac. Surg.*, **98**, 947 (2014)
30) M. Caralt *et al.*, *Am. J. Transplant.*, **15**, 64 (2015)
31) H. Yagi *et al.*, *Tissue Eng. Part A*, **15**, 3377 (2009)
32) H. Yagi *et al.*, *Crit. Rev. Biomed. Eng.*, **37**, 377 (2009)
33) K. Takayama & H. Mizuguchi, *Drug Metab. Pharmacokinet.*, **32**, 12 (2017)
34) Y. Nagamoto *et al.*, *Cell Transplant.*, **24**, 1127 (2015)
35) K. Takayama *et al.*, *Biomaterials*, **34**, 1781 (2013)
36) S. Snykers *et al.*, *Stem Cells*, **27**, 577 (2009)
37) R. Peerani & P. W. Zandstra, *J. Clin. Invest.*, **120**, 60 (2010)

38) A. Soto-Gutierrez *et al.*, *Curr. Opin. Organ Transplant.*, **14**, 667 (2009)
39) A. Soto-Gutierrez *et al.*, *Tissue Eng. Part C Methods*, **17**, 677 (2011)

第8章　脱細胞化肝臓を足場とした肝臓再構築に向けた要素技術の開発

白木川奈菜[*1]，坂本裕希[*2]，井嶋博之[*3]

1　緒言

2010年のB. E. Uygunらの報告[1]を皮切りに，ラットやブタ，さらにはヒトの脱細胞化肝臓作製ならびに，作製した脱細胞化肝臓を足場とした肝臓構築に関する研究が進められてきた[2]。第Ⅲ編第7章に述べられているように，最終的にはヒトスケールで肝臓を構築することを想定し，ブタなどの大型動物を用いた検討が進められている。一方で，脱細胞化肝臓を足場とした肝臓構築において，脱細胞化肝臓内における緻密な血管網構築や，生体と同等の高密度での肝細胞充填などの要素技術の確立は依然として課題である。

そこで本章では，これら要素技術の確立を目指して我々が研究しているラットを用いた脱細胞化肝臓の作製[3,4]，脱細胞化肝臓を足場とした肝臓構築[5]，および構築した肝臓の機能評価法の開発[6]について紹介する。

2　脱細胞化肝臓の作製

組織の脱細胞化方法は各種報告されている[2]が，肝臓の形状を保ったまま脱細胞化する場合，界面活性剤を門脈から流入させる方法が主流である。動物種を問わず，肝臓の脱細胞化においては通常，界面活性剤としてドデシル硫酸ナトリウム（SDS）やTriton X-100が用いられる。本研究でもこれらを用いて脱細胞化肝臓作製法の構築を目指した。

足場として用いる脱細胞化肝臓においては，①細胞が抜け去っていること，②足場としての構造を保っていること，この2点の両立が重要である。細胞を用いたボトムアップ的手法により，直径1mm程度の組織構築が達成されつつある[7]。そのため，脱細胞化肝臓を足場として，末端部における血管間の距離が1mm程度の血管網を構築し，構築された血管間で組織を構築することにより肝臓構築の達成を目指している。したがって，本研究においては，1mm程度の間隔で血管網を構築するための足場となりうる管状の血管構造を維持していること，その一方で，足場として使用するために細胞が抜き去られていること，これらを両立した脱細胞化肝臓の作製を目

---

* 1　Nana Shirakigawa　九州大学　大学院工学研究院　化学工学部門　助教
* 2　Hiroki Sakamoto　九州大学　大学院工学府　博士後期課程
* 3　Hiroyuki Ijima　九州大学　大学院工学研究院　化学工学部門　教授

脱細胞化組織の作製法と医療・バイオ応用

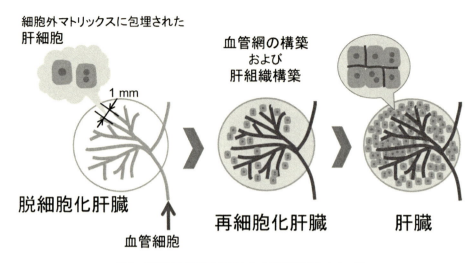

図1 脱細胞化肝臓を足場とした肝臓構築のイメージ

指し,ラット肝臓を用いた脱細胞化法の最適化を試みた(図1)。

摘出したラット肝臓の門脈から界面活性剤水溶液を流入させて脱細胞化した。1% SDS 溶液を用いた場合,下大静脈からの速やかな細胞破砕物の流出が確認されたが,脱細胞化肝臓の膨潤も観察された。また,門脈に固定していたカニューレより,脱細胞化肝臓の血管構造部に樹脂を流し込み硬化させて脱細胞化肝臓を溶解させることで,脱細胞化肝臓内部の管状の血管構造を樹脂で型取りして観察したところ,血管構造の末端における間隔は数 mm 程度空いていた[3]。そのため,既往の研究にて報告されている濃度での SDS 溶液を用いた脱細胞化法では,緻密な血管構造を維持した脱細胞化肝臓の作製が難しいと考えた。

一方,1~4% Triton X-100 溶液を用いて脱細胞化した場合,SDS を用いた場合よりも緩やかな脱細胞化の過程が観察され,脱細胞化肝臓の膨潤も見られなかった。樹脂を用いて脱細胞化肝臓内部の血管構造を観察したところ,末端部においては 1 mm 以下の間隔で緻密な血管構造の維持が観察された。組織学的評価を行ったところ,直径 100 μm 程度の血管周囲では細胞が抜けている様子が観察されたが,そこから離れるにつれて細胞核が残っている様子が観察された。そこで,4% Triton X-100 溶液を流した後,DNase/RNase 溶液により処理することで,細胞を抜き去りながら,1 mm 以下の間隔で血管構造を維持した脱細胞化肝臓の作製に成功した[3]。

脱細胞化肝臓内の血管構造を数値的に評価するため,臨床用立体的コンピュータ断層撮影(臨床用 3D-CT)を用いて脱細胞化肝臓内の血管構造を型取って得られた樹脂構造の 3 次元データの取得を試みた。臨床用 3D-CT で血管構造を型取った樹脂を撮像したところ,X 線吸収率が低く,解析に十分なデータが得られなかった。そこで,血管構造を型取った樹脂を造影剤でコーティング,もしくは金を蒸着させて増感効果を駆使することにより 1 mm 以下の細い血管構造まで撮像することに成功した[8]。得られた血管構造の 3 次元データから肝臓断面積あたりの血管密度および血管間距離を解析した結果,脱細胞化後のラット肝臓は脱細胞化前のラット肝臓と同等

の緻密な血管構造を維持していることが定量的に示された[8]。

さらに，ラット肝臓より作製した脱細胞化肝臓を溶解し，肝臓特異的マトリックスを取得することにも成功した[9]。得られたマトリックスでコートした基材上にてラット初代肝細胞を培養したところ，Ⅰ型コラーゲンコート基材上での培養時より，高い肝機能発現が見られた[9]。また，肝臓特異的マトリックスの大量調製を目指し，ブタ肝臓の脱細胞化に成功した[10]。免疫組織学的染色により，得られた脱細胞化肝臓の細胞外マトリックスの組成が脱細胞化前の肝臓の細胞外マトリックスに近いことが示唆された[10]。また，脱細胞化ブタ肝臓を可溶化することによって得られた肝臓特異的細胞外マトリックス，Ⅰ型コラーゲン変性基材であるゼラチン，およびポリカプロラクトンの混合液を静電紡糸することにより，肝臓特異的マトリックス含有不織布を作製することにも成功した。本不織布上において，肝細胞培養を行ったところ，Ⅰ型コラーゲンコート基材上よりも細胞あたりの肝機能発現が向上することを見出した[11]。つまり，得られた脱細胞化肝臓は，成分的にも肝細胞の培養や機能発現に有用であることが示唆された。このように，肝臓特異的細胞外マトリックスをゲルやシート状に加工することで，肝組織構築のための移植基材としての応用も期待される。

以上のことより，構造的および，成分的にも天然の細胞外マトリックスを維持したまま，脱細胞化肝臓を作製することに成功した。

3 脱細胞化肝臓を足場とした肝臓構築

作製した脱細胞化肝臓に対して肝細胞を配置することで，肝臓構築法の開発を目指している。ラット肝臓は中葉，左葉，右葉，尾状葉で構成される。本研究では，救命効果が期待できるサイズの肝臓構築を目指した。ラットは70%肝切除後，1週間程度で肝臓が再生することから，本研究ではラット肝臓の24%を占める右葉[12]を用いて，脱細胞化肝臓を作製し，肝臓再構築法の開発を目指した。

脱細胞化肝臓を足場とした肝臓構築について，門脈や肝静脈に固定したカニューレから経血管構造的に肝細胞を播種する方法が報告されている[1]。しかしながら，本研究で作製した脱細胞化肝臓においては，緻密な血管構造を維持するあまり，血管構造を利用した肝細胞播種時において，播種した肝細胞が血管構造内に詰まった[5]。一方，本研究では血管構造の間における組織構築を目指し，播種細胞の生着率の向上，組織構築および，肝機能発現の向上を期待して[13]，細胞外マトリックス（コラーゲン）に包埋した肝細胞の播種を試みた。脱細胞化肝臓側面の複数箇所より，針付きシリンジを用いて肝細胞包埋コラーゲンゾルを注入し，脱細胞化肝臓内部でゲル化させることにより，肝細胞を播種して脱細胞化肝臓を再細胞化した。再細胞化した脱細胞化肝臓を培地循環培養したところ，肝細胞を経血管構造的に播種して再細胞化した場合より，肝細胞包埋コラーゲンを播種した方が高い肝機能発現（アルブミン合成）が見られた[5]。

さらに，経血管構造的に内皮細胞を播種し，また脱細胞化肝臓側面より肝細胞包埋コラーゲン

を播種して3日間培養したところ，血管構造の内壁に沿って内皮細胞が接着し，その周囲に細胞外マトリックスに包埋された肝細胞を配置することに成功した[5]。また，内皮細胞を播種し，3日間培養した後の脱細胞化肝臓に対して経門脈的に血液を流入したところ，内皮化されている血管構造においては，血管構造の内壁を覆った血管内皮細胞により，血管構造内からその周囲に対して赤血球の漏洩が防止されていた[5]。今後は，構築した肝臓において門脈より血液が流入して肝静脈より流出するという血流の長期的な維持を目指し，さらなる均一な内皮化と，血圧に耐えうる血管網の構築が必要である。

また，肝芽細胞包埋コラーゲンをラット背部に移植し，肝不全患者体内の環境（肝再生誘導環境）をモデル的に再現するために70％部分肝切除を施した。1週間後に移植サンプルを摘出して組織学的に評価したところ，肝小葉のように毛細血管を含んだ索状構造に近い構造を有する直径数百μm程度の組織体が，移植された細胞により構築されていた[14]。このような組織構築を脱細胞化肝臓内で達成できれば，生体類似の高い細胞密度と構造が再現された再細胞化肝臓の構築が期待される（図1）。

4 脱細胞化肝臓を足場として構築した再細胞化肝臓の機能評価系の開発

4.1 臓器培養における再細胞化肝臓の機能評価系の開発（in vitro）

治療に有効な肝機能を有する肝臓構築には，構築した肝臓の肝機能評価が必要である。代表的な肝機能としては，タンパク質合成能，薬物代謝能，解毒代謝能が挙げられる。本研究では1つ目の評価項目として前節で述べたように再細胞化した脱細胞化肝臓のタンパク質合成能を評価した。これは抗原抗体反応を利用した評価系が確立されており，10 ng/mL程度の超低濃度でも評価できるためである。現状，構築できている再細胞化肝臓の培養系においては単位培地体積あたりに播種できている細胞数がDish培養やゲル培養時と比べると極めて少ないため，肝機能を評価するのが困難である。薬物代謝能の評価も重要であるものの，測定が難しい。一方で，体外設置型の人工肝臓を体外循環で適用した際に，アンモニア代謝は肝不全動物の救命・治癒に有効であった[15]。そこで，本研究では再細胞化した脱細胞化肝臓のin vitroでのアンモニア代謝能の評価系開発を目指した。

肝機能発現には十分な酸素供給が必要であるため，血液希釈培地を用いて構築した肝臓を培養した。培養液に対し，1 mM塩化アンモニウムを添加することでアンモニア代謝能の評価を目指した（図2）。脱細胞化肝臓，脱細胞化肝臓に肝細胞を播種した再細胞化肝臓および，正常肝臓（摘出直後のラット右葉）をそれぞれ1時間培養し，アンモニア代謝を評価した。その結果，脱細胞化肝臓は代謝が見られず，正常肝臓は速やかな代謝が見られた。そして再細胞化肝臓においては，正常肝臓より緩やかであったが，アンモニア代謝を確認することに成功した[6]。ただし，正常肝臓の培養時において，体内の正常値までのアンモニア代謝には至らず，正常肝臓を維持するには本血液希釈培地を用いた培養系は酸素供給が不十分であったことが危惧された。今後，酸

第8章 脱細胞化肝臓を足場とした肝臓再構築に向けた要素技術の開発

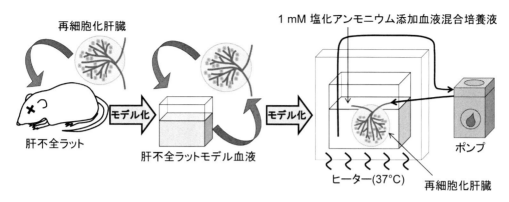

図2 培養系における肝機能評価のイメージ

素富化などのデバイスを組み込むことにより、さらに正確なアンモニア代謝能評価系の構築が期待される。

4.2 肝不全動物に対する再細胞化肝臓の機能評価系の開発（ex vitro）

治療に有効な肝機能を有する肝臓構築には、肝不全状態に対する救命効果の評価系構築も必要である。本研究では、肝不全動物に対して再細胞化肝臓を組み込んだ血液体外循環を行うことで、再細胞化肝臓の有効性を評価することを目指した。

肝不全モデルとしては、大きく分けて薬物投与による方法と、外科的処置による方法が報告されている[16,17]。本研究では個体差を抑えた肝不全ラットモデルの開発を目指し、外科的処置による肝不全モデルの作製を試みた。外科的処置による肝不全ラットモデルの作製はいくつか報告されているが、既往の肝不全モデルはいずれも、肝臓のみならず全身障害を惹起する。そこで、全身障害を惹起することなく肝臓局所的にダメージを与え、かつ、肝不全の重篤度が調整可能な肝不全ラットモデルの開発を目指した。

ラットを麻酔下で開腹し、肝動脈と、右葉へ分岐している門脈を血管鉗子で挟むことで、右葉局所的に温虚血を施した。その後、血管鉗子を外して血流を再開するとともに、残りの葉を切除（80％部分肝切除）して閉腹し、肝不全モデルラットを作製した（図3）。これにより、温虚血を行う間も血液循環を妨げることがなく、処置後は温虚血を行った肝臓だけが残るモデルの開発に成功した[6]。

右葉の温虚血時間を30〜60分と延長することで、本モデルの生存率は100％から0％まで低下した。また、血流再開から6時間後において、温虚血を施された右葉の組織学的評価を行ったところ、虚血30, 45, 60分モデルにおいて、組織切片の肝臓面積あたりの壊死面積の割合はそれぞれ約、1, 8, 20％であり、虚血時間の延長に伴って壊死範囲が増大した[6]。また、虚血時間の延長に伴ってプロトロンビン時間も延長し、肝臓のタンパク質合成能の低下が確認された[6]。つまり、本モデルは虚血時間を変化させることで肝不全の重篤度を制御可能であることが示され

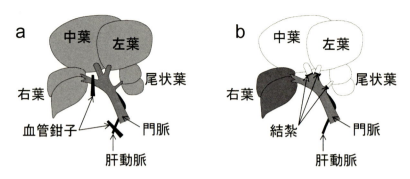

図3 肝不全ラットモデル作製手順（a：温虚血時，b：血流再開後）

た。

　また，虚血30分モデルにおいて処置後から経時的に採血を行い，血中成分を評価した。肝障害の程度の指標となるトランスアミナーゼは血流再開から経時的に上昇し，6時間後には2,000 U/L付近に至り，正常値を大きく上回った[6]。また，血中アンモニア濃度も経時的な上昇が確認され，血流再開から6時間後には肝性昏睡を発症するとされている100 μM[18]まで上昇していた[6]。また特筆すべきことに，血中成分の推移における個体差が非常に小さく，術後からわずか6時間で再現良く肝不全が誘導できていることが示唆された。

　以上より，温虚血と部分肝切除を組み合わせることにより，温虚血時間によって重篤度が制御可能かつ再現性の高い肝不全ラットモデルの開発に成功した。

　そこで，開発した肝不全ラットモデルを用いた血液体外循環による構築した肝臓の機能評価を目指した。血液体外循環による負荷を最小限にするため，循環回路全体の高低差の低減，再細胞化肝臓や循環血液の温度管理，循環回路体積の低減，回路のヘパリン処理による血栓形成の防止などを行うことによって，肝不全ラットモデルに対して肝臓を組み込んだ血液体外循環を可能とした（図4）。開発した肝不全ラットモデルに対して，温虚血の血流再開後から1時間，脱細胞化肝臓，再細胞化した脱細胞化肝臓および，正常肝臓をそれぞれ血液体外循環によって適用し，肝不全に対する有効性の評価を試みた。その結果，血液体外循環終了時において，脱細胞化肝臓適用群では体外循環終了時は血中アンモニア濃度が300 μM程度に上昇したのに対し，正常肝臓適用群および，再細胞化肝臓適用群では血中アンモニア濃度は150 μM未満であった。したがって，適用した再細胞化肝臓が肝不全ラットモデルの血中アンモニアを代謝したことが確認された[6]。さらに，温虚血の血流再開から6時間後において，各適用群における血中アンモニア濃度の平均値は脱細胞化肝臓適用群，再細胞化肝臓適用群，正常肝臓適用群でそれぞれ135，66，52 μMとなっており，血液体外循環での適用による治療効果が期待された。

　以上の結果から，開発した血液体外循環システムによって，再細胞化肝臓の肝不全に対する有効性評価が可能となった。また，再細胞化肝臓が肝不全動物の肝機能を補助することが示唆された。今後は，本評価系を用いて肝機能の高い再細胞化肝臓構築を目指していく。

第8章　脱細胞化肝臓を足場とした肝臓再構築に向けた要素技術の開発

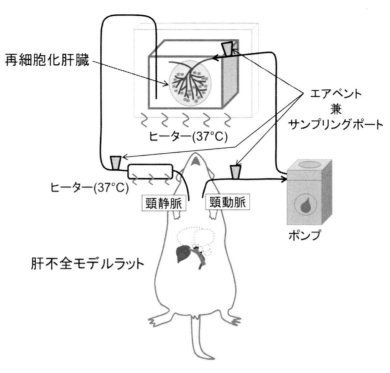

図4　血液体外循環評価系の回路図

5　結言

　以上のように，本研究ではラット肝臓の右葉を用いて緻密な血管構造を有する脱細胞化法を開発し，これを足場とした肝臓構築を目指して研究を進めてきた。今後は，血流を維持した肝臓構築を目指したさらなる基礎的研究の推進および，構築した肝臓の機能評価からの肝臓構築法開発へのフィードバックによる実用的な肝臓構築法の開発，また，構築した肝臓を維持するための培養系の開発が期待され，これらを組み合わせることで天然の肝臓に近い肝機能と肝細胞密度を有する肝臓構築法の開発が望まれる。

文　　　献

1) B. E. Uygun et al., Nat. Med., **16**, 814 (2010)
2) N. Shirakigawa and H. Ijima, "Advances in Biomaterials for Biomedical Applications", p.185, Springer (2017)
3) N. Shirakigawa et al., J. Biosci. Bioeng., **114**, 546 (2012)

4) N. Shirakigawa and H. Ijima, *Methods Mol. Biol.*, **1577**, 271 (2018)
5) N. Shirakigawa *et al.*, *J. Biosci. Bioeng.*, **116**, 740 (2013)
6) H. Sakamoto *et al.*, *J. Artif. Organs*, in print.
7) M. Ishikawa *et al.*, *J. Biosci. Bioeng.*, **111**, 711 (2011)
8) N. Shirakigawa *et al.*, *Adv. Biomed. Eng.*, **4**, 179 (2015)
9) S. Nakamura and H. Ijima, *J. Biosci. Bioeng.*, **116**, 746 (2013)
10) H. Ijima *et al.*, *Gels*, **4**, 39 (2018)
11) R. Bual *et al.*, *Materialia*, **4**, 518 (2018)
12) K. S. Suh *et al.*, *J. Surg. Res.*, **85**, 243 (1999)
13) H. Ijima, *Biochem. Eng. J.*, **48**, 332 (2010)
14) N. Shirakigawa *et al.*, *J. Biosci. Bioeng.*, **115**, 568 (2013)
15) Y. Yamashita *et al.*, *Cell Transplant.*, **12**, 101 (2003)
16) S. Eguchi *et al.*, *Hepatology*, **24**, 1452 (1996)
17) H. Ijima *et al.*, *Ann. N. Y. Acad. Sci.*, **944**, 344 (2001)
18) W. Bernal *et al.*, *Hepatology*, **46**, 1844 (2007)

第9章　脱細胞化脳

鈴木郁郎[*1]，木村　剛[*2]

1　はじめに

　神経機能や神経疾患のメカニズム解明などの神経科学に関する研究においては，生体外（in vitro）での神経細胞の培養技術の進歩に伴い多くの新しい知見が得られている。近年では，生体内に近い培養環境の構築に関する研究が，再生医療のみならず創薬や化合物の毒性評価の分野においても期待されている。

　生体内では細胞外基質（Extracellular matrix：ECM）が神経幹細胞の増殖・分化などの細胞機能や神経回路の安定化・維持に強く影響していることが知られており，in vitro でも ECM が用いられている。例えば，ラミニンなどの ECM 成分をコーティングした培養基材や，コラーゲンなどの ECM 成分から構成されたゲルやスポンジである[1]。また，ECM 成分を含有させたゲルやスポンジなどの人工の合成マトリクス基材も用いられている[2,3]。

　このような ECM を用いた in vitro の神経細胞培養法が着目されている理由は，幹細胞科学の発展によるところが大きい。iPS 細胞に代表されるように，さまざまな部位別の神経細胞や疾患神経細胞が作製され，in vitro におけるヒト神経細胞を用いた試験が着目されているからである。例えば，創薬や化合物の安全性評価の分野においては，これまで難しかったヒト細胞への作用を調べることができる期待感から，神経ネットワークの形成から成熟した神経ネットワークの機能評価に至るまでさまざまなフェーズの in vitro 評価法が検討されている[4~7]。しかしながら，施設間での結果はばらつきが非常に大きいものとなっている。その要因は，iPS 細胞株や分化法の違いによる細胞特性の違いも勿論あるが，細胞培養環境，すなわち ECM や培地の違いに起因するところも大きい。ECM は各施設の経験に基づいて選択されている状況であり，目的の評価を達成するために最適な ECM 条件や生体を反映した機能的神経ネットワークの構築に最適な ECM の条件などは明らかになっていない。足場の最適化に関する研究や新しい足場材料の開発が求められている。

　近年，新しい足場材料として，生体組織から細胞成分を除去した脱細胞化組織が注目されている。脱細胞化組織は，生体組織の構造を維持し，生理活性物質（細胞増殖因子や ECM 関連タンパク質など）を有する特徴があるためである。本稿の対象組織である脳においても「脱細胞化脳」の調製やそれを用いた応用的研究が進められており，本稿では，脱細胞化脳の調製とその応用を

[*1]　Ikuro Suzuki　東北工業大学　大学院工学研究科　電子工学専攻　准教授
[*2]　Tsuyoshi Kimura　東京医科歯科大学　生体材料工学研究所　物質医工学分野　准教授

概説する。

2 脱細胞化脳の調製

　生体組織の脱細胞化方法の主流は界面活性剤を用いた方法であり，これまでさまざまな組織を対象とした脱細胞化組織が報告されている[8]。脳の脱細胞化についても界面活性剤を用いた方法が報告されている[9〜12]。脱細胞化は達成されるものの，強力な界面活性能により脳組織構造の維持が困難な場合が多い。我々のグループでは，脱細胞化方法の中でも特に組織構造の維持に優れた高静水圧法（HHP法）[1,13,14]に注目して脱細胞化脳の調整を行っている。HHP法にて調整した薄切化した脱細胞化脳とデオキシコール酸（SDC）およびドデシル硫酸ナトリウム（SDS）の界面活性剤法にて調整した脱細胞化脳の比較結果を図1，2に示す。SDSおよびSDC処理脳では膨潤が認められ，特に，SDC処理脳の膨潤は顕著であった。一方，HHP処理脳では膨潤は認められず，組織形態が維持されていた。ヘマトキシリン-エオジン（H-E）染色では，SDS処理脳にて多数の細胞成分の残存が認められ，SDC処理脳では，ほとんどの細胞成分が除去されていたが組織構造の崩壊が認められた。一方，HHP処理脳では，細胞成分が除去され，脱細胞化後の組織構造の崩壊も認められなかった。以上の結果から，HHP法は，構造を維持し，脱細胞化脳を調整できる優れた方法であることが示されるとともに，脱細胞化方法の選択により，さまざまな形態・組織構造の脱細胞化脳が得られることがわかった。

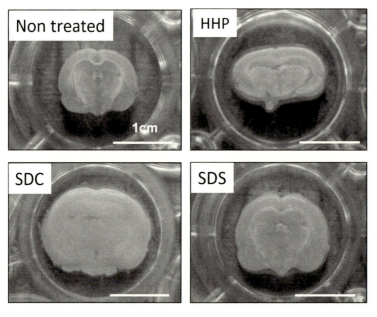

図1　種々の脱細胞化法により調製した脱細胞化脳スライス

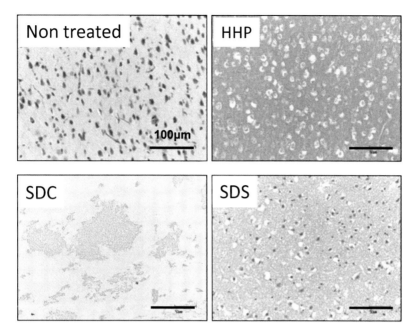

図2 種々の脱細胞化脳スライスのHE染色

3 脱細胞化脳の応用

　脱細胞化脳は，脳内に存在する種々のECM関連物質や細胞増殖因子が残存する特徴を有することから in vitro 神経細胞培養の足場としての応用が期待される。我々のグループでは，初めに作製したHHP脱細胞化脳にECM関連物質が残存し，細胞接着能および神経ネットワーク形成能を有するかを調べた。神経モデル細胞であるPC12細胞を用い，比較としてSDC，SDS，HHP脱細胞化脳スライス上に播種し，細胞接着能を評価した。PC12細胞において，SDC，SDS脱細胞化脳スライス上ではほとんど細胞接着が認められなかった。SDS，SDCのPC12細胞に対する細胞毒性試験で，比較的低濃度で細胞毒性を示していたことから，細胞接着が低かった原因は，脱細胞化脳におけるSDS，SDCの残存だと考えられる。一方，HHP脱細胞化脳スライスでは，PC12細胞の接着が脳切片全体に認められ，新皮質，海馬，髄質のいずれの領域間においても細胞接着性に違いはなかった（図3）。次に，HHP脱細胞化脳スライス上で，ラット胎児海馬由来細胞の挙動を検討した。ラット胎児海馬由来細胞は，神経幹細胞，神経細胞，アストロサイトなどが混合された細胞であり，培養条件によって基材への接着，増殖，神経ネットワーク形成が異なる。上述のPC12細胞では脳スライス全体へ細胞が接着したのに対し，ラット胎児海馬由来細胞では，海馬や髄質に比べ新皮質領域にて高い細胞接着が示された（図4A）。高い細胞接着を示した新皮質領域を免疫染色にて，神経細胞（β-tubulin：緑）とグリア細胞（GFAP：赤）を染色した結果，高密度かつ均質なネットワークの形成が認められた（図4B）。新皮質領域特異的

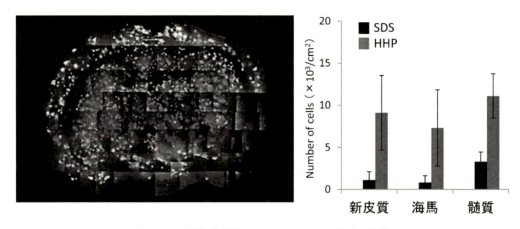

図3 HHP脱細胞化脳スライスへのPC12細胞の接着

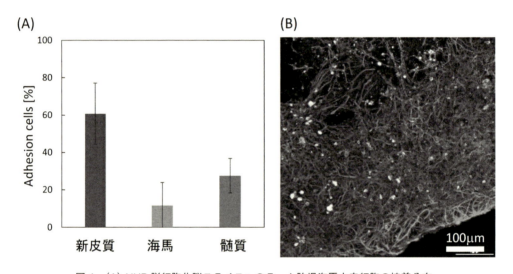

図4 (A) HHP脱細胞化脳スライスへのラット胎児海馬由来細胞の接着分布，
(B) 免疫染色（緑：神経細胞，赤：グリア細胞）

な細胞接着性の機序は今後の課題であるが，HHP脱細胞化脳の細胞培養足場としての有用性が示された。我々のグループ以外にも，Ponsaertsらによって神経幹細胞の脱細胞化脳スライス上での培養が報告されている[15]。

脱細胞化脳は，そのまま足場として利用する以外に，脱細胞化脳を粉末化後，可溶化し，培養基材にコーティングする，またはゲル化して細胞培養の足場として利用するなどの応用が検討されている。Christmanらは，界面活性剤法にて得られた脱細胞化脳を可溶化し，培養基材にコーティングし，iPS細胞から誘導した神経幹細胞の挙動を検討している。脱細胞化脳に残存する生理活性物質として，ECM関連物質であるグリコサミノグリカン，コラーゲンタイプⅠ，Ⅲ，Ⅳ，Ⅴ，Ⅵ，パールカン，ラミニンが多く含まれていることを明らかとしている。また，可溶化した

第 9 章　脱細胞化脳

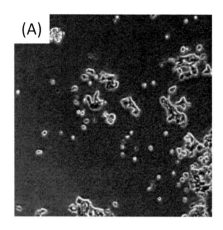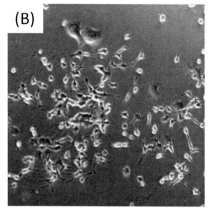

図 5　HHP 脱細胞化脳粉末による PC12 細胞の軸索伸展誘導（(A) 無添加，(B) 添加）

脱細胞化脳溶液を生体に注入し，生体内でゲル化し神経組織再生の足場材料としての可能性も示している[10]。また，生理活性物質のうち液性の細胞増殖因子に着目した検討が Badylak らから報告されている[11]。液性増殖因子として VEGF，bFGF，NGF が脱細胞化脳に残存しており，それらが PC12 細胞の軸索伸展に効果的に作用することを明らかとしている。我々のグループでも，PC12 細胞に粉末化した HHP 脱細胞化脳を添加した結果，有意な軸索伸展を示している（図 5）。このように神経細胞に対して高い生理活性を有する脱細胞化脳を用いた新たな神経培養法が試みられている。

また，脱細胞脳を用いた神経再生に関するプラットホーム作りも試みられている。Macchiarini らは，脱細胞化脳の可溶化溶液とゼラチンからなるエレクトロスピニング繊維を調製し，脱細胞化脳を含んだエレクトロスピニング繊維にて間葉系幹細胞の神経系細胞（グリア細胞）への高い分化を示し，神経組織再生の足場としての応用可能性を報告している[16]。また，Zhao らは，脱細胞化脳を bFGF の担体としての可能性を検討している。脱細胞化脳に bFGF を担持させ，ラット脳に注入して神経組織の再生を検討した結果，bFGF の徐放に伴う持続的かつ効果的な神経組織の再生を報告している[17]。以上のように，脱細胞化脳は，神経組織の再生における細胞足場としての応用可能性も示され始めている。今後，用いる脳の種や供給などの実験に関わる問題や神経組織の再生メカニズムの解明など，多くの課題が残されているものの，さらなる進展が期待される。

4　おわりに

本稿では，脱細胞化脳の調整法とその応用について概説した。脱細胞化脳の研究は，始まったばかりであり，神経組織の再生における細胞足場としての研究が先行して報告されているが，薬効評価に有効な *in vitro* の 2 次元培養やスフェロイド培養の足場としての応用も大いに期待でき

る。生体脳に存在する各種 ECM 関連物質が存在する脱細胞化脳を足場材料とした *in vitro* 神経ネットワークの早期成熟化や高機能化などが明らかになれば，新規培養法としての発展が大いに期待できるであろう。

謝辞

　本稿の一部は，日本学術振興会科学研究費補助金，厚生労働科学研究費および生体医歯工学共同研究拠点の補助を受けて行われました。ここに感謝申し上げます。

文　　献

1) A. Farrukh *et al.*, *Front. Mater.*, **5**, article No62 (2018)
2) S. Koutsopoulos *et al.*, *Acta Biomaterialia*, **9** (2), 5162 (2013)
3) I. Ajioka *et al.*, *Tissue Eng. Part A*, **21** (1-2), 193 (2015)
4) M. Aschner *et al.*, *Altex*, **34**, 49 (2017)
5) D. Pamies *et al.*, *Altex*, **34**, 362 (2017)
6) A. Odawara *et al.*, *Sci. Rep.*, **8** (1), 10416 (2018)
7) A. Odawara *et al.*, *Sci. Rep.*, **6**, 26181 (2016)
8) N. Nakamura *et al.*, *ACS Biomater. Sci. Eng.*, **3** (7), 1236 (2017)
9) D. Ribattia *et al.*, *Brain Res.*, **989**, 9 (2003)
10) J. DeQuach *et al.*, *Tissue Eng. Part A*, **17**, 2583 (2011)
11) P. Crapo *et al.*, *Biomaterials*, **33**, 3539 (2012)
12) C. medberry *et al.*, *Biomaterials*, **34**, 1033 (2013)
13) T. Kimura *et al.*, *J. Biomed. Mater. Res. Part A*, accepted
14) Y. Hashimoto *et al.*, *Biomaterials*, **31** (14), 3941 (2010)
15) J. De Waele *et al.*, *Biomaterials*, **41**, 122 (2015)
16) S. Baiguera *et al.*, *Biomaterials*, **35**, 1205 (2014)
17) Q. Lin *et al.*, *Int. J. Pharm.*, **517**, 383 (2017)

第10章　脱細胞化骨格を用いた子宮の再生・再建

吉政佑之[*1]，丸山哲夫[*2]

1　はじめに

　現在，生殖年齢における不妊カップルの割合は14％までに至り，その割合は日本を含む先進国ではさらに高いとされている[1~4]。不妊カップルにおいて女性側因子による不妊は約40％を占め[1,2]，その内訳は，排卵障害などの卵巣性不妊，卵管通過障害などの卵管性不妊，および子宮性不妊などがある。子宮性不妊の原因としては，先天的子宮欠損であるロキタンスキー症候群や子宮低形成，子宮奇形，さらに後天的欠損としては，良性ないし悪性腫瘍による子宮摘出，子宮手術や感染などによる子宮内膜欠損・癒着を呈するアッシャーマン症候群などが挙げられる。子宮性不妊の割合は一般集団において3~5％とされており[5]，特に先天的あるいは後天的に子宮が欠失した絶対的子宮性不妊の割合は，生殖年齢にある婦人の500人に1人とされている[6]。

　これまで，絶対的子宮性不妊において遺伝的繋がりのある児を得るためには，代理懐胎あるいは子宮移植しか選択肢がなかった。代理懐胎は，代理母への身体的・精神的負担に加えて，さまざまな社会的・倫理的・法律的な問題を内包しており[7]，日本を含め多くの諸外国では法的あるいは学会の自主的な規制により禁止されている。一方，子宮移植については古くから基礎研究が行われてきており，その一連の研究の成果として，2014年にはスウェーデンのグループが移植子宮で妊娠を成立させて帝王切開分娩で生児を得ることに成功した[8]。これまで全世界で40件以上の子宮移植が行われ，10人余の生児が得られている。本邦でも，子宮移植医療の実施に向けて準備がなされている。しかし子宮移植医療には，摘出子宮の保存法やレシピエントとドナー両者に高度な手術が必要であるなどのテクニカルな問題に加えて，他の臓器移植医療に共通するドナー不足や免疫抑制剤の長期使用などの諸問題，さらには，救命を至上命題とする生命維持臓器の移植医療とは根本的に異なる医療である点などから，さまざまな社会的・倫理的・法律的問題が存在する[9,10]。そこで，代理懐胎や子宮移植に代わりうる新しい次世代の治療法として，子宮の再生・再建医療を実現するために，国内外でさまざまな基礎研究が行われている。

2　子宮の幹細胞・再生・再建医療についての研究の現状

　再生医療とは，構造あるいは機能の障害・不全に陥った生体組織・臓器に対して，主に「細胞」

[*1]　Yushi Yoshimasa　慶應義塾大学　医学部　産婦人科学教室　助教
[*2]　Tetsuo Maruyama　慶應義塾大学　医学部　産婦人科学教室　准教授

を利用して，その構造あるいは機能の再生を図る医療である。その際に用いられる「細胞」としては，自己複製能と多分化能を有する「幹細胞」が最有力候補になる。したがって，幹細胞学と再生医学・再生医療は，さまざまな分野で密接に連動しながらこれまで進展してきた。

　幹細胞には，胚性幹細胞，人工多能性幹細胞（iPS 細胞），間葉系幹細胞，体性（成体）幹細胞などさまざまな種類がある。子宮に関連する幹細胞や再生については，国内外で多くの研究がなされてきた[11~14]。例えば，ヒト子宮を構成する主な組織である子宮平滑筋と子宮内膜のそれぞれの成体幹細胞／前駆細胞が分離・同定され，その役割が明らかになりつつある[15~17]。これらの幹細胞を用いた子宮再生については，免疫不全マウスの体内でヒト内膜組織やヒト子宮平滑筋組織を再構成することは可能であったが[15~18]，その再構成組織を子宮の再生医療の生体材料として用いる段階には至っていない。その理由としては，組織量的な問題に加えて，より効率的な組織・臓器再生のためには，細胞の足場となる組織の骨格（scaffold）が必要となるからである。

　子宮の scaffold はこれまでに polyetherurethane／poly-lactide や polytetrafluoroethylene といった合成資源[19]や小腸粘膜[20]といった生物資源から試されてきた。しかし，合成材料では感染や癒着が起こり，十分な漿膜や筋層のない小腸粘膜では脆弱性により機能的な子宮壁の再生は得られなかった。コラーゲンやマトリゲルを使用した子宮の scaffold は 2000 年頃より報告があり[21]，2011 年には human basic fibroblast growth factor（bFGF）が結合したコラーゲンシートを scaffold としてラットの子宮の人工的欠損部に移植することで，子宮内膜・筋層・血管の再生が促され，妊孕能を持った子宮壁が再生された[22]。また 2014 年には，ラット骨髄間葉系幹細胞を搭載したコラーゲンシートを用いて，妊孕能を有するラット子宮が部分的に再生された[23]。同年，組織特異的な立体構造と細胞外基質が保たれている点で合成資材よりも優れているとされる脱細胞化子宮骨格を用いて，ラット子宮が in vivo で部分的に再生されたとする報告が本邦の二つの異なるグループからなされた[24,25]。

　一つはわれわれの報告であり，界面活性剤である SDS を用いた灌流システムによりラット子宮全体を脱細胞化した後に，ラット子宮細胞とラット骨髄間葉系幹細胞を子宮に局注し培養液を灌流させることで脱細胞化子宮骨格の再細胞化に成功した[24]。また，SDS 灌流システムにより脱細胞化した子宮の一部をラット子宮の一部と置換することで，機能性の子宮壁が再生することも示された[24]。われわれの手法の詳細は後述する。もう一つは，ラット子宮の小片を sodium dodecylsulphate（SDS），high hydrostatic pressure（HHP），Triton-X の中に留置し浸透させることで脱細胞化を行った研究であり，Triton-X では低い組織浸透性とコラーゲンやエラスチンといった細胞外基質の変性度が高い点から脱細胞化の方法としては不利であるが，SDS と HHP 処理による脱細胞化子宮片はラット子宮の一部と置換する実験で両者ともに機能性の子宮壁を再生することが示された[25]。この詳細は第Ⅲ編第 11 章で説明される。

　子宮の脱細胞化の手法は，他の臓器同様に多岐にわたる。一般的な脱細胞化の方法は，イオン化ないし非イオン化溶液を使用した化学的方法と，物理的方法があり，両者を組み合わせることもある[21]。また，溶液の投与法としては，血管を利用した還流法のほか，浸漬することでも脱細

第 10 章　脱細胞化骨格を用いた子宮の再生・再建

胞化は可能である．子宮の脱細胞化においても，化学的方法の溶液・プロトコルを比較した報告[26,27]や，化学的方法に凍結／融解ステップを組み合わせたプロトコルの有効性を検討した報告[28]もあるものの，現時点で一般化・最適化されたプロトコルはない．

また再細胞化についても，決まったプロトコルはない．充填する細胞としては，これまで一般臓器においては，増殖能かつ分化能を有するものが理想的とされ，胚性幹細胞やiPS細胞などの複数の幹細胞が比較検討された結果，胚性幹細胞と間葉系幹細胞が比較的良好な成績をあげていることが報告された[21]．また，一般的な再細胞化の細胞投与法としては，血管を用いた還流法のほか，scaffoldへのシリンジを用いた直接注入法がある．子宮の再細胞化に関しては，そもそも *in vitro* での再細胞化をせずにscaffoldのみを体内へ移植して *in vivo* で再細胞化させた報告が多い[24,25,29,30]．*In vivo* の子宮再細胞化において，scaffoldに生着する細胞は基本的に隣接する正常組織から主に横方向に移動するが[29]，われわれの研究では，横方向だけでなく，ランダムな方向に細胞が移動しscaffold内の特定の場所で特定の細胞に分化することにより，再細胞化された可能性も示唆されている[30]．*In vitro* での子宮の再細胞化の場合には，ラット骨髄間葉系細胞と初代子宮細胞を混合させたものをシリンジで直接局注した報告があり[27]，われわれはラット骨髄間葉系幹細胞と新生児・成体ラット初代子宮細胞を混合させたものを局注した[24]．また，ブタの脱細胞化子宮を直径5 mmにパンチ切除し，ヒト間質・上皮 side population 細胞と共培養したことで再細胞化された報告もある[28]．さらに2017年の報告では，ヒト子宮内膜を脱細胞化した後に直径8 mmにパンチ切除し，ヒト内膜初代細胞と共培養したことで再細胞化された[31]．

子宮の脱細胞化・再細胞化技術を用いた子宮再生・再建研究の問題点・課題としては，子宮筋層のみ，あるいは子宮全層であっても一部のみといった子宮の部分再生に留まっており，子宮全体の再生・再建に成功した報告は未だない．さらに，その部分再生・再建した部位に，直接胚が着床して胎盤が形成したことを示す報告も未だなされておらず，今後の課題である．

このように，子宮の脱細胞化・再細胞化技術を用いた子宮の再生・再建は発展途上の分野ではあることを踏まえたうえで，これまでわれわれが行ってきた子宮の脱細胞化・再細胞化の方法を各ステップに分けて以下に紹介する．

3　ラット子宮の脱細胞化

まず，ラットから子宮を全摘出する．その際，後に行う持続灌流のために子宮の周囲血管まで含めて摘出する（図1）．ブロックで摘出した大動脈断端からチューブを挿入・固定し，PBS 20 mLをフラッシュし漏出がないことを確認する．そのチューブから，ペリスタポンプを使用した還流システムにより，PBSを50 mL/hの速度で一晩還流する．続いて0.01% SDS 4℃24時間，0.1% SDS 4℃24時間，1% SDS 室温24時間で還流した後，SDSを除去するため滅菌蒸留水15分と1% TritonX 30分で還流する．最後にPBSで還流した後に，抗生剤・抗真菌剤含有PBS内に4℃で保存する．脱細胞化された子宮では細胞成分の消失を認める（図2）．

脱細胞化組織の作製法と医療・バイオ応用

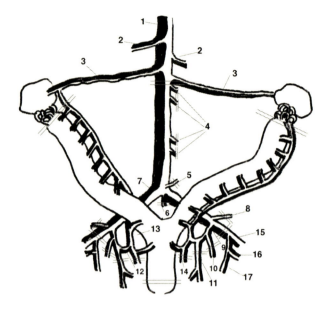

図1　ラット子宮の血管解剖と切離部位
結紮部位は二重線で示した。1：下大静脈，2：腎動静脈，3：卵巣動静脈，4：腰動静脈，5：下腸間膜動脈，6：尾動静脈，7：総腸骨動静脈，8：上殿動静脈，9：内腸骨動静脈，10：内腸骨動静脈後部，11：臍帯動静脈，12：内腸骨動静脈前部，13：子宮動静脈，14：下膀胱動静脈，15：外腸骨動静脈，16：下腹壁動静脈，17：浅外陰部動静脈。（文献24より改変引用）

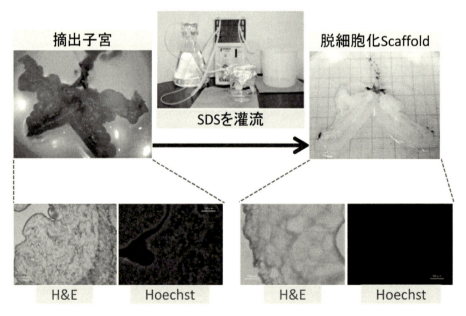

図2　還流装置を用いたラット子宮の脱細胞化
SDSによる灌流後，子宮は肉眼的に透明化する。ヘマトキシリンエオジン（H&E）染色およびヘキスト（Hoechst）染色にて，脱細胞化検体において細胞質・核の消失を認める。（文献24より改変引用）

第10章　脱細胞化骨格を用いた子宮の再生・再建

4　脱細胞化子宮の再細胞化

われわれが in vitro での再細胞化において使用した細胞は，脱細胞化子宮1個に対し，新生児フィッシャーラット子宮細胞 5.1×10^7 個と成体フィッシャーラット子宮細胞 2.7×10^7 個，ラット間葉系幹細胞（DS Pharma Biomedical, Osaka, Japan）1.0×10^6 個を混合させた total 7.9×10^7 細胞である[24]。これらの細胞を1 mL の PBS に溶解し，29G 針を使用して5回に分けて $200\,\mu L$ ずつを子宮壁に局注する。漏出を最小限に抑えるため，局注後すぐにコラーゲンゲルを全体に塗布する。続いて，移植した細胞を定着させるため，還流システム（前節で既出）に接続し，インキュベーター内で 15 mL/h の速度で酸素化した SmGM-2 メディウムを還流させる（図3A）。メディウムは 200 mL を還流させ，24時間おきに交換し，3日後に解析した。組織学的検討により，脱細胞骨格への細胞の生着が認められた（図3B）。

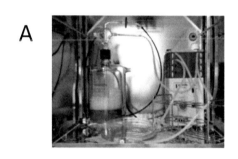

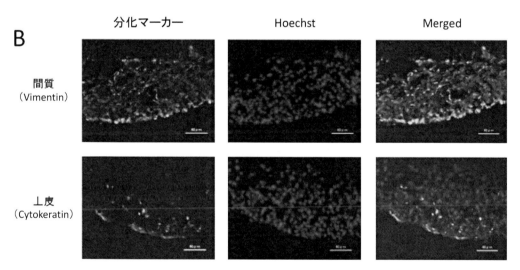

図3　ラット子宮の in vitro での再細胞化
A. 再細胞化はインキュベーター内にて，① 150 mm 培養ディッシュ内に scaffold を留置し，②ペリスタポンプで還流させる。メディウムは③酸素化装置で酸素化する。B. 再細胞化子宮骨格の蛍光二重染色写真。Hoechst による核染色とそれぞれ間質マーカー（Vimentin）と腺上皮マーカー（Cytokeratin）に対する抗体を使用した。脱細胞骨格に間質細胞および腺上皮細胞が充填（再細胞化）されている。（文献24より引用）

5 ラット子宮欠損モデルにおける子宮再生

ラット子宮を一部欠損させ,脱細胞化子宮骨格をその欠損部位に貼付・固定した(図4A)。貼付しなかった群と比較し,貼付群では欠損部位の子宮組織再生が認められた[24](図4B)。

さらに機能解析として,これらの処置雌ラットを雄ラットと交配させて,妊娠成績などを検討した。その結果(表1),コントロール群は全子宮角に妊娠を認め(100％),切除・貼付群では6/8の子宮角で妊娠を認めた(75％)。一方,切除・未貼付群は1/8の子宮角のみしか妊娠しなかった(12.5％)[24]。また,コントロール群に比較して,切除・治療群,切除・未治療群ともに胎

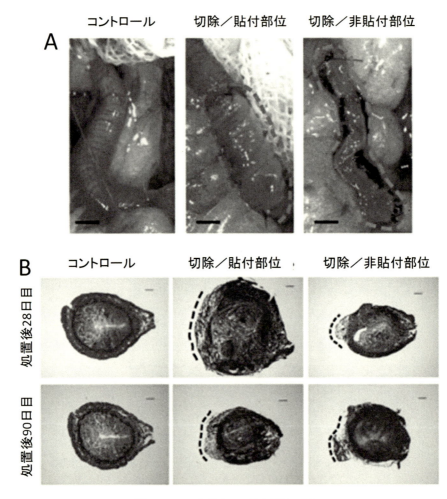

図4 ラット生体内での子宮再生モデル
A. 左図がコントロール群,正中図の点線で囲われた部位が切除／貼付部位,右図の点線で囲われた部位が切除部位である。B. マッソントリクローム染色では,点線の切除／貼付部位は,切除／非貼付部位に比較して,組織層が厚くコントロールに近い組織構造を呈している。(文献24より引用)

第 10 章　脱細胞化骨格を用いた子宮の再生・再建

表 1　妊娠成績

	コントロール群 (n=8)	切除・治療群 (n=8)	切除・未治療群 (n=8)
胎児数／子宮角	4.9±0.4 (4-6)	1.3±0.5 (0-4)[a]	0.6±0.6 (0-5)[a]
妊娠率／子宮角 (%)	100[b]	75[b]	12.5
胎児重量 (g)	1.8±0.1 (0.8-2.8)[b]	1.7±0.2 (0.2-2.2)[b]	0.8±0.0 (0.7-0.8)

[a] $p<0.05$, vs. コントロール群，[b] $p<0.05$, vs. 切除・未治療群
（文献 14 より改変引用）

児数は減少した（表 1）。しかしながら，妊娠率と胎児重量に関しては，切除群において治療群が未治療群に比較して，有意に成績が良かった（表 1）。

6　おわりに

われわれは，脱細胞化・再細胞化技術を用いることによりラット子宮の部分的再構築に成功した。脱細胞化子宮骨格においては種々の細胞外基質および血管構造が維持されており，そのことが in vitro での灌流培養および in vivo での子宮欠損部への被覆による子宮組織の部分的な再構築を可能にしたと考えられる。これを支持するわれわれのデータとしては，脱細胞化子宮骨格を通常の方向とは逆向きに子宮欠損エリアに埋め込むと，再生子宮組織に異常構造が認められた[30]。すなわち，脱細胞骨格が構造極性を有しており，再生組織の「位相」を規定することが示された[30]。

今後の臨床応用については，子宮欠損などに対して免疫拒絶反応を回避して子宮全体を再構築するには，患者自身に由来する幹細胞を子宮の構成細胞へ分化させて使用する必要がある。その場合は大量の細胞を必要とする点から，体性幹細胞や間葉系幹細胞ではなく，患者由来の iPS 細胞を出発材料とするのが現実的である。最近，子宮の構成組織である子宮内膜の間質細胞へヒト iPS 細胞を分化させる方法が報告された[32]。この方法を用いさらに開発を進めることにより，子宮の部分再生を端緒にして，子宮全体の再生医療が実現化されることを期待したい。

文　　献

1) S. Gurunath et al., *Hum. Reprod. Update*, **17**, 575 (2011)
2) M. M. Matzuk & D. J. Lamb, *Nat. Med.*, **14**, 1197 (2008)
3) C. Nicoletti & M. L. Tanturri, *Eur. J. Popul.*, **24**, 157 (2008)
4) D. L. Healy et al., *Lancet*, **343**, 1539 (1994)
5) J. Milliez, *Int. J. Gynaecol. Obstet.*, **106**, 270 (2009)

6) G. F. Grimbizis *et al.*, *Hum. Reprod. Update*, **7**, 161 (2001)
7) F. Shenfield *et al.*, *Hum. Reprod.*, **20**, 2705 (2005)
8) M. Brannstrom *et al.*, *Lancet*, **385**, 607 (2015)
9) M. Brannstrom *et al.*, *Transplantation*, **102**, 569 (2018)
10) G. Testa & L. Johannesson, *Curr. Opin. Organ Transplant.*, **22**, 593 (2017)
11) S. Gurung *et al.*, *Semin. Reprod. Med.*, **33**, 326 (2015)
12) M. Ono & T. Maruyama, *Semin. Reprod. Med.*, **33**, 350 (2015)
13) I. Cervello *et al.*, *Semin. Reprod. Med.*, **33**, 366 (2015)
14) C. E. Gargett *et al.*, *Hum. Reprod. Update*, **22**, 137 (2016)
15) M. Ono *et al.*, *Proc. Natl. Acad. Sci. USA*, **104**, 18700 (2007)
16) H. Masuda *et al.*, *PLoS One*, **5**, e10387 (2010)
17) K. Miyazaki *et al.*, *PLoS One*, **7**, e50749 (2012)
18) H. Masuda *et al.*, *Proc. Natl. Acad. Sci. USA*, **104**, 1925 (2007)
19) M. F. Jonkman *et al.*, *Artif. Organs*, **10**, 475 (1986)
20) J. W. Taveau *et al.*, *J. Invest. Surg.*, **17**, 81 (2004)
21) M. Hellstrom *et al.*, *Ann. Biomed. Eng.*, **45**, 1718 (2017)
22) X. Li *et al.*, *Biomaterials*, **32**, 8172 (2011)
23) L. Ding *et al.*, *Biomaterials*, **35**, 4888 (2014)
24) K. Miyazaki & T. Maruyama, *Biomaterials*, **35**, 8791 (2014)
25) E. G. Santoso *et al.*, *PLoS One*, **9**, e103201 (2014)
26) M. Hellstrom *et al.*, *Acta Biomater.*, **10**, 5034 (2014)
27) M. Hellstrom *et al.*, *Fertil. Steril.*, **106**, 487 (2016)
28) H. Campo *et al.*, *Biol. Reprod.*, **96**, 34 (2017)
29) T. Hiraoka *et al.*, *JCI Insight*, **1** (8), doi: 10.1172/jci.insight.87591 (2016)
30) F. Miki *et al.*, *Biol. Reprod.*, doi: 10.1093/biolre/ioz004 (2019)
31) S. A. Olalekan *et al.*, *Biol. Reprod.*, **96**, 971 (2017)
32) K. Miyazaki *et al.*, *Stem Cell Reports*, **11**, 1136 (2018)

第11章　物理的・化学的手法による脱細胞化子宮再生モデルの構築

古川克子[*1], 廣田　泰[*2], 吉野　修[*3], 齋藤　滋[*4],
大須賀　穣[*5], 牛田多加志[*6], 岸田晶夫[*7]

1　はじめに

　2010年にノーベル生理学医学賞が授与された体外受精は画期的な方法として世の中の少子高齢化に広く貢献している。一方、子宮癌、子宮の先天奇形や欠損などの構造的な子宮系の疾患の問題には、根本的な解決策を見出すことができない状況にある。本稿では、子宮癌、子宮の先天奇形や欠損などに適用することを未来構想とする子宮再生について、脱細胞化手法による最新の知見を紹介する。

2　子宮における疾患と子宮再生との関係

　妊娠の場である子宮の異常は不妊症だけでなく、不育症や早産・妊娠高血圧症候群などの周産期疾患の原因となる。ロキタンスキー症候群などの先天性子宮欠損、悪性腫瘍などによる子宮摘出は永久不妊をもきたす。また、生殖年齢女性の半数以上が有するといわれる子宮筋腫・子宮腺筋症や手術などによる子宮内腔癒着や子宮筋層菲薄化などの良性疾患・病態でも、子宮筋や子宮内膜の不可逆的機能低下を招く。子宮欠損に対しては、国内外で代理懐胎による妊娠が行われているが、代理母体、児の妊娠・出産のリスクや倫理上・社会制度上の問題などを孕んでおり、限定的な治療法にしかなり得ない。海外では、子宮の他家移植[1,2]の試みがなされるようになっているが、免疫拒絶、免疫抑制剤服用の副作用、ドナー不足、ウイルス感染などの諸問題が新たに

[*1]　Katsuko S. Furukawa　東京大学　大学院工学系研究科　バイオエンジニアリング専攻／機械工学専攻　准教授

[*2]　Yasushi Hirota　東京大学医学部附属病院　女性診療科・産科　講師

[*3]　Osamu Yoshino　富山大学　大学院医学薬学研究部　産婦人科　准教授

[*4]　Shigeru Saito　富山大学　大学院医学薬学研究部　産婦人科　教授

[*5]　Yutaka Osuga　東京大学医学部附属病院　女性診療科・産科　教授

[*6]　Takashi Ushida　東京大学　大学院工学系研究科　バイオエンジニアリング専攻／機械工学専攻　教授

[*7]　Akio Kishida　東京医科歯科大学　生体材料工学研究所　物質医工学分野　教授

提起されており,これも極めて限定的な治療であるといえる。また,前述した子宮組織の部分的な不可逆的機能低下に対しては,機能修復のための根本的治療は存在せず,着床障害をはじめとする子宮関連疾患の治療は限界に達しているといえる。このような現状から,これらの根本的な解決法として,生体外または生体内で細胞の能力を最大限に引き出すアプローチである再生医療技術の子宮再生への貢献が大きく期待されるようになった。

3 再生医療の発展と問題点

20世紀に入り,生体組織から細胞採取および培養が可能となり,これらの細胞培養技術の発展が,組織再生の研究を本格化させた。なかでも,ハーバード大とMITのグループが1990年代に,ヒト外耳の再生に成功した[3,4]ことは,世界的なニュースとして取り上げられた。ネズミの皮下に移植したヒト外耳モデルのインパクトの強さが後押しする形で,再生医療技術が世の中に広く知られる技となった。その後,欧米では多くの投資家が再生医療に参入するようになり,海外では現在も再生医療を扱うベンチャー企業が多く存在している。

臓器や組織を再生するためには,図1に示す再生医療の3要素と呼ばれるアプローチがある[4]。すなわち,組織の形態をかたち作るマテリアル(足場:スキャフォールド),主に生体内分解性のプラスチックや,生体内でリモデリングのサイクルに取り込まれると考えられるコラーゲンゲルなどで組織や臓器の3次元構造を構築し,そこに成熟細胞や幹細胞を播種してモデルを作製する。マテリアル内に存在する細胞からは,細胞外マトリクスと呼ばれるコラーゲンやプロテオグリカンなどの構造タンパク質が分泌される。この細胞外マトリクスの産生と生体内分解性プラスチックの分解速度が釣り合うことにより,みかけの構造は最初に付与したものが維持されなが

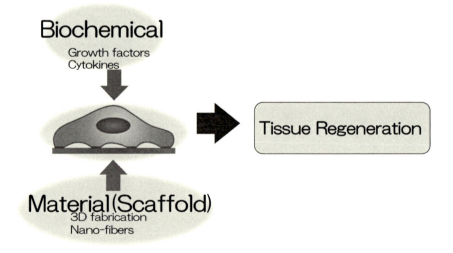

図1 再生医療の3要素

第11章 物理的・化学的手法による脱細胞化子宮再生モデルの構築

ら，生分解性のプラスチックによる構造が生体外マトリクスで置き換わる。このような生体組織と同様の形態を有する組織・臓器が再構成される設計概念をもつ再生医療研究が推進されるようになった。創傷治癒や発生の際に分泌される成長因子（化学因子）は，組織再生の速度を上げるために必須の因子であると考えられている。言い換えれば，組織の再生は細胞が主役であり，主役の細胞の能力を最大限引き出すための系の構築が重要である。そのためのファクターとして，生化学因子が用いられている。細胞を用いない臓器構築や組織治療は人工臓器として定義されており，再生研究とは区別して捉えられている。この再生医療の3要素（細胞，マテリアル，成長因子）を用いた再生医療研究は多くの研究者によって推進されているが，足場であるマテリアルの分解と細胞からの細胞外マトリクスの分泌速度とのバランスの釣り合いをとることが容易でなく，未だに多くの研究課題が残されている。

　組織や臓器の微細な3次元構造を隅々まで再構築することには限界があると近年では考えられるようになっている。そこで現在，生体内の構造タンパク質をそのまま用いるアプローチである脱細胞化技術が注目されている。脱細胞化技術による再生医療研究は主に，腎臓[5,6]，心臓[7,8]，血管[9〜11]，骨[12]，骨髄[13]などで展開されている。臓器・組織から細胞のみを除去した脱細胞化モデルでは，免疫反応を惹起する細胞を除去するため，移植後，低い免疫応答性，生体適合性を有すると考えられている。脱細胞化モデルでは，さらに生体内の微細な組織構造までが維持されているモデルであるため，臓器構造を最初から作り直すマテリアルによる足場形成技術に比べて，3次元構造特性や臓器の機械的特性などが優れている系と考えられている。したがって，脱細胞化組織・臓器モデルが，実用化に最も近い臓器の再生モデルとして期待されている。

4　子宮の再生

　本著者らは，脱細胞化モデルによる子宮再生の可能性を追求するための基礎的な検討[14,15]をこれまでに行ってきた。ラットの子宮の部分欠損モデルを作製し，脱細胞化子宮による再生の可能性を検討した。ラットの子宮を生体内から採取し，980 MPaの超高静水圧負荷したサンプルと，SDSやTriton-Xなどの界面活性剤による化学処理した子宮サンプルを準備した。これらの条件でラットの子宮の脱細胞化処理を行った結果，超高静水圧とSDSの系において，子宮組織から細胞を除去できる可能性が示唆された。図2に示すようにSDSによる薬剤処理では，最適なSDSの濃度と処理時間が存在することがわかった。Triton-Xによる薬剤処理では，我々の行った実験からは，細胞の除去とマトリクス・組織構造の維持の観点から，最適な条件を見出すことは困難であった。化学処理による細胞除去は，組織内部に薬剤が拡散現象によって浸透するため，任意のマスを有する組織内部から細胞を除去することを目的とする場合，薬剤がマトリクスを分解するリスクも保有することが理解できた。超高静水圧の負荷実験では，静水圧の負荷時の温度を4℃と37℃の2種類，細胞除去の洗浄ステップでも同様の2種類の条件で実験を行った。その結果，静水圧負荷は30℃，洗浄のステップは4℃が最も効率よく組織から細胞を取り除くこ

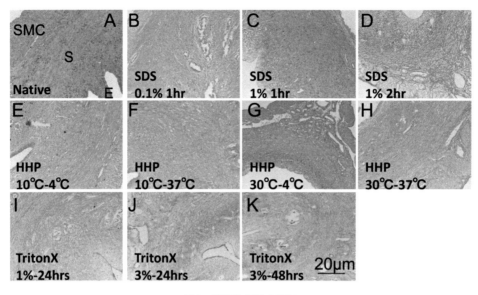

図2 脱細胞組織の評価

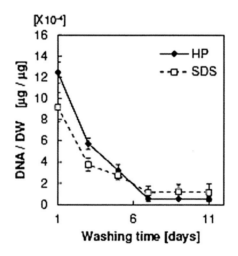

図3 脱細胞化組織内のDNA残量の定量的な解析

とができることがわかった。

図3に組織内部のDNA残量の定量的な解析結果を示す。超高静水圧もSDS処理も組織の洗浄時間の増加に伴い，組織から細胞が除去可能であることがわかった。洗浄後，約7日で組織内部の細胞残存量が平衡に達することもわかった。子宮組織の構造タンパク質であるコラーゲンの脱細胞化組織内部での残存量も，定量的に解析した。その結果，無処理の子宮組織に比べて，統計学的な有意差はないものの，超高静水圧およびSDS処理による子宮組織内部でのコラーゲン（HP：ヒドロキシプロリン）およびエラスチン含量は減少傾向にあることがわかった（図4）。脱

第11章 物理的・化学的手法による脱細胞化子宮再生モデルの構築

細胞化処理した子宮組織のコラーゲン線維を透過型電子顕微鏡（TEM）像によって撮影したところ，コラーゲン特有の構造は維持されているものの，コラーゲン組織が組織内部から脱落している部分があることがわかった（図5）。子宮の力学的な性質を確認するために，脱細胞化処理後の子宮組織の力学試験（引張試験）を行ったところ，無処理の子宮組織に比べて，SDS処理サンプルで有意にヤング率の上昇が認められた（図6）。一方，超高静水圧処理は，脱細胞化子宮の力学的な性質を変化させないことがわかった。これらの我々の実験条件では，SDS処理が子宮組織の変性を通じて，組織を劣化させ，その結果として，ヤング率の増加傾向が示されたと理解できた。

次に，脱細胞化子宮をラットの部分欠損モデルに移植して，1か月後に取り出して染色による解析を行ったところ，子宮と同様の階層構造が移植した脱細胞化子宮内に再構築されていること

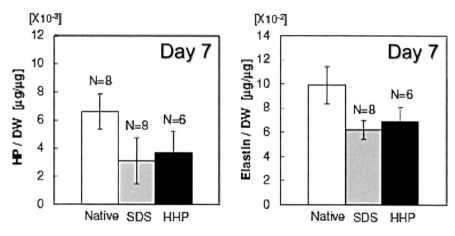

図4　脱細胞化組織の細胞外マトリクスの定量的な解析

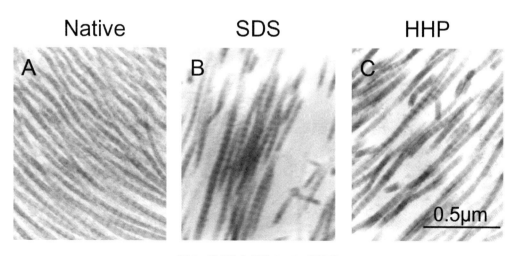

図5　脱細胞化組織のTEM観察像

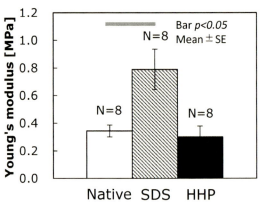

図6 脱細胞化組織の力学特性

がわかった。移植後の子宮の力学特性を引張試験で定量的に解析したところ、脱細胞化子宮においても、1か月の移植によって、生体内の子宮と同等の力学特性を取り戻していることがわかった。最後に、脱細胞化子宮を部分欠損モデルに移植した実験動物で妊孕性の確認実験を行ったところ、脱細胞化モデルは、子宮に切開をいれたのみのシャムモデルと同等の機能を保有していることがわかった[14]。したがって、子宮の生理的な機能の獲得の観点から、脱細胞化モデルは有望であることが確認された。

5 脱細胞化モデルによる子宮再生の将来展望

脱細胞化子宮モデルでは、子宮移植に比べて免疫応答性が低いことから、生体内部での長期の生着が期待される。本研究においても、移植前の脱細胞化子宮の力学的特性、マトリクスの保持特性から、生体内の子宮に比べて、脱細胞化処理が子宮の構造的な特性を変化させることがわかったが、ラットの子宮の部分欠損モデルによる実験から、脱細胞化子宮は、生体内（移植実験）で子宮と同様の構造の再構築を促し、妊娠・出産にも貢献しうるモデルであることがわかった。これまでに、人工材料であるコラーゲンゲルと増殖因子による子宮の再生研究がほかのグループから報告されており[16]、3か月の移植実験を経ても、平滑筋層の再生に問題が残る結果が報告されていた。本研究で報告した脱細胞化組織モデルでは、1か月の移植期間で妊娠・出産に耐えうる子宮様の階層構造を有する組織の再生が認められたことから、本モデルはコラーゲンゲルなどのモデルよりも有望な子宮の再生モデルになりうると考えることができた。

本研究では、SDSと超高静水圧によって子宮組織を脱細胞化処理した。SDSと超高静水圧による子宮の脱細胞化モデルでは、いずれも良好な子宮としての機能を再構築することができることを証明した。しかしながら、SDSのような薬剤処理は、拡散現象によって、その薬剤が組織深部に到達するため、細胞除去の効果が高まると同時に細胞外マトリクスの消化も進むことが予

第11章 物理的・化学的手法による脱細胞化子宮再生モデルの構築

表1 脱細胞化の方法

	merits	demerits
SDS/Triton	・簡便 ・安価	・ECMの分解コントロールが重要 ・毒性有→完璧な洗浄が必要
HHP	・細胞死の誘導が容易	・設備投資

想される。したがって，SDSの系では，設備投資が不要で，簡便に脱細胞できることが魅力的な系であると考えることができるが，大型動物やヒトへの本モデルの適用を考えた際には綿密な条件探索が重要な課題となる。一方，超高静水圧負荷では，物理的な効果で細胞を死滅させることから，組織や臓器の大きさに依存することなく均一な静水圧の細胞への死滅効果が期待される。しかしながら，設備投資が必要であることに加え，組織から死滅した細胞を除去する際に，大きな組織になればなるほど，効率よく組織深部から死滅した細胞を除去するなどの条件の検討が課題となると考えられる。いずれの系も将来的な再生子宮の応用展開を考えた際に魅力的な系となりうると期待された（表1）。

6 おわりに

脱細胞化臓器モデルによる再生子宮は，生体内での生体適合性に優れ，短期間で自己の細胞に置き換わることがわかった。将来的には，子宮の再生に貢献できる子宮モデルになりうることが期待される。

文　献

1) P. Dahm-Kahler et al., *Br. Med. Bull.*, **117** (1), 69 (2016)
2) L. Johannesson & S. Järvholm, *Int. J. Womens Health*, **8**, 43 (2016)
3) R. Langer & J. P. Vacanti, *Science*, **260**, 920 (1993)
4) R. Lenza, R. Langer, J. Vacanti, Principles of tissue engineering (3 edition), Academic press, USA (2007)
5) K. H. Nakayama et al., *Tissue Eng. Part A*, **16** (7), 2207 (2010)
6) D. C. Sullivan et al., *Biomaterials*, **33** (31), 7756 (2012)
7) H. C. Ott et al., *Nat. Med.*, **14** (2), 213 (2008)
8) P. Akhyari et al., *Tissue Eng. Part C Meth.*, **17** (9), 915 (2011)
9) J. Negishi et al., *J. Artif. Organs*, **14** (3), 223 (2011)
10) J. Negishi et al., *J. Tissue Eng. Regen. Med.*, **9** (11), E144 (2015)

11) S. Funamoto *et al.*, *Biomaterials*, **31** (13), 3590 (2010)
12) T. Woods & P. F. Gratzer, *Biomaterials*, **26** (35), 7339 (2005)
13) Y. Hashimoto *et al.*, *Biomaterials*, **32** (29), 7060 (2011)
14) E. G. Santoso *et al.*, *PloS One*, **9** (7), e103201 (2014)
15) T. Hiraoka *et al.*, *J. Clin. Invest.*, **1** (8), e87591 (2016)
16) X. Li *et al.*, *Biomaterials*, **32** (32), 8172 (2011)

第12章　脱細胞羊膜を用いた細胞治療

岩﨑剣吾[*1], 森田育男[*2]

　組織工学の発展により，体外で培養した細胞を用いた細胞治療，組織再生治療が可能となり，多くの疾患に対して細胞移植による治療の可能性が検討されている。細胞治療においては治療効果の期待される細胞と，その細胞を効率的かつ効果的に疾患局所へと移植するための方法および移植担体の選択が重要であると考えられている。

　我々は印刷や半導体製造において，微細パターン形成に用いられてきたフォトリソグラフィー技術を応用し，培養細胞をあたかも文字や絵を印刷するかのごとく移植担体上へ貼り付けることを可能とする「細胞転写技術」を開発し，同技術の細胞移植治療への応用を検討してきた。その際，胎児付属物として通常は分娩時に廃棄される羊膜に着目し，脱細胞処理を施した羊膜が膜状の細胞移植担体として有用であることを見出した。本章では，脱細胞羊膜と細胞転写技術を用いた細胞治療について提示することで，脱細胞羊膜の再生医療への応用について紹介する。

1　羊膜とは

　羊膜は，胎児と羊水を包み維持する卵膜の一部を構成する。卵膜は3層の構造を持っており，胎児側から羊膜，絨毛膜，脱落膜と呼ばれる（図1）。羊膜は，臍帯や胎盤とともに胎児を母体内で保護し，生育を助ける胎児付属物の一つであり，分娩時に母体より排出され，多くの場合廃棄される。羊膜は，組織学的には上皮層とその下の基底膜層，および細胞外マトリクスに富んだ実質組織とに分けられる。実質組織マトリクスは主にコラーゲン線維やラミニンを含んでおり，羊膜の優れた弾性，伸縮性に寄与している。厚さは約 $100\,\mu m$ と非常に薄いが，引っ張りなどの膜の変形に強く，容易に割けたりすることはない。

2　羊膜の医療への利用

　羊膜は発生学的には胚盤胞における外部細胞塊に由来し，胎児由来の細胞から成っている。胎児由来の組織である羊膜は，母体の免疫を回避するため免疫抑制機能を有する分子を発現し，移植による免疫拒絶の反応が弱いことが知られている[1]。さらに，炎症反応，瘢痕形成抑制作用を

[*1] Kengo Iwasaki　大阪歯科大学　中央歯学研究所　講師
[*2] Ikuo Morita　お茶の水女子大学　理事／副学長

脱細胞化組織の作製法と医療・バイオ応用

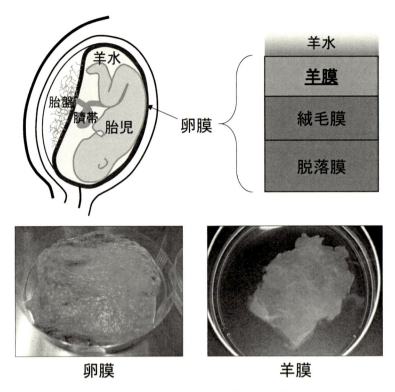

図1 羊膜は胎児と羊水を保持する卵膜の再内層を構成する

持っており，創傷治癒を促進する性質を有するため，熱傷部の被覆や手術部位の瘢痕形成・癒着防止のために医療に利用されてきた[2,3]。眼科領域では，さまざまな難治性の眼表面疾患に対しての羊膜移植治療の効果が確認されており，本邦では2014年に保険収載されている[4〜6]。眼科での羊膜移植は羊膜を被覆材として利用するが，その一方で羊膜の創傷治癒促進作用とユニークな物性に着目し，羊膜を細胞移植の担体として利用することも考えられている[7]。さらに，本稿では取り扱わないが，羊膜内に存在する細胞，特に羊膜実質組織から酵素処理を用いて単離・培養が可能との報告のある間葉系幹細胞様の性質を持つ細胞や，羊膜から培養される上皮細胞は，再生医療あるいは細胞治療の目的で研究されている[8,9]。

前述したように，羊膜には創傷治癒を良好に進める性質，免疫応答を回避するメカニズム，手術手技に耐えうる十分な機械的な強度と伸縮性という，非常に優れた細胞移植担体としての性質が備わっている。我々はこの性質に着目し，培養細胞を疾患モデル動物に移植する際のスキャホールド（担体）として羊膜を用いてきた。さまざまな研究に使用した羊膜は，帝王切開時に同意が得られた患者さんから採取したもので，超高静水圧処理により脱細胞し，同時に，細菌，ウィルスの除去を行っている[10,11]。

第12章 脱細胞羊膜を用いた細胞治療

3 細胞転写技術

我々は細胞転写技術を用いた細胞転写において，脱細胞化した羊膜が非常に優れた移植担体であることを見出し研究に利用してきた[12]。そこでまず細胞転写技術について説明しておきたい。この技術は大日本印刷㈱と東京医科歯科大学の共同研究の中で開発されたもので，簡単には培養細胞を弾性を持った担体表面へ転写する手法である。

本技術は，印刷や半導体製造において微細パターン形成に用いられてきた方法である"フォトリソグラフィー技術"を応用することにより，培養細胞を"インク"に見立てて，あたかも文字や絵を印刷するかのように，パターン状に移植担体表面へ貼り付けることを可能とする方法である。本方法の工程の大まかな流れは以下のようである（図2）。

ガラス製基板の表面をテトラエチレングリコール（TEG）あるいはポリエチレングリコール（PEG）にてコートする。このTEG/PEG層は疎水性であり細胞接着には不利な条件を持つ。その後，希望するパターンを形成したフォトマスクをTEG/PEG層に重ね，その上からUVの照射を行う。これにより部分的なTEG/PEG層の崩壊が生じ，同時に表面の疎水性が損なわれる。基板上にはパターンに依存してTEG/PEG層の崩壊度の異なる2つの部分が形成される。すな

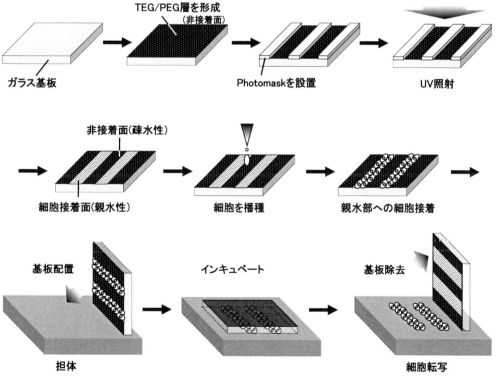

図2 細胞転写の概要

脱細胞化組織の作製法と医療・バイオ応用

わち，フォトマスクされた部分には疎水性，されていない部分には親水性の性質を与えることができる。マスクの除去後，基板上へ付着細胞を懸濁液として播種し静置する。これにより，マスク部ではUV照射を免れた疎水性部分が保存されているため細胞の接着が阻害され，一方，マスクの無かった部分では，表面の親水性化が生じているために細胞が接着し，細胞がパターンを形成しながら接着する。細胞接着後，細胞面を下にして細胞を転写したい材料表面（担体）へ基盤を静置しインキュベートを行う。その間に細胞は新たな表面との接着を獲得する。その後，基板のみを除去すると，培養細胞が基板上に描記されたパターン状に材料表面へ転写される。

この方法においては，TEG/PEGと細胞間，および細胞と転写材料表面間の接着強さが転写の成功を左右する。TEG/PEG-細胞間の接着が強ければ，細胞は転写されずに基板に残り，また，その接着を弱くするためにUV照射を弱くしTEG/PEGの崩壊を小さくすると，転写基板上へ

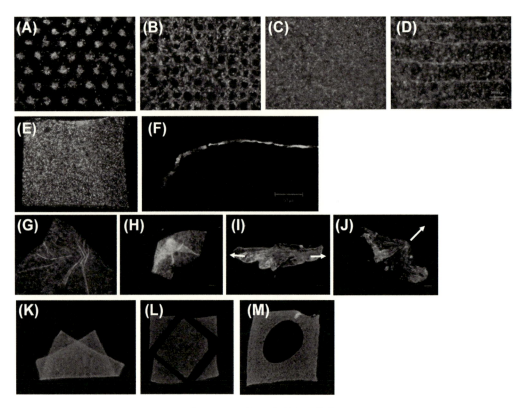

図3　さまざまな細胞転写羊膜

細胞転写技術を用いて脱細胞羊膜上へ転写された細胞。（A）ドット状に配置された細胞，（B）グリット状に配置された細胞，（C）シート状に転写された細胞，（D）ライン状およびシート状配置の組み合わせ，（E）正方形にトリミングされたシート状細胞転写羊膜，（F）シート状細胞転写羊膜の断面図，（G-M）シート状細胞転写羊膜に対するさまざまな変形：（G）皺，（H）重なり，（I）引っ張り，（J）引きずり，（K）折り畳み，（L）トリミング，（M）穴あけ。矢印：力をかけた方向。

Tissue Engineering Part A, **20**, 693-704 (2014), with permission of Mary Ann Liebert, Inc., New Rochell, NY, USA.

第12章 脱細胞羊膜を用いた細胞治療

の一時的な接着が成り立たなくなる。TEG/PEG 崩壊度を転写細胞，転写材料に合わせてチューニングすることによって，マイクロメートル単位でデザインされたパターンに沿って細胞を配置，転写することが可能となる（図3）。

脱細胞羊膜はこの細胞転写技術の転写先の材料（担体）として優れた性質を持っている。すなわち，基板上の細胞を転写する際，配置された細胞がよく接着するマトリクスを有し，さらにその適切な弾性によって良好に細胞と接着する性質をもっているのである。さらに，細胞を強固に保持し，同時に柔軟で機械的強度にも優れた物性を持つ点も，細胞移植の担体として有用な点と考えられる。これについては詳細を後述する。さらに，羊膜は必要に応じて外科用ナイフあるいはカミソリなどを用いて，容易に希望する形に成型することもできるなど，疾患局所への細胞移植に適した性質を持っているといえる。

4 羊膜へ転写した細胞による治療

我々は，種々の動物疾患モデルにおいて，脱細胞羊膜上へ細胞を転写し移植する治療法の有用性について検討を行ってきた。細胞転写技術ではパターン描写以外に，全面を細胞接着面とすることでシート状の細胞転写も可能であるので，細胞移植において細胞の配置以上に細胞数やシート状の配置が重要と考えられる場合には，シート状の細胞転写を使用することもできる。パターン状の細胞転写の例として血管内皮細胞を毛細血管状に配置した実験と，シート状の細胞転写の例として，骨・歯周組織の再生について概説する。

4.1 虚血性疾患

心筋梗塞，脳梗塞，末梢動脈塞栓症などの虚血性血管疾患は，動脈の閉塞により血流が途絶えることにより発症する。高齢化社会を迎える現代日本において，これら虚血性疾患の罹患率が増加することが見込まれる。虚血性心疾患は場合によっては命を脅かし，救命に成功しても重篤な後遺症を引き起こすこともあるため，延命・生活の質の向上のためにも，効果的な治療法の開発が求められている。

これらの疾患に対して以前より経皮的血管内血管形成術や動脈バイパス移植術によって血流量を回復させる治療が行われてきた。近年，骨髄由来単核球，造血系幹細胞，血管内皮細胞，血管内皮前駆細胞などさまざまな細胞を虚血部位局所へ注入することによって虚血性疾患が改善する結果が報告され，細胞による虚血性疾患の治療の可能性が提唱されている[13~16]。我々は毛細血管パターンを描写した細胞転写基板を用いることにより，血管内皮細胞による毛細血管を羊膜上に組織工学的に作製し，マウス下肢虚血モデルに移植し虚血性疾患の治療への可能性を検討した[17]。その結果，細胞転写技術によって作製した毛細血管の移植は，レーザードップラーでの血流観察において有意に下肢への血液の再灌流を促し，下肢組織への障害および歩行障害の改善をもたらした。さらに，移植毛細血管は移植後5日目には宿主血管網と癒合し，血管として機能し

ていたことが明らかとなった。

　本方法は従来の側副路を形成するバイパス手術と注射による細胞移植の中間的な方法であり，虚血性疾患への新しい治療法となる可能性を示していると考えられる。さらに，より安定した移植血管を構築するために，あらかじめパターン状に配置した血管内皮細胞に周皮細胞を組み合わせることによって，周皮細胞を伴った毛細血管を作製するなどの改良点も考えられる。

4.2　骨欠損

　骨折や慢性炎症，腫瘍切除などによって生じた骨欠損の治療には，これまで骨再生を促す増殖因子の局所投与，自家骨，他家骨，ハイドロキシアパタイトやβ-tricalcium phosphateなどの人工骨代替材料移植などが行われてきた[18〜23]。また，骨欠損に対しても細胞移植による治療の可能性が検証され，骨髄由来間葉系幹細胞や骨芽細胞を欠損へ移植することによる骨組織の再生が示されている[24〜27]。我々は全面を細胞接着面とした転写基板を作製し，これを用いてマウス骨芽細胞株（Kusa-A1）をシート状に脱細胞羊膜上に転写し，骨芽細胞転写羊膜を作製した[28]。マウス頭蓋骨に直径4.6 mmの骨欠損を作製し，欠損を覆うように骨芽細胞転写羊膜を設置した。マイクロCTを用いて5週間にわたって継時的に骨欠損を観察したところ，骨芽細胞転写羊膜移植群のみにおいて欠損の完全閉鎖が認められた。骨芽細胞を注射した群，羊膜のみを移植した群および無処置群と比較して，骨芽細胞転写羊膜移植群で有意に骨形成量が増加した。移植された骨芽細胞は術後5週間後にも新生骨周辺に認められ，組織再生に直接的に関与した可能性が示唆された。この結果は骨芽細胞転写羊膜移植が骨再生に有効である可能性を示すものであった。

4.3　歯周組織欠損

　人間の歯は顎骨のソケットの中に埋まった構造をしているが，骨と歯の間には歯根膜という薄い結合組織が介在しており，その歯根膜中のコラーゲン線維束が骨と歯根表面のセメント質と呼ばれる硬組織とを橋渡しする形で支持している。さらにその上を歯肉が覆い，これら歯を支える組織を歯周組織と呼ぶ。歯周病は歯の周りに増殖した細菌が原因で，この歯周組織に慢性炎症が発症・波及し組織の破壊が起こる疾患であり，病気が進行すると支持組織の減少から歯は抜歯に至る。現代日本において，歯を失う最大の原因となっている。

　慢性炎症によって失われた歯周組織に対しては，これまでさまざまな再生治療が試されているが，十分な組織再生はいまだに達成されていない。近年，失われた骨や歯根膜，セメント質を再生させる目的で，骨髄由来間葉系幹細胞，脂肪由来間葉系幹細胞，歯根膜由来幹細胞，骨膜由来細胞などの細胞移植による再生治療が試され，成果が報告されている[28〜32]。

　我々は歯周組織の構成組織の一つである歯根膜から単離・培養される歯根膜幹細胞と細胞転写技術を利用して，歯組織を再生することができるか否かについて検討した[33]。この歯根膜から得られた間葉系幹細胞である歯根膜幹細胞は骨芽細胞，歯根膜中の間葉系細胞，およびセメント芽細胞に分化する能力を有するとされている[34]。実験動物としてラットを用いて，上顎臼歯の歯

第12章 脱細胞羊膜を用いた細胞治療

槽骨，セメント質，歯根膜を外科的に削除し，歯周組織欠損モデルを作製した。細胞移植には，脱細胞羊膜上にシート状に転写した歯根膜幹細胞を，欠損全体を覆うように細胞面を欠損へ向けて移植した（図4）。比較対象として脱細胞羊膜だけを同様に欠損へ移植した群を用いた。4週間の治癒期間の後，マイクロCTを用いて歯周組織再生量を比較検討したところ，歯根膜幹細胞転写羊膜移植群では羊膜単独群と比較して新生歯槽骨量の増加が認められた。また，組織学的にも新生セメント質，歯根膜，歯槽骨の再生が確認され，歯根膜幹細胞転写羊膜が歯周組織再生治療に応用できる可能性を示唆する結果が得られた。移植された脱細胞羊膜については，移植1～2週目の組織像では羊膜の存在が確認されるが，4週目の組織像では組織切片中に残存する所見は

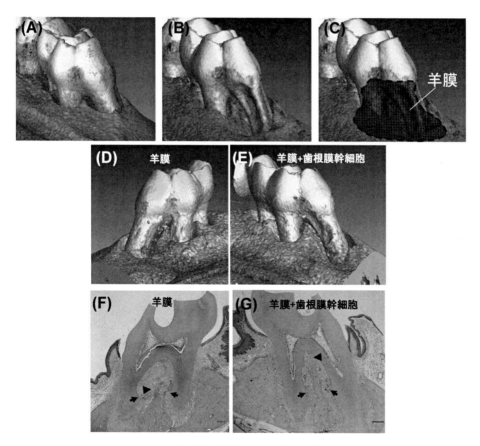

図4　細胞転写羊膜移植による歯周組織の再生

(A～C) 外科的歯周組織欠損への細胞転写羊膜：(A) ラット上顎第一臼歯マイクロCT像（欠損作製前），(B) 欠損作成後のマイクロCT像，(C) 歯周組織欠損への羊膜の移植イメージ。(D, E) 移植4週後のマイクロCT像：(D) 羊膜移植群，(E) 歯根膜幹細胞転写羊膜移植群。(F, G) 細胞転写羊膜移植4週後の組織像：(F) 羊膜移植群，(G) 歯根膜幹細胞転写羊膜移植群。羊膜+歯根膜幹細胞の移植によって歯槽骨再生の増強が観察される。矢印：作製した欠損底部，矢頭：4週間後の歯槽骨の位置。
Tissue Engineering Part A, **20**, 693-704 (2014), with permission of Mary Ann Liebert, Inc., New Rochell, NY, USA.

見られなかった。おそらく移植後，4週までには生体に吸収されたものと考えられる。

　細胞転写技術は微細なパターン状に細胞を転写することができるという点において最もその特性を生かすことができると考えられる。毛細血管パターンによる血管移植はこの技術を最大限に利用していると考えられる。しかしながら，再生医療を考えた場合に細胞をパターン状にして移植することが求められるケースはむしろ少ないかもしれない。骨欠損あるいは歯周組織欠損で用いたシート状に転写した細胞転写羊膜は，ほかの組織再生に対して広く応用できる可能性があると考えられる。

4.4　脱細胞羊膜を用いた細胞移植の特徴

　これまで脱細胞処理を施した羊膜を担体として用いて培養細胞を転写し，実験モデルへ移植することでモデル動物での細胞治療において良好な結果を得ることができている。この結果は，羊膜が細胞を保持し移植部位への確実な細胞移植を可能にし，移植後も細胞の足場として機能したことを示している。また，実験結果から，移植した脱細胞羊膜はマウスあるいはラットといった実験動物において，約4週以内には吸収していると考えられる。

　羊膜と細胞の接着は比較的強固であり，膜を変形させても脱落することはほとんどない[33]。またナイフなどを用いて膜を切ることが容易であるため，移植する部位に合わせてトリミングすることが可能である（図3）[35]。これらの特徴は，実際の手術手技を考えると細胞移植を確実に行う上で大きなアドバンテージになると考えられる。細胞を移植したい部分は，しばしば狭いアクセスの難しい場所に存在する。そういった部分でも細胞転写羊膜は，大まかな部位に膜を移植後，手術用のピンセットや探針などで膜を広げたり，位置を移動することで適切な場所に適合させることが細胞を維持しながら容易に可能である。また，移植された羊膜は，そのしなやかな物性から，組織面に密着し，多くの場合縫合などを行う必要はない。これらの特徴から，シート状の細胞を生体に密着させて移植したい場合には非常に適した移植法となると考えられる。

　これまでは，羊膜上へ転写した1種類の細胞を用いた細胞移植を検討してきたが，細胞転写羊膜では2種類以上の細胞を用いた細胞治療材料の作製も可能である[35]。例えば，血管内皮細胞による毛細血管作製時に周皮細胞（pericyte）を配置することもできる[36]。また，シート状の細胞移植では，異なる種類の細胞を積層することも可能で，これまで3種類の細胞の積層（3層細胞シート）の作製が可能であることが確認されている。さらにシート状とパターンに配置した細胞，あるいは複数のパターンを組み合わせた転写も可能であり，さまざまなパターンに細胞を配置した細胞移植が可能となる。

　我々の研究では羊膜単独の移植による治療効果は，ほとんど見ることができなかったが，脱細胞羊膜が細胞移植担体としての優れた性質を持つことが明らかとなった。羊膜の持つ卓越した物性は脱細胞処理と合わせて，今後の細胞治療，再生医療において貴重な材料の一つになると考えられる。

第 12 章　脱細胞羊膜を用いた細胞治療

文　　献

1) M. Kubo *et al., Invest. Ophthalmol. Vis. Sci.,* **42**, 1539 (2001)
2) J. D. Trelford & M. Trelford-Sauder, *Am. J. Obstet. Gynecol.,* **134**, 833 (1979)
3) V. Wilshaw & E. Pope, *Int. J. Dermatol.,* **48**, 935 (2009)
4) J. Shimazaki *et al., Ophthalmology,* **104**, 2068 (1997)
5) S. C. Tseng *et al., Arch. Ophthalmol.,* **116**, 431 (1998)
6) R. Altan-Yaycioglu *et al., Cornea,* **25**, 971 (2006)
7) H. Niknejad *et al., Eur. Cells Mater.,* **15**, 88 (2008)
8) C. L. Insausti *et al., Histol. Histopathol.,* **25**, 91 (2010)
9) T. Miki, *Stem Cell Res. Ther.,* **2**, 25 (2011)
10) T. Fujisato *et al.,*"Cardiovascular Regeneration Therapies Using Tissue Engineering Approaches", p.83, Springer (2005)
11) S. P. Wilshaw *et al., Tissue Eng.,* **12**, 2117 (2006)
12) K. Akazawa *et al., Inflamm. Regen.,* **37**, 21 (2017)
13) X. L. Aranguren *et al., J. Mol. Med.,* **87**, 3 (2009)
14) S. Matoba *et al., Am. Heart J.,* **156**, 1010 (2008)
15) E. A. Phelps & A. J. Garcia, *Regen. Med.,* **4**, 65 (2009)
16) V. van Weel *et al., Ann. Vasc. Surg.,* **22**, 582 (2008)
17) T. Akahori *et al., Tissue Eng. Part A,* **16**, 953 (2010)
18) M. O. Montjovent *et al., J. Biomed. Mater. Res. A,* **83**, 41 (2007)
19) B. S. McAllister & K. Haghighat, *J. Periodontol.,* **78**, 377 (2007)
20) H. Saijo *et al., J. Artif. Organs,* **11**, 171 (2008)
21) M. Yoshikawa *et al., Calcif. Tissue Int.,* **83**, 139 (2008)
22) W. R. Walsh *et al., Biomaterials,* **29**, 266 (2008)
23) M. Okamoto *et al., J. Mater. Sci. Mater. Med.,* **17**, 327 (2006)
24) M. O. Montjovent & C. Colnot, *J. Bone Miner. Res.,* **24**, 274 (2009)
25) S. Otsuru *et al., Stem Cells,* **26**, 223 (2008)
26) M. F. Pittenger *et al., Science,* **284**, 143 (1999)
27) M. Akahane *et al., J. Tissue Eng. Regen. Med.,* **2**, 196 (2008)
28) J. Tsugawa *et al., J. Tissue Eng. Regen. Med.,* **5**, 695 (2011)
29) N. Wei *et al., Cytotherapy,* **12**, 514 (2010)
30) M. Tobita *et al., Tissue Eng. Part A,* **14**, 945 (2008)
31) Y. Tsumanuma *et al., Biomaterials,* **32**, 5819 (2011)
32) J. Jiang *et al., Cytotechnology,* **62**, 235 (2010)
33) K. Iwasaki *et al., Tissue Eng. Part A,* **20**, 693 (2014)
34) B. M. Seo *et al., Lancet,* **364**, 149 (2004)
35) K. Akazawa *et al., Sci. Rep.,* **6**, 33286 (2016)
36) K. Iwasaki *et al., J. Periodontol.,* **84**, 1425 (2013)

第13章　皮膚再生医療の現状と脱細胞化技術の応用

森本尚樹*

1　皮膚再生の現状

　皮膚は表皮，真皮で構成されている。表皮は外胚葉由来で，外界からの病原体や異物の侵入を防ぎ，体内の水分を保つ役割があり，表皮細胞が重層化し，最表層では細胞が角化した，ほぼ細胞成分のみから成り立つ構造となっている。表皮の再生方法は確立されており，1970年代に開発された自家培養表皮[1]で再生可能である。自家培養表皮の臨床応用は1980年代から開始され，現在では全身熱傷を対象として世界各国で製品化されている[2]。本邦でも，自家培養表皮が本邦初の細胞使用医療機器（現在の区分は再生医療等製品）（ジェイス®，㈱ジャパン・ティッシュ・エンジニアリング）として2007年に重症熱傷を対象として製品化，保険収載された[3]。また，先天性巨大色素性母斑に対しても2016年に適用拡大された。一方，真皮は皮膚に力学的強度を持たせる役割があり，膠原線維などの強靭な結合組織を中心に線維芽細胞などの細胞成分，皮膚付属器（毛など），血管，神経などが侵入し分布する複雑な構造をとっている。真皮は間葉系由来であり，細胞外マトリックスが中心の構造であるため，細胞培養技術を用いても再生が困難である。自家培養表皮を移植する際に，真皮が欠損している創面に移植してもほぼ生着しないのに対し，真皮が残存していれば自家培養表皮は生着すると臨床研究でも報告されている[4]。近年，3次元バイオプリンターを用いた再生皮膚の報告もあるが，*in vitro* で3次元構造が再現された段階であり，臨床研究および非臨床研究で，*in vivo* で機能する皮膚が再生される段階には達していない[5]。また，幹細胞を用いて皮膚付属器も含めた皮膚全層を再生させる試みもされているが，小動物での試みが報告されている段階である[6]。

　上述のように，皮膚再生ができないのは真皮再生方法が確立されていないことが原因である。現在，臨床で行われている真皮再生方法には
- ① 同種皮膚：死体由来皮膚を凍結保存もしくはグリセオールを用いて冷蔵保存したもの
- ② 人工皮膚：2層性人工真皮と言われるコラーゲンスポンジとシリコーンシートの2層性構造をもつもの

を用いる2つの方法があるが，これらは以下に述べるように真皮再生方法としては不十分である。同種皮膚は一時的に生着するが，数週間で表皮が拒絶，脱落し，真皮も長期的には免疫反応のため拒絶，脱落するため，現在は主に全身熱傷に対する一時的な被覆材として使用されている[2]。人工皮膚（2層性人工真皮）はシリコーンシートとコラーゲンスポンジの2層構造を持つ足

＊　Naoki Morimoto　関西医科大学　形成外科学講座　准教授

第13章 皮膚再生医療の現状と脱細胞化技術の応用

場材料であり，皮膚欠損層に貼付すると数週間で真皮様組織が形成されるとされている。しかし，構築された真皮様組織への自家培養表皮の生着は不良であることが，本邦での自家培養表皮（ジェイス®）使用後調査で報告されている[3]。皮膚欠損創に再生される血管に富む結合組織を肉芽と呼ぶが，真皮様組織も再生真皮と言うよりは肉芽組織と呼ぶ方が適切と考えている。

2 脱細胞化皮膚（真皮）について

本邦では未承認であるが，脱細胞化皮膚は海外で市販されている製品（AlloDerm®, Lifecell, Branchburg, US；Kaloderm®, Tego Science, Seoul, Korea）がある[7]。これらは同種皮膚を界面活性剤を用いて脱細胞化し凍結乾燥させたものである。細胞主体の組織である同種皮膚の表皮は脱細胞の過程で取り除かれており，脱細胞化皮膚は実際には脱細胞化された真皮である。一般的な脱細胞化皮膚の使用方法は分層皮膚と同時移植し，真皮層を増強して分層皮膚でも全層皮膚に近い皮膚の性状（弾性，厚み，質感など）を得るために用いる方法である[8]。脱細胞化皮膚は縫合可能な強度を持つヒト由来材料であるので，真皮再生目的以外でも豊胸術や乳癌術後再建で用いられる乳房インプラントの皮下での固定，被覆，あるいは歯肉再生などにも使用されている[9]。しかし，脱細胞化真皮を用いて真皮再生が可能であるか，つまり上述のように脱細胞化真皮を用いて再建した真皮に自家培養表皮が生着するか，という観点から文献を渉猟したが，AlloDerm®を用いて真皮を再建し，この上に自家培養表皮を移植できた，という報告はいままで1例しか報告がない[10]。治療コストの面からAlloDerm®と自家培養表皮が併用されにくい，という可能性もあるが，筆者は脱細胞化真皮で再建した真皮は，自家培養表皮が生着できる条件を満たしていない，すなわち真皮再生ができていないのではないか，と考えている。

3 先天性巨大色素性母斑に対する不活化処理母斑と自家培養表皮を用いた皮膚再生治療

臨床上で真皮を含めた広範囲の全層皮膚の再建が必要になる疾患として広範囲熱傷と先天性巨大色素性母斑がある。広範囲熱傷では自家皮膚移植を中心として，同種皮膚，人工皮膚あるいは自家培養表皮を用いた治療が行われる。先天性巨大色素性母斑とは，長径20 cm以上（成人で）の巨大な色素性母斑（いわゆるほくろ）が存在する先天性疾患であり，頻度は出生2万人に1人と言われている[11]。巨大な母斑が存在することによる外観上の問題とともに，数％から8％程度に母斑組織を母地とした悪性黒色腫が発生するという生命予後に関しても問題がある疾患である[12]。治療は母斑の外科的切除が基本となるが，母斑が巨大であるほど移植できる健常皮膚が不足するために完全切除は困難となり，決定的な治療法が存在していない。本邦では2007年に自家培養表皮製品（ジェイス®，㈱ジャパン・ティッシュ・エンジニアリング）が広範囲熱傷に対して製造承認され，2016年には先天性巨大色素性母斑へ適用拡大された。ここで問題となるの

が，自家培養表皮が生着しうる自家真皮層の再建である．広範囲熱傷では皮膚・真皮が損傷されてしまうが，巨大母斑の場合は，腫瘍組織であり，切除し廃棄されている母斑組織には自家真皮が含まれている．したがって，腫瘍細胞である母斑細胞を取り除くことができれば母斑組織に含まれる自家真皮組織は真皮再生材料として使用可能であるのではないかと考えて新規治療法の開発を開始した．

3.1 母斑組織を不活化させる高圧処理条件の検討

超高圧（600 MPa 以上）を用いた脱細胞化組織作製方法は，界面活性剤などの薬剤を用いない物理的な方法であり安全性が高いと報告されている[13]．この脱細胞化方法は，ウイルスなどの病原性生物も含めて組織全体の細胞を不活化させるため，まず 980 MPa で 10 分間処理し，その後細胞残渣を洗浄し取り除く．筆者らは当初 SDS（sodium dodecyl sulfate）を用いて母斑組織の脱細胞化を行い，この脱細胞化母斑上にヒト培養表皮を移植したが，培養表皮が生着しなかった[14]．この原因ははっきりとは判明していないが，母斑組織に残存した SDS が培養表皮の細胞接着を妨げた可能性や脱細胞化および洗浄工程での組織損傷が原因とも考えられたため，薬剤を用いず，短時間で処理可能な高圧処理に注目した．まず，母斑組織および皮膚中の細胞を不活化させる高圧処理条件を検討し，細菌やウイルスは不活化できないが，200 MPa，10 分間の高圧

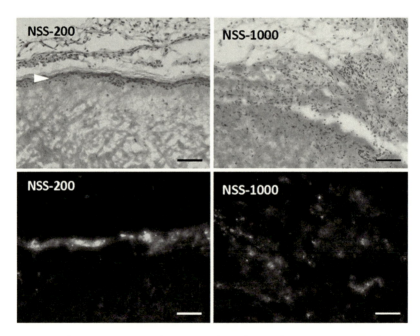

図1 200 MPa および 1,000 MPa で高圧処理した皮膚に培養表皮（赤色蛍光色素で染色）を移植しヌードマウス皮下に移植，移植2週後のヘマトキシリンエオジン染色切片（上段），蛍光写真（下段）
200 MPa（NSS-200）では培養表皮が生着するが，1,000 MPa（NSS-1000）では生着しない．
（NSS：生理食塩水，Scale bar = 100 μm）（文献 15 より引用）

第13章 皮膚再生医療の現状と脱細胞化技術の応用

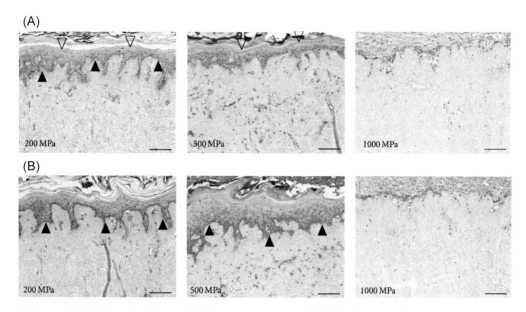

図2 ヒト母斑組織を 200 MPa, 500 MPa, 1,000 MPa で高圧処理下後の (A) 抗タイプⅦコラーゲン免疫染色, (B) ラミニン 332 免疫染色
共に 200 MPa では明瞭に染色されているが, 500 MPa では染色が弱くなり, 1,000 MPa では染色されなかった。(Scale bar = 100 μm)(文献 17 より引用)

処理で不活化できることを確認した[15,16]。次に, 細胞残渣の洗浄を行わずに, 不活化された母斑組織および皮膚に培養表皮が接着するかどうか検討したところ, 200 MPa から 500 MPa で処理した場合には培養表皮が接着するが, 1,000 MPa で処理した場合には培養表皮が生着しないことを確認した[15](図1)。このため高圧処理による表皮基底膜構造の変化の詳細を検討したところ, 500 MPa までの処理では表皮基底膜構造が保たれているが, 1,000 MPa で処理した場合, タイプⅣコラーゲンは維持されているが, タイプⅦコラーゲンとラミニン 332 が免疫染色で染色されなくなる, つまり表皮基底膜の一部が変性していることを確認した[17](図2)。以上の検討から, 母斑組織および皮膚は 200 MPa, 10 分間の高圧処理で不活化, すなわち組織中のすべての細胞が死滅すること, また, 500 MPa までは表皮基底膜構造が維持されているが, 1,000 MPa では表皮基底膜構造が一部変化し, 培養表皮の接着を妨げる原因になっている可能性があることを確認した。

3.2 細胞残渣を含んだままの不活化処理母斑の再移植

上述のように母斑組織および皮膚は 200 MPa, 10 分間の高圧処理で不活化され, ここに培養表皮が生着することが確かめられた。一般的には細胞残渣は炎症および拒絶反応の原因となるために取り除く方がよい, とされているが, 筆者らの方法では, 患者自家組織移植を行うため, 一般的な脱細胞化組織が目的としている同種移植よりは炎症は少ないと予想された。このため, 細

脱細胞化組織の作製法と医療・バイオ応用

胞残渣を取り除かずに高圧処理による不活化のみで再移植しても生着するか大型動物モデル（ミニブタ）を用いて検討した。皮膚が不活化される 200 MPa，500 MPa，1,000 MPa で皮膚を高圧処理し再移植した場合，高圧処理していない皮膚，および不活化されない条件である 100 MPa，150 MPa で処理した場合と同様に移植片への血流が回復し生着すること，細胞残渣は移植後 1 週後にはほぼ分解吸収され，目立った炎症もないこと，細胞残渣が吸収された後には移植床から線維芽細胞や毛細血管が侵入してくることを確認した[18]。また，200 MPa，1,000 MPa で不活化した自家皮膚と，200 MPa，1,000 MPa で不活化後脱細胞化した同種皮膚の生着をミニブタモデルで比較した結果，どの皮膚も移植後 12 週まで生着することが肉眼的，組織学的に確認された[19]。200 MPa で不活化した自家皮膚は，移植 12 週でも不活化していない自家皮膚と組織学的に厚みも変わらず同等に生着したが，脱細胞化同種皮膚は時間とともに吸収される傾向があり，1,000 MPa で処理した同種皮膚は 200 MPa で不活化した自家皮膚よりも有意に真皮の厚さが薄くなっていた[19]。これらは，自家移植を前提とした場合，必ずしも不活化後の細胞残渣除去（脱細胞化）は行う必要はなく，同種脱細胞化皮膚と較べても長期的な生着が安定していることを示していると考えられた。

筆者らの治療は先天性巨大色素性母斑患者の治療を対象としており，不活化のみで移植した場合，母斑細胞は死滅しても，黒色のメラニン色素が残ってしまう懸念がある。このため，200 MPa で不活化した母斑組織と処理していない母斑組織をヌードマウス背部皮下に移植して

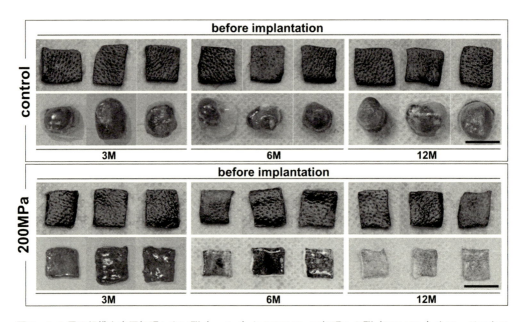

図3 ヒト母斑組織を高圧処理しない群（control）と 200 MPa で処理した群（200 MPa）をヌードマウス皮下に 3 ヶ月（3 M），6 ヶ月（6 M），12 ヶ月（12 M）皮下に埋入後の肉眼写真
control 群では 12 ヶ月後まで黒色のままであるが，200 MPa 群では 6 ヶ月で色が薄くなりはじめ，12 ヶ月では正常皮膚色に近くなった。（文献 20 より引用）

第 13 章　皮膚再生医療の現状と脱細胞化技術の応用

移植 12 ヶ月まで経過を観察した。この結果，処理していない母斑組織は 12 ヶ月後でも色素を認めた（図 3）が，不活化処理した母斑は徐々に色素が薄くなり，12 ヶ月後にはほぼ正常の色調となった[20]。これは，メラニン色素はチロシンが酸化重合したものであり，水や有機溶媒に不溶性であるものの，生体内で分解されず，長期的に安定して存在できる構造ではないためであり，母斑細胞は不活化しメラニン色素の産生が止まるといずれ吸収されてしまうためであると考えられた。

3.3　臨床研究の実施

以上の非臨床研究から，高圧処理によって不活化した自家母斑組織は，既存の真皮再生方法である同種皮膚移植あるいは人工皮膚による疑似真皮再生よりも優れた真皮再生が実施できる可能性が確認された。必要な倫理承認を得て，先天性巨大色素性母斑を対象とし，高圧処理により不活化した母斑組織の再移植と自家培養表皮を用いた皮膚再生治療法の臨床研究を 2016 年 2 月より開始している。目標症例は 10 症例で，2018 年 10 月に 10 例目のフォローが終了し，結果を解析している。この試験では，母斑組織を切除し，手術部内に設置した高圧処理装置（図 4）を用いて 200 MPa，10 分間の高圧処理を行い，母斑採取部位に再移植する。2 週間から 4 週間後に生着した母斑組織上に自家培養表皮（ジェイス®，㈱ジャパン・ティッシュ・エンジニアリング）を移植する。移植後 1 年まで経過を観察し，生着評価，瘢痕化評価，移植皮膚生検により母斑の再発を評価する。安全性と有効性が確認されれば，この治療法の保険収載と高圧処理機器の医療機器承認を目指して先進医療もしくは治験を行う予定である。

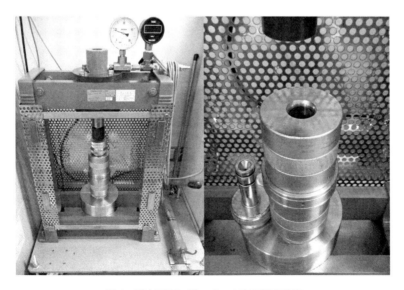

図 4　臨床研究に用いている高圧処理機器
左は全体写真で，装置中央の高圧容器を上方からピストンで加圧する。右は高圧容器の拡大写真で，中央部の容器内部に母斑組織を入れて処理する。

4　今後の展開

　本治療法で開発を目指す，200 MPa，10分間の高圧処理を行う機器の最大の特徴は，組織内部にある細胞まで，マトリックス構造や組織に含まれる正常タンパク質（細胞成長因子など），細胞外マトリックスは温存したまま確実に死滅処理が可能であるということである。細胞の死滅処理方法には，脱細胞化処理に用いられる界面活性剤，高温，高浸透圧，酸アルカリ処理，凍結乾燥などがあるが，どの方法も数時間以上は処理時間が必要であり，また，組織内部まで確実に処理できたかどうか確認することが困難である。この点，高圧処理は高圧容器内に入れた組織の深部にまで均一に加圧されるため，組織全体の死滅処理が可能である。また，600 MPa以上ではウイルスの不活化やタンパク質の変性が起こるが，200 MPa程度であれば，細胞が死滅するのみで，細菌は死滅しない程度の傷害性の少ない死滅処理である。今回は，皮膚の不活化処理を目標としたが，悪性腫瘍に巻き込まれた骨，軟骨，神経などの自家組織も同じ処理で不活化できるため，形成外科分野だけでなく，整形外科，口腔外科の分野でも利用できる可能性が高い。

　また，今回の研究で明確になったのは，脱細胞化同種皮膚の生着がかならずしも良くない，ということである。これは炎症，拒絶反応を抑えるために行われる脱細胞化処理の過程で，毛細血管構造やマトリックス構造が損傷されるため，生体に移植を行った時に生着率が下がっている，あるいは生着してもマトリックスが徐々に分解されてしまうためと考えられる。したがって，脱細胞化同種組織を再移植する際には，再度の細胞化，あるいは細胞成長因子の導入など組織の生着を上げる工夫が必要となると考えられた。

文　　献

1) J. G. Rheinwald & H. Green, *Cell*, **6** (3), 331 (1975)
2) J. N. Mcheik *et al.*, *Plast. Reconstr. Surg.*, **2** (9), e218 (2014)
3) H. Matsumura *et al.*, *Burns*, **42** (4), 769 (2016)
4) R. V. Shevchenko *et al.*, *J. R. Soc. Interface*, **7** (43), 229 (2010)
5) W. L. Ng *et al.*, *Trends Biotechnol.*, **34** (9), 689 (2016)
6) K. Asakawa *et al.*, *Methods Mol. Biol.*, **1597**, 117 (2017)
7) O. B. Hughes *et al.*, *Plast. Reconstr. Surg.*, **138** (3 Suppl), 138S (2016)
8) J. L. Wester *et al.*, *Otolaryngol. Head Neck Surg.*, **150** (1), 47 (2014)
9) R. P. Parikh *et al.*, *Plast. Reconstr. Surg.*, **142** (6), 1401 (2018)
10) K. H. Chung *et al.*, *Dermatol. Surg.*, **35** (3), 546 (2009)
11) E. E. Castilla *et al.*, *Br. J. Dermatol.*, **104** (4), 421 (1981)
12) E. Arad & R. M. Zuker, *Plast. Reconstr. Surg.*, **133** (2), 367 (2014)

第 13 章　皮膚再生医療の現状と脱細胞化技術の応用

13) S. Funamoto *et al.*, *Biomaterials*, **31** (13), 3590 (2010)
14) P. H. Liem *et al.*, *J. Artif. Organs*, **16** (3), 332 (2013)
15) P. H. Liem *et al.*, *PLOS ONE*, **10** (7), e0133979 (2015)
16) C. Jinno *et al.*, *Tissue Eng. Part C, Methods*, **21** (11), 1178 (2015)
17) N. Morimoto *et al.*, *Biomed. Res. Int.*, **2016**, 1320909 (2016)
18) N. Morimoto *et al.*, *J. Biomed. Mater. Res. B, Appl. Biomater.*, **105** (5), 1091 (2017)
19) N. Morimoto *et al.*, *J. Biomed. Mater. Res. B, Appl. Biomater.*, **105** (8), 2653 (2017)
20) M. Sakamoto *et al.*, *PLOS ONE*, **12** (11), e0186958 (2017)

第14章 角　膜

小林尚俊[*1]，橋本良秀[*2]，
舩本誠一[*3]，岸田晶夫[*4]

1　緒言

　角膜疾患，外傷などにより失明状態にある患者の治療には，通常角膜移植が行われる。日本で実施されている年間の角膜移植数は，おおよそ1,600〜2,000件とされているが，潜在的な待機患者はその10倍は存在する。また，全世界的にも，100万人を超える患者が存在し移植用の角膜が絶対的に不足していることがWHOから報告されている。特に，生活環境や気候などの影響により，中国の農村地帯，インド，東南アジア，アフリカなどにおいて失明状態の患者が多い。患者当人にとってはもちろん視覚障害によるQOLの低下に悩まされるわけであるが，社会的にみても失明患者の救済やケアに必要な社会保障費用が多大で大きな負担となっている。日本ではアイバンクが移植用角膜の供給を担っているが，日本における移植用の角膜の自給率は，ほぼ0％であり，米国からの供給に頼っているのが現状である。また，運よく角膜移植を受けることができても，免疫拒絶などを受けて5年後にはほぼ半数の患者が何らかのトラブルを抱え再度の移植が必要な状態に戻る例も少なくない。また，保存液などの性能が向上しているとはいえ，移植用献眼の保存期間が短く廃棄される眼球も多い。

　移植用角膜の代替材料の研究として，透明な高分子系材料を用いた人工角膜の開発と再生医科学の側面からの角膜再生の研究がこれまでなされてきた。人工角膜の開発においては，提案者も一定の成果を挙げてきたが，長期安定に機能する材料開発には未だ到っていないのが現実である[1,2)]。

　再生医療からの取り組みでは，近年では，岡野らが開発した感温性培養皿や木下や坪田らが開発した羊膜キャリアを利用して作製する上皮細胞シート移植や内皮移植などの手法が開発され角

---

*1　Hisatoshi Kobayashi　物質・材料研究機構　国際ナノアーキテクトニクス研究拠点
　　　　上席研究員
*2　Yoshihide Hashimoto　東京医科歯科大学　生体材料工学研究所　物質医工学分野　助教
*3　Seiichi Funamoto　大阪工業大学　工学部　生命工学科　准教授；東京医科歯科大学
　　　　生体材料工学研究所　物質医工学分野　非常勤講師；
　　　　物質・材料研究機構　国際ナノアーキテクトニクス研究拠点
　　　　客員研究員
*4　Akio Kishida　東京医科歯科大学　生体材料工学研究所　物質医工学分野　教授

第14章　角　膜

膜治療に用いられ[3]，さらに細胞ソースとしても iPS 細胞から分化誘導された細胞を用いる検討が始まっており大変有望視されている状況であるが，これらは，角膜の細胞部分の治療で，角膜の厚さの約 90％ を占める実質部分の混濁に対しては，人献眼由来の角膜片を用いる状況にあり，これに代替えできる信頼性の高い角膜実質材料が求められているのが現状である。カナダ・スウェーデンの May Griffith らのグループにより，リコンビナントのコラーゲンの架橋体に関する Phase 1 臨床データが公表され[4]，10 人中 6 人で 2 年後に視力回復が認められたという報告がなされ，今まで手付かずであった角膜実質部分の再生に関しても積極的な検討が開始されている。しかしながら Griffith らの材料も，強度が不足しているため実質の一部分置換が行われただけで全層角膜移植の適応とはなっていない。

　角膜実質を再生する足場材料として有望なのが，脱細胞化足場である。我々は，2006 年から豚の角膜に高静水圧を印加することで細胞成分を破砕し洗浄除去することで角膜実質再生に適した足場を創製する試みを続けている。本稿では，その一端を紹介する。

2　角膜の脱細胞化処理法

　一般に組織からの細胞成分を除去し，臓器移植の際に生ずる免疫拒絶反応を抑制する手法を脱細胞処理と称し，図 1 に示すような各種処理法が考案されている。脱細胞処理には，化学的な処理方法と物理的な処理法がある。化学的な方法では主に，界面活性剤を用いる方法と酵素を用いる方法が考案されている。また物理的な処理法では，マイクロウェーブ法，高静水圧法，超臨界 CO_2 法などの処理法が考案されており，酵素処理と併用されることが多い。角膜からの脱細胞処理において重要なのは，角膜内に偏在する角膜上皮細胞，角膜実質細胞，角膜内皮細胞を角膜の

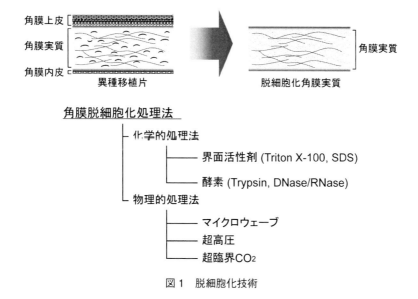

図 1　脱細胞化技術

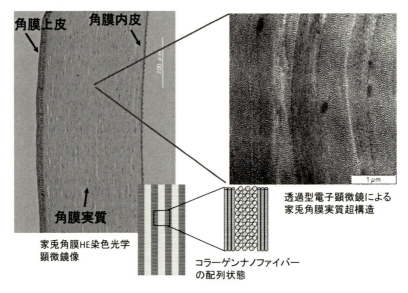

図2 角膜実質の構造・超構造

超構造をできるだけ維持した状態で除去できるかという点である。なぜ角膜実質部分の超構造を維持する必要があるのか。それは，角膜という組織に用いる足場材料としては，特徴的な要件である透明性と物理的な強度を併せ持つ必要があるためである。図2に角膜の構造・超構造を示した。角膜実質部分では，比較的繊維径の細いコラーゲンが高度に配向した層が，繊維配向がクロスするように何十層も積層した高次構造を有しており，そのマトリクス内に角膜実質細胞が点在している様子がわかる。これは，コラーゲン繊維が光学格子を形成することでその透明性を保持し，かつ球体状の眼球の外壁である角膜にかかる眼内圧力に対して十分な形態維持強度を持つのに最適な構造であると考えられる。したがって，脱細胞化処理を行った後もホスト角膜の持つこの構造に類似した足場材料が最終的に高い透明性と組織強度を持つことになる。

3 超高静水圧処理による角膜の脱細胞化

我々が開発した高静水圧処理法では，以下の手順で角膜からの脱細胞処理を進めた。屠殺場より食用の豚の眼球を購入し，4℃に保った状態で脱細胞処理施設まで搬入した。眼球より，清潔操作下で角膜を摘出し，滅菌リン酸緩衝液を用いて十分に洗浄した後，3.5 wt%のデキストラン70を含むリン酸緩衝溶液の満たされたポリエチレンフィルムバック内に浸漬させバックをヒートシールし処理サンプルとした。調整した処理用の豚角膜を図3に示した「Dr. CHEF」(神戸製鋼所社製)のチャンバー内に投入し，各温度，静水圧，加圧時間で処理を施し，脱細胞角膜組織の最適条件を設定した。検討温度は30℃と10℃，印加静水圧を4,000 atmと10,000 atm，加圧時間は10分として検討した。昇圧速度，降圧速度は，それぞれ800 atm/分，2,000 atm/分の条

第 14 章　角　膜

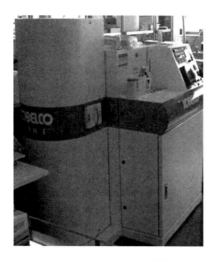
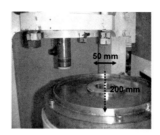

成形圧：981 MPa (10,000 kgf/cm²)
温度範囲：−20〜80℃対応
KOBELCO社製　Dr. CHEF

図3　超高静水圧処理装置外観

件で行った。また，他の方法に対する優位性を検討するために，通常化学的処理に使用される界面活性剤（1%Triton X-100®溶液および1%SDS溶液）でそれぞれ1日処理した群を加え処理後の組織を比較検討した。

　脱細胞化処理の方法や条件を変えることで，出来上がる脱細胞化角膜組織は外観を含め，組織構造が大きな影響を受ける[5]。図4には，肉眼的な所見と組織学的検討を行った結果を示した。未処理の角膜は，肉眼的には少し白濁を生じており，H/E染色像で多層化した上皮層と実質内に点在する角膜実質細胞が確認される。Triton X-100を使用した処理では，上皮細胞層の除去および角膜実質細胞の除去が不完全で細胞が残存してしまう結果となった。また，同様の界面活性剤処理であるSDS処理を施した場合は，H/E像からわかるように脱細胞化はかなり進行しているがコラーゲンの層構造は非常に大きく乱れており，肉眼的所見からも角膜組織が大きく壊れ，組織融解が起きている像が見てとれる。一方，高静水圧処理を施したサンプルでは，どの処理条件においても肉眼的に白濁が進行していることがわかる一方，一様に角膜の形態を維持していることが確認された。組織切片像を詳細に検討した結果，処理温度30℃においては，4,000 atm，10,000 atm処理ともに細胞の残存が認められたが，処理温度10℃の角膜組織では，4,000 atm，10,000 atm処理ともに脱細胞処理が順調に進み，ほぼ残存細胞は認められない。次に，各種処理法の違いによる脱細胞角膜実質の超構造の変化を走査型電子顕微鏡（SEM）および透過型電子顕微鏡（TEM）を用いて探索した結果を図5に示した。未処理角膜では，SEM像（A）において層構造が確認され，TEM像（F）でコラーゲン繊維が高度に配列し，繊維配向が隣接する層に対して60〜90度ほど回転するような角膜実質に特有の超構造が確認できる。これに対して，Triton Xで処理した角膜は，SEM像（B）で層構造の大きな乱れが確認され，TEM像（G）でもコラーゲン繊維の不規則配列が増大していることが確認された。また，SDSで処理した角膜では，ほぼ層状構造は失われ（SEM像（C）），角膜実質の超構造もほぼ完全に失われたことが，

脱細胞化組織の作製法と医療・バイオ応用

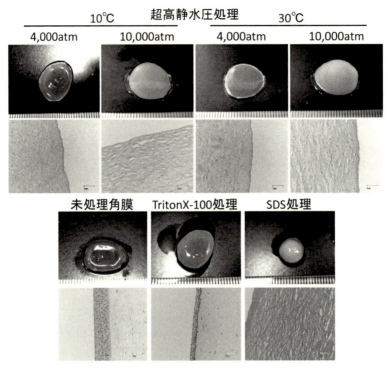

図4 処理法の違いによる組織・構造の違い

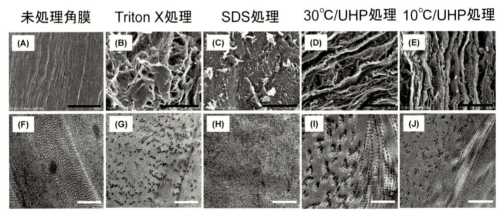

(A), (B), (C), (D), (E):走査型電子顕微鏡写真,黒スケールバー:30 μm
(F), (G), (H), (I), (J):透過型電子顕微鏡写真,白スケールバー:500 nm

図5 処理法の違いによる脱細胞組織の超構造変化

第14章 角膜

TEM像(H)より確認された。一方で，高静水圧処理した角膜では，SEM像(D)，(E)より層間に空隙が認められるものの，層状構造は維持されており，TEM像(I)，(J)よりコラーゲン繊維の配列と隣接層での繊維配向の転向が確認され，角膜の超構造がある程度維持されていることが確認された。このように，角膜再生足場として脱細胞角膜を調製する際には，超構造のレベルまで角膜実質の高次構造が維持される高静水圧処理法が有効であることが推定された。しかしながら，角膜実質再生の足場としてどうしても欠かせない透明性に関しては，著しい不透明化が起こり，角膜としての視機能回復が起こるのかが大きな問題であった。図4，図5に示した結果より，高静水圧処理脱細胞角膜は，未処理の角膜の構造に比較的近い状態であるが，含水状態や層配向の乱れがあり，この不均一構造が光の乱反射を引き起こし，不透明化の原因となっていることが考えられた。一方，角膜には本来，上皮層と内皮層が存在する。上皮層が涙液に含まれる油分を表面に保持して平滑な光学面を形成するとともに，内皮細胞のポンプ機能が働き実質内の含水率を一定に保つことで，角膜実質のコラーゲン繊維が一定の間隔を保って規則構造（あたかも光学格子構造）を形成することでその透明性が保たれていると考えられている。このことを考慮すると，不透明な高静水圧処理脱細胞角膜足場を，上皮のバリア機能と内皮のポンプが働く環境下に埋入すると，透明性が回復する可能性があると考えられた。この作業仮設をサポートする実験データを得るために，図6に示すように，組織浸透性が高いグリセリン中に各処理を施した脱細胞化角膜組織を浸漬してその光透過性の変化を確認した。構造が大きく壊れてしまったTriton X処理角膜およびSDS処理角膜では，グリセリンの添加前後で光の透過性の向上は認められなかったが，ある程度構造を維持していた高静水圧処理脱細胞角膜では，光の透過性の著しい向上が認められた[6]。この結果は，前述の埋入後に材料の透明化が進行するであろうことの傍証となった。上記の構造は，透明性のみではなく脱細胞化足場材料の機械的特性にも大きな影響

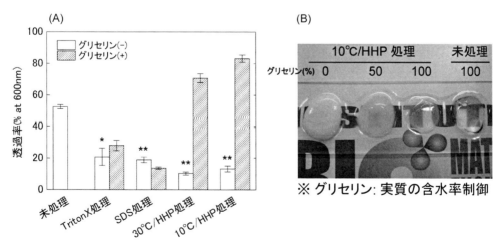

図6 (A)各種処理法を用いた脱細胞角膜の光透過性（*$p<0.05$, **$p<0.001$），
(B)グリセリン浸漬処理による脱細胞角膜の外観

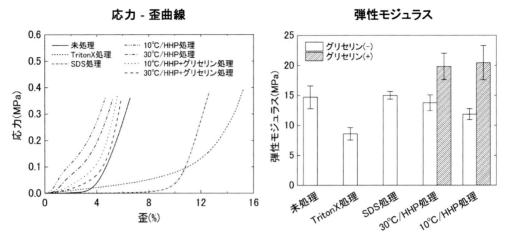

図7　脱細胞角膜の機械的性質

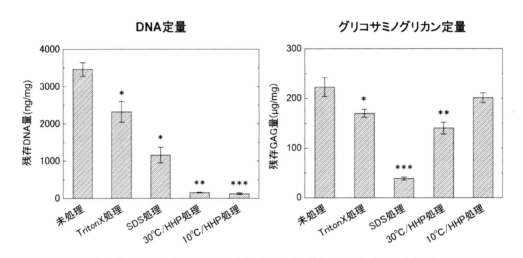

図8　残存 DNA，残存 GAG の定量（*$p<0.05$, **$p<0.005$, ***$p<0.001$）

を与えた．図7には，各処理組織の応力 - 歪曲線とそこから算出した弾性モジュラスを示した．やはり，Triton X および SDS で処理した脱細胞角膜組織は機械的性質の劣化が著しく，未処理の角膜とは大きく異なった物性を持つことが示された．一方，高静水圧処理を施した脱細胞角膜は，未処理の角膜と比較的類似した応力 - 歪曲線を示し，弾性モジュラスも未処理角膜と同等であった[6]．脱細胞処理が確実に進み，処理により角膜実質の構成要素であるグリコサミノグリカンがどの程度残存するのかを確認するため，各種処理角膜における残存 DNA 量および残存 GAG の定量を行った結果を図8に示した．高静水圧脱細胞化処理を施した角膜では，残存 DNA はほぼ無視できるレベルまで除去されており，GAG は10℃の低温処理において未処理角膜と同等量が残存することが確認された[7]．これらの物性値や組成比などの検討結果も，高静水圧処理

第14章 角　膜

により調製される角膜脱細胞足場の優位性を示唆するものであった。

　これらの知見を基に，豚より採取した角膜に高静水圧脱細胞処理を施した足場を家兎へ移植する実験を行った。まず初めに，家兎角膜実質に埋入用のポケットを作製し，高静水圧処理を施した豚脱細胞角膜足場を埋入し組織反応を検討した[6,7]。その結果，未処理の豚角膜を埋入したポケットには8週間後には血管侵入と細胞浸潤による白濁が発生したのに対し，高静水圧処理を施した豚脱細胞角膜足場を埋入した部分は，血管侵入も起こらず初期的に不透明であった材料が，8週後には判別が難しくなるほどの透明化が進行した。この事実は，ベンチテストで予測された透明化の進行の仮説を裏付けるものであった。実際のデータは論文を参照願いたい。続いて，臨床的処置として行われるマイクロケラトームを用いたInterlamellar Ketatoplastyの手法を用いて，高静水圧処理を施した豚脱細胞角膜足場を家兎角膜内に移植し6か月までの組織反応の観察とその後の組織学的な検討を行った[5]。図9に示したこの実験モデルを用いた評価結果からも，初期的に不透明であった脱細胞角膜a）が，5週間後には，b）のように透明化が起こり，c）に示すように半年後も角膜への炎症細胞や血管の侵入などは観察されないまま透明性が維持されることが確認された。透過電顕を用いて半年後の埋入脱細胞角膜組織の超構造解析を行った結果をd）に示した。高静水圧脱細胞処理を施した豚角膜は，半年後でも家兎角膜実質内に超構造をと

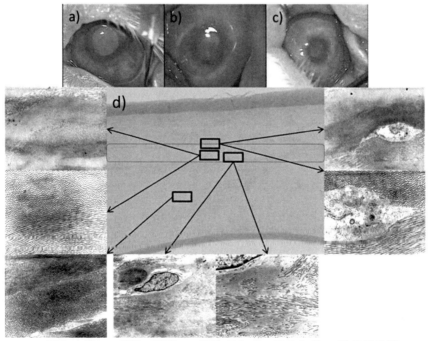

a) 埋入直後, b) 術後5週間, c) 術後半年, d) 埋入部位の透過電顕像

図9　マイクロケラトームを用いた家兎角膜実質内への脱細胞化豚角膜の移植と透過電顕による6か月後の移植部位の角膜超構造観察

どめたまま安定に存在し，ホスト角膜からの実質細胞などの遊走は確認されなかった。この結果は，高静水圧脱細胞処理を施した豚角膜組織の角膜実質内での安定性と組織適合性を示す結果であった。我々の開発した高静水圧を用いた脱細胞組織作製法[8]は，角膜実質再生足場の作製法として非常に優れているものと考えられた。

4 結言

脱細胞化技術の角膜への応用は，わが国においては，同志社大学のグループが超臨界 CO_2 法を用いて豚角膜より細胞成分を除去して，円錐角膜の治療に向けた検討を行い良好な結果を示している。また，中国，台湾では，脱細胞化角膜を企業化に繋げ臨床応用にまで展開しており，今のところ大きな問題は生じていないようである。いずれにしても，人角膜の移植治療に代わる有望な治療材料であることは疑う余地もない。治療手技の改良や，上皮，内皮細胞再生治療との併用などを進めるとともに，神経の再生なども含めて角膜脱細胞化足場の展開が期待される。

文　　献

1) H. Kobayashi *et al.*, *Mater. Sci. Eng. C*, **24**, 729 (2004)
2) H. Miyashita *et al.*, *J. Biomed. Mater. Res. Part B Appl. Biomater.*, **76**, 56 (2005)
3) K. Nishida *et al.*, *N. Engl. J. Med.*, **351** (12), 1187 (2004)
4) P. Fagerholm *et al.*, *Sci. Trans. Med.*, **2** (46), 1 (2010)
5) Y. Hashimoto *et al.*, *Sci. Rep.*, **6**, 27734 (2016)
6) Y. Hashimoto *et al.*, *Biomaterials*, **31**, 3941 (2010)
7) S. Sasaki *et al.*, *Mol. Vis.*, **15**, 2022 (2009)
8) 岸田晶夫，木村剛，小林尚俊，藤里俊哉，特許第5331960（2013年8月9日登録），脱細胞化軟組織の調製方法，移植片，及びその培養部材

第15章　膝前十字靱帯損傷の治療に用いる脱細胞化腱

岩﨑清隆[*1], 伊藤匡史[*2]

1 膝前十字靱帯損傷患者の治療の現状と課題

　膝前十字靱帯は，大腿骨と脛骨を連結する組織であり，膝の安定した運動には欠かせない組織である（図1）。膝前十字靱帯の損傷の多くはスポーツ時に起こる。ジャンプの着地や急な方向転換など他者と接触せずに起こる場合が多く，サッカー，バスケットボール，バレーボール，ハンドボールなどでの減速動作時，スキー中の転倒時などに起こる場合もある。また，ラグビー，柔道などの他者と接触するスポーツでも起こる[1,2]。膝前十字靱帯再建術は，整形外科領域で最も多い治療の一つである。膝前十字靱帯損傷の発生率は，女性の方が男性と比較して2～3倍高いと報告されている[3]。膝前十字靱帯の損傷が50％を超えている場合には自然治癒は期待できないと言われている[2]。

　膝前十字靱帯損傷に対する再建術は，国内では1万1千件程度[4]，米国では10万～17.5万件程度行われていると報告されており[5]，一般人口では年間10,000人に約4人が受傷すると見積も

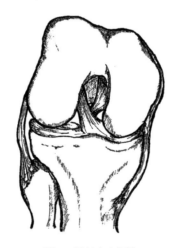

図1　膝前十字靱帯

---

*1　Kiyotaka Iwasaki　早稲田大学　理工学術院　先進理工学研究科
　　　　　　　　　　共同先端生命医科学専攻／同学術院　創造理工学部
　　　　　　　　　　総合機械工学科　教授
*2　Masafumi Ito　東京女子医科大学　整形外科　助教

られている[5]。膝前十字靭帯損傷を放置してスポーツ活動を継続すると機能不全はさらに悪化し，二次的に半月板損傷，軟骨損傷を，そして将来的には変形性膝関節症を引き起こす。したがって，膝前十字靭帯を損傷した患者の多くは膝前十字靭帯再建術の適応となる。

膝前十字靭帯再建術のグラフトとして自家腱を用いるのがゴールドスタンダードであるが，グラフト径が8 mm以下の場合，再断裂率が上昇すると近年報告されている[6~10]。したがって，再建用の太い腱が求められるが，患者自身から採っても問題ない腱の太さと場所に関しては自ずと限界がある。

また，膝靭帯再建術全般において自家腱を採取する治療上の課題として，以下が挙げられる。
① 正常組織採取による侵襲
② 自家腱の採取に伴う術後の筋力低下，神経障害，痛みの残存
③ 再断裂症例に対する再再建手術や膝複合靭帯再建術の際に使用できる自家腱の量不足
④ 自家腱の採取による手術時間の延長

治療選択肢としては合成繊維を用いた人工靭帯があるものの，5年後断裂率が47％と高い報告もあり[11]，第一選択肢としては使用されていない。また，アログラフトの数は極めて限定的である。したがって，上記のような臨床的課題を解決するため，臨床治療上必要な径と強度を有し，生体適合性に優れた自家腱に置き換わる再建組織の開発が望まれている。

2 脱細胞化腱の可能性

脱細胞化組織は，ウシやブタなどの動物，または，ヒトドナー組織を対象とし，細胞成分を除去した細胞外マトリクスからなる組織である。生きた細胞を利用するものではないため，医療機器に分類される。生体本来の組織構造を兼備しているという，人工的に合成，製造する手法では成し得ないと考えられる特徴を有している。膝前十字靭帯の再建治療に用いる組織は力学的強度が必要であり，脱細胞化腱は本来の組織構造を有しているという点で再建組織としての期待は大きい。大動物でかつ安定供給可能なウシやブタなど由来の組織を用いれば，ヒトの膝前十字靭帯再建治療に応用可能な太さおよび長さの組織を用意できる。腱組織固有の構造を備えており，脱細胞化した腱は生体内で細胞が浸潤し，自己組織化が期待できるというこれまでにない画期的な特徴を有する新しい治療機器となり得る。

生体由来組織を利用した脱細胞化腱の特徴としては，
① 腱組織に特徴的な3次元構造を有する
② 腱組織に特有の粘弾性，異方性などの力学的特性を有する
③ 再建後に体内で自己細胞が入り，脱細胞化腱に入った細胞により自己組織が形成されることが期待できる
④ 動物組織を用いると数量の課題がなくなり，かつヒト自家組織では取れない太い組織の利用が可能となる

第 15 章　膝前十字靭帯損傷の治療に用いる脱細胞化腱

などが挙げられる[12]。

3　海外の開発動向

　膝前十字靭帯再建治療を目的として，生体由来組織を用いた医療機器について世界では2社が開発中である。米国のAperion Biologics社は，αガラクトース抗原を脱抗原化した骨付きブタ腱を用い[13]，0.1％のグルタールアルデヒドによる架橋処理をしたものを開発している。小規模の臨床試験を開始したが，2017年に倒産したと報告されている。また，英国のTissue Regenix社は，ブタ屈筋腱を脱細胞化処理したものを開発している[14,15]。現在，ポーランド，イタリア，イギリスで臨床試験を開始したと報告されている[16]。海外においても臨床ニーズの高い膝前十字靭帯再建術に用いる脱細胞化組織の開発研究が進められているが，大動物実験による評価まで進んでいる研究は現在のところほとんどない。脱細胞化処理としては，界面活性剤，酵素，高浸透圧溶液処理，エタノール処理などが一般的に行われているが[17〜19]，これらの手法のみでは，処理できる対象組織の厚さが限定されるためであると考えられる。すでに欧米で実用化されている脱細胞化組織を用いた製品は，腸管粘膜下組織，心膜，膀胱組織がほとんどを占めており，いずれも厚さ数百マイクロメートル程度の薄い組織である。

4　膝前十字靭帯再建治療に用いる脱細胞化腱の開発

4.1　脱細胞化技術

　動物由来組織を再生の足場として治療応用する実用化を目指した研究で最大の課題は，拒絶反応の原因となる細胞成分を除去し，かつ，組織を損傷せずコラーゲン・弾性線維などの組織骨格を保持するという，相反する2点を両立させることである。我々は，

　①　水分子の共振現象を利用したマイクロ波（2.45 GHz）照射
　②　生体内の拍動血圧と血流環境で細胞膜を溶解する界面活性剤を循環

の2つの処理を同時に行う技術を開発した[20〜22]（図2）。上記方法で組織を処理後に核酸分解酵素処理を行い脱細胞化処理した。上記技術により，径10 mm以上，長さ20 cm以上の腱においても，腱本来のコラーゲンの階層構造を維持し，組織強度を保持したまま細胞成分を除去することが可能となった（図3）。

4.2　滅菌技術

　医療機器として製品化するにあたっては適切な滅菌が必要となり，滅菌工程で強度低下を抑制するための組織の力学的強度を保持する滅菌が重要となる。ガンマ線滅菌，エチレンオキサイドガス滅菌などが挙げられるが，我々は，特定の糖溶液を脱細胞化組織に浸透させて凍結乾燥し，エチレンオキサイドガス滅菌した組織を開発している。再水和した組織の破断強度は，滅菌に

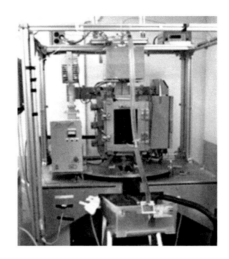

図2　組織脱細胞化装置

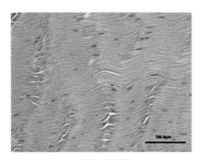
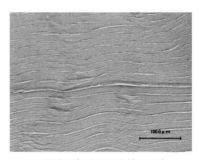

(a) 未処理腱　　　　(b) 脱細胞化処理後の腱

図3　脱細胞化処理前・後のウシ由来腱のHematoxylin-Eosin染色像

よって低下しないことがわかっている。

4.3　動物実験評価
4.3.1　脱細胞化腱を用いたラット膝前十字靭帯再建実験

　脱細胞化したウシ由来腱を用いたラットの膝前十字靭帯再建実験を行っている[23〜25]。ラットの細胞が脱細胞化腱に浸潤し，再建16週後にはラットの膝前十字靭帯組織内の単位面積当たりの細胞数と同程度まで細胞浸潤することが明らかとなっている。術後16週以降は52週まで細胞数は変化が見られず，恒常性が維持されるものと考えられる。

4.3.2　脱細胞化腱を用いたヒツジ膝前十字靭帯再建実験

　脱細胞化したウシ由来腱が，負荷が作用する膝前十字靭帯の治療部位で機能し，生体内で細胞が浸潤して組織リモデリングが起きるかを検証するため，ヒツジを用いて膝前十字靭帯再建実験を行い，術後3か月および12か月における再建組織への細胞浸潤，コラーゲン線維の径，およ

第15章　膝前十字靱帯損傷の治療に用いる脱細胞化腱

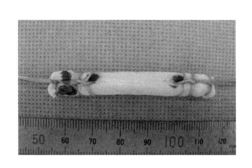
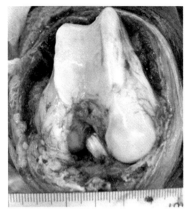

(a) 脱細胞化処理した腱　　　(b) ヒツジ膝前十字靱帯を再建

図4　脱細胞化したウシ由来腱を用いたヒツジ膝前十字靱帯再建

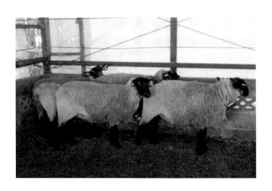

図5　脱細胞化した腱で膝前十字靱帯再建後のヒツジ

び組織の破断強度を検討している[26～28]。ヒツジ膝前十字靱帯を脱細胞化腱で再建している様子を図4に，また，術後のヒツジの様子を図5に示す。再建組織のコラーゲン束の直径は透過型電子顕微鏡を用いて計測し，また，再建組織の破断強度は，大腿骨および脛骨を固定する治具を開発して（図6），引張破断荷重を計測した[29]。本研究から，術後3か月において脱細胞化組織全域に細胞が浸潤し（図7），血管も再構築されることがわかっている。術後3か月の組織のコラーゲン線維の直径は，再建前の組織と比較して小さくなり，コラーゲン線維の密度も再建前の組織と比較して低くなる一方，術後1年での再建組織のコラーゲン線維の径は術後3か月と比較して大きくなることがわかり，コラーゲン線維の密度は顕著に増すことが明らかとなっている。また，再建術後13週と比較して52週において再建組織の破断強度は有意に高くなることが明らかとなっている。これらの結果から，脱細胞化腱は生体内で一時的に分解されその後経時的に組織が形成され自己組織化するという特長を有することが明らかとなった。

なお，上記2つの動物実験は，早稲田大学の動物実験審査委員会の承認を得て行っている。

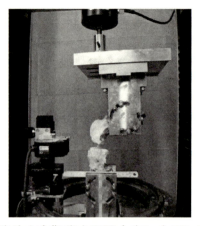 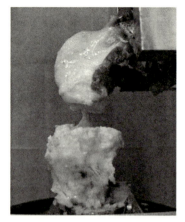

(a) 膝前十字靭帯を引張方向に水平に固定　　(b) 大腿骨・脛骨間の再建靭帯

図6　膝前十字靭帯再建を行った組織の破断強度を正確に計測するための
　　　5自由度を有する固定治具の開発

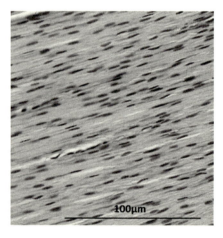

図7　膝前十字靭帯再建3か月後のHematoxylin-Eosin染色像
　　　ウシ由来脱細胞化腱にヒツジの細胞が体内で浸潤し，細胞は組
　　　織の引張負荷方向に配向。

5　まとめ

　脱細胞化処理した腱は，膝前十字靭帯再建の治療に現在用いられている自家腱と比較して同様の生体本来の組織構造および力学的特性を兼備しており，患者自身の腱を採取する必要がなく低侵襲で，かつ，太い腱を使用することができ，量の心配をすることなく再断裂や複合靭帯損傷などにおいても治療が可能となり得る。動物実験から，再建後に体内で自己細胞が浸潤し，組織再構築，いわゆる生体内リモデリングが起きることが明らかとなっており，長期的には自己組織で

第 15 章　膝前十字靭帯損傷の治療に用いる脱細胞化腱

置き換わる特徴を有する。脱細胞化腱は，生体に備わっている自己治癒能力を活用するこれまでにない医療機器となると考えられ，実用化に向けた研究開発を行っていく。

文　　献

1) 越智光夫 編，膝靭帯手術のすべて，p.46，メジカルビュー（2013）
2) 史野根生，スポーツ膝の臨床 第 2 版，p.15，金原出版（2014）
3) 日本整形外科学会 日本関節鏡・膝・スポーツ整形外科学会，前十字靭帯（ACL）損傷診療ガイドライン 2012，p.14，南江堂（2012）
4) 2016 年度版 メディカルバイオニクス（人工臓器）の中期予測と参入企業の徹底分析，p.477，矢野経済研究所（2016）
5) 日本整形外科学会 日本関節鏡・膝・スポーツ整形外科学会，前十字靭帯（ACL）損傷診療ガイドライン 2012，p.4，南江堂（2012）
6) R. A. Magnussen *et al.*, *Arthroscopy*, **28**, 526（2012）
7) S. Y. Park *et al.*, *Knee Surg. Sports Traumatol. Arthrosc.*, **21**, 1111（2013）
8) M. W. Mariscalco *et al.*, *Arthroscopy*, **29**, 1948（2013）
9) L. Spragg *et al.*, *Am. J. Sports Med.*, **44**, 1475（2016）
10) E. J. Conte *et al.*, *Arthroscopy*, **30**, 882（2014）
11) I. T. Schroven *et al.*, *Knee Surg. Soprts Traumatol. Arthrosc.*, **2**, 214（1994）
12) 岩﨑清隆，平成 27 年度次世代医療機器・再生医療等製品評価指標作成事業 生体由来材料分野審査 WG 報告書，p.26（2016）
13) S. Zaffagnini *et al.*, *Joints*, **3**, 85（2015）
14) J. H. Edwards *et al.*, *J. Biomed. Mater. Res. B Appl. Biomater.*, **105**, 2477（2017）
15) A. Herbert *at al.*, *J. Biomech.*, **48**, 22（2015）
16) https://clinicaltrials.gov/ct2/show/NCT02540811（Accessed on March 24th, 2019）
17) T. W. Gilbert *et al.*, *Biomaterials*, **27**, 3675（2006）
18) S. F. Badylak, *Biomaterials*, **28**, 3587（2007）
19) P. M. Carpo *et al.*, *Biomaterials*, **32**, 3233（2011）
20) 岩﨑清隆，日本機械学会誌，**117**，28（2014）
21) K. Iwasaki *et al.*, *Proceedings of the 12th International Conference on Biomedical Engineering*, 1A2-07（2005）
22) 岩﨑清隆ほか，日本機械学会 2011 年次大会（2011）
23) 岩﨑清隆ほか，第 53 回日本人工臓器学会予稿集，S-139（2015）
24) 伊藤匡史ほか，日本整形外科学会雑誌，**89**，1722（2015）
25) 高野和也ほか，日本機械学会第 28 回バイオエンジニアリング講演会論文集（2016）
26) 岩﨑清隆ほか，45 回日本臨床バイオメカニクス学会，209（2018）
27) 岩﨑清隆ほか，第 56 回日本人工臓器学会大会，S16（2018）

28) 岩﨑清隆ほか,第32回日本整形外科学会基礎学術集会,S1507 (2017)
29) 井桝浩貴ほか,日本機械学会第29回バイオエンジニアリング講演会論文集 (2017)

第16章　骨・骨髄

中村奈緒子[*]

1　はじめに

　骨補填剤として，セラミックス，金属，高分子材料などを用いた人工骨が開発されてきた。これらを骨欠損部の形状に加工するのは容易であるが，生体骨に比べて機能が劣る。そこで，生体骨を脱細胞化した脱細胞化骨が，生体骨に類似の組成を有する代替骨として提案されている。現在，脱細胞化骨として AlloWedge®，Biofoot®，Elemax®，BioAdapt®（RTI Surgical 社）等が製品化されている。これらは比較的小さな欠損部位を充填・再生するために用いられることが多い。一方，我々は，大きな欠損部への適応を目指した脱細胞化骨組織の開発を目指しており，脱細胞化骨組織をピース状に加工し，形状をフィットさせる手法を提案[1]している。また，造血器官である骨髄組織を脱細胞化し，脱細胞化骨髄組織の造血環境の足場としての検討[2]を行っている。

2　骨の構成と機能

　骨格は身体の支柱をなすものであり，骨，軟骨，靭帯で構成されている。骨は一般的には頭蓋骨や大腿骨など，骨全体を示すことが多いが，一方で骨全体のうち硬組織のみを骨と表現する場合もある。ここではいわゆる骨全体を骨と表現し，硬組織を骨組織と表現することとする。骨は，硬組織である骨組織と，骨の中心部に存在する柔らかい骨髄組織，骨と骨の接合部を覆う軟骨，骨全体を覆う骨膜で構成されている。骨組織は，皮質骨と呼ばれる外縁部の緻密質と海綿骨と呼ばれる海綿質の領域で区分されている。骨組織である皮質骨はハヴァース管を中心とする骨単位の集合体である。一方，海綿骨は，骨組織である骨梁が網目状に存在する領域を指し，この骨梁が形成する骨髄腔は骨髄組織で満たされている。また，大腿骨をはじめとする長管骨の骨幹の中心部は，海綿骨の骨梁が存在せず，骨髄組織のみで満たされており，一般的には長管骨の骨幹の骨梁の存在しない骨髄組織を骨髄と呼ぶことが多い。

　骨組織は，コラーゲン繊維にリン酸カルシウムが沈着して形成された骨基質で構成されている。詳しくは，この骨基質上に存在する骨芽細胞がアミノ酸を取り込んでコラーゲン繊維などの基質タンパク質を合成し，そこにリン酸カルシウムが沈着して骨基質が形成される。一方，骨基質を作る細胞に対し，骨を溶かし壊す細胞が破骨細胞である。骨組織は骨芽細胞と破骨細胞によ

＊　Naoko Nakamura　芝浦工業大学　システム理工学部　生命科学科　助教

り,絶えず造成(骨形成)と破壊(骨吸収)を繰り返し,骨代謝が行われている。

造血器官としての機能を果たす骨髄組織は,細網細胞と細網線維からなる網目状の細網組織で構成され,それを足場として多くの血液細胞が存在している。造血幹細胞が種々の血液細胞に分化していることは広く知られているが,この造血幹細胞の自己複製・増殖や分化は,造血幹細胞ニッチと呼ばれる微小環境によって制御されていることがわかってきた。造血幹細胞ニッチは,造血幹細胞を支持する細胞と細胞外マトリックスで構成されている。造血支持細胞として,最初にその候補とされたのは骨芽細胞であったが[3~5],その後,血管内皮細胞[6],CAR細胞[7~10],シュワン細胞[11],間葉系幹細胞[12]など,いくつもの種類の細胞が造血との関与を報告されており,未だ明らかになっていない。また,全ての骨の骨髄組織が造血器官として機能を果たすわけではなく,小児期は全身の多くの骨で造血が盛んに行われるが,しだいに大腿骨や脛骨,腓骨などの骨幹部の骨髄組織では造血の機能を失う。造血が盛んに行われている骨髄組織を赤色骨髄,造血が行われなくなった骨髄を黄色骨髄と呼ぶ。骨髄組織には血液細胞だけでなく脂肪細胞も分布しており,黄色骨髄は血液細胞に代わって脂肪細胞が優勢に存在している状態であると考えられている。

3 脱細胞化骨組織と脱細胞化骨髄組織

脱細胞化骨組織は,骨欠損治療の骨補填材として開発されたものが多い。先に示したAlloWedge®,Biofoot®,Elemax®,BioAdapt®は,骨欠損部へ適用されている。これらは骨組織の役割を代替することが目的とされており,身体の支柱としての力学的な機能が必要とされている。本稿では,骨全体を骨,骨の硬組織を骨組織,骨の軟組織を骨髄組織と呼び,骨欠損の補填剤を目的として脱細胞化された骨を「脱細胞化骨組織」と示す。一方,造血器官としての骨髄組織の機能を再構築することを目的とした脱細胞化の研究も進められており,これらを「脱細胞化骨髄組織」と示す。

3.1 脱細胞化骨組織

脱細胞化骨組織に必要とされる要素は,移植される部位によりさまざまである。移植直後からすぐに力学的強度が求められる箇所に移植する場合は,骨組織の本来の力学的特性と同等の特性を有する必要がある。一方,力学的強度が重要でない箇所に移植する場合は,移植直後の力学的特性については要求されないであろう。また,必要とされる脱細胞化骨組織の大きさや形状は,欠損部位に適合させる必要がある。このように,脱細胞化骨組織は用途に合わせてさまざまな形状のものが作製されており,米国などで臨床応用されている脱細胞化骨組織には,大腿骨を1本まるごと脱細胞化したもの,チップ状,パウダー状,ペースト状などがある。

我々のグループでは,大きな欠損に対応でき,機能的かつ審美的に適合する形状に成形可能な脱細胞化骨組織を用いた治療方法を提案している。小さな欠損の場合,チップ,パウダー,ある

第16章 骨・骨髄

いはペースト状の脱細胞化骨組織を用いて，欠損部を埋めるように埋入し，骨組織再生を図る。一方で，大きな欠損の場合は，移植した脱細胞化骨組織がその形状を形作ることになる。骨をまるごとあるいはそれに近い大きさで脱細胞化したものが，患者の必要とする部位に都合よく適合できれば問題ないが，人によって骨の大きさはさまざまであり，適合できるものがあるとは限らない。そこで我々は，ブタ大腿骨より皮質骨を採取し，ピース状に細断し，これらの組み合わせにより任意の形状に成型することができ，大欠損の代替骨組織として応用する提案を行う。これには，ピース状の骨組織片を接合させる方法が必要である。そこで，骨組織ピースの接合面と接合方法に関して条件を変えて固定し，生体内での骨組織再生について検討した[1]。

脱細胞化骨組織の調製は，高静水圧印加法（HHP法）にて行った。HHP脱細胞化骨組織を用いて，2つの骨片を①骨断面，②骨梁面，③周辺組織面の面同士を合わせて縫合糸で固定し，サンプルとした。また，コントロールとして，④平滑な表面を有するハイドロキシアパタイト（HA）ペレットを縫合糸で接合，⑤焼結骨の骨断面を縫合糸で接合したサンプルを用いた。調製した各サンプルをラット皮下に埋植し，1，2，4週目にX線microCT，走査型電子顕微鏡，組織学的観察によって評価した（図1）。移植前のX線microCTでは，①〜③の骨片間に間隙が観察された。脱細胞化骨組織の骨断面接合サンプル①では，埋植2週目以降に間隙が不透過像へと変化した。骨梁面接合サンプル②や周辺組織面接合サンプル③では，埋植4週目でも間隙が観察

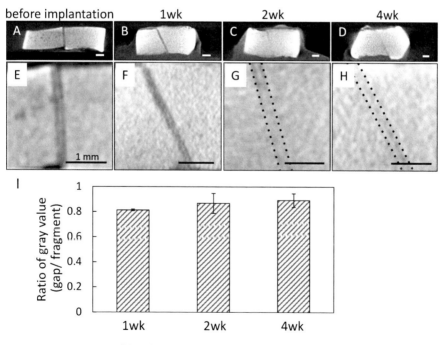

図1 脱細胞化骨断面サンプルのラット皮下への移植実験
（A〜H）：骨片間のX線microCT撮像，（I）：骨片間の濃淡値の変化。
N. Nakamura et al., Adv. Biomed. Eng., 2, 95-100 (2013)

された。骨片間の透過像から不透過像への変化について，ImageJ を用いて解析した。サンプル①に関しては埋植1週目から4週目にかけて有意に濃淡値が変化していた。H-E染色の結果，サンプル①では埋植1週目に骨片間に細胞の浸潤が観察された。2，4週目では，浸潤した細胞層の間に骨様のコラーゲン組織，またその表面に骨芽細胞が観察された。4週目ではコラーゲン組織内に骨細胞が観察された。骨梁面接合サンプル②および周辺組織面接合サンプル③では多くの細胞が観察されたが，骨様のコラーゲン組織は観察されなかった。焼結骨断面接合サンプル⑤でも多くの細胞が間隙に浸潤したものの，骨様のコラーゲン組織は観察されなかった。HA接合サンプル④の接合面の走査型顕微鏡観察の結果，埋植4週目においても間隙に細胞は観察されなかった。

以下に考察を示す。脱細胞化骨組織の骨断面サンプル①と焼結骨断面サンプル⑤を比較し，基材について検討した。骨片間の間隙の大きさは同様（200〜400 μm）であったが，骨様の組織は脱細胞化骨組織でのみ観察されたことより，脱細胞化骨組織が異所性において骨形成を促進していると考えられた。また，骨断面サンプル①と周辺組織面サンプル③を比較し，接合面について検討した。骨片間の間隙の大きさは両者とも 200〜400 μm であり，細胞の浸潤も両者ともに観察されたが，周辺組織で表面が覆われたサンプル③では骨様の組織は観察されなかった。この結果より，骨形成には骨組織の露出が重要であることが示された。次に，HA サンプル⑤と骨梁面サンプル②を比較し，骨片間の間隙の大きさに関して検討した。HA サンプル⑤は機械的に研磨された平らな表面であったため，ほとんど間隙が生じず，細胞が浸潤できなかった。一方，骨梁面サンプル②は 600〜800 μm の間隙であった。骨組織が露出しており，多くの細胞が浸潤したにもかかわらず，骨様の組織は観察されなかった。したがって，骨形成には間隙の大きさが重要であることがわかった。

以上の結果より，皮下において骨形成が示され，これは異所性の組織新生と考えられる。この条件として，脱細胞化骨組織の露出と 200〜400 μm の間隙が in vivo での骨形成に重要であることが示された。したがって，簡易な成形・固定方法で目的の形状へ加工・組み立て可能な移植骨が調製できることが示唆された。

3.2　脱細胞化骨髄組織

脱細胞化骨組織が骨欠損を補填する役割として生体内での組織再生を中心に応用されているのに対し，脱細胞化骨髄組織は全く異なる目的での応用が目指されている。骨髄組織は造血器官であり，造血，すなわち血液産生を行っている。したがって，骨髄組織の再構築が意味するところは，造血幹細胞が自己複製および種々の血液細胞へ分化すること，かつ，造血幹細胞がその役割を果たすための環境を構築することである。骨髄組織の再構築が実現可能となれば，血液を恒常的に供給可能な血液産生システムの開発につながり，輸血用血液不足の問題を解決できると考えている。骨髄組織の再構築の研究は大きく2つに分けられ，造血幹細胞の自己複製や分化能を制御する添加因子や造血支持細胞に関する研究と，造血幹細胞が機能するための環境を構築する研

第 16 章 骨・骨髄

究である。前者は盛んに研究が行われ，添加因子や造血支持細胞との組み合わせにより血液細胞への分化が試みられており，最近ではiPS細胞から特定の血液細胞への分化を促すことにも成功している[13~15]。一方，支持細胞は骨髄組織の特定の場所に局在していることから，細胞外マトリックスの3次元構造の重要性についても注目されはじめ，後者の環境を構築する研究も取り組まれている。造血のための環境を人工的に構築するために，さまざまな材料を用いて骨髄を模倣した環境の研究[16~26]が進められてきたが，造血環境を完全に再現できた報告はまだない。そこで我々は，人工的に造血環境を構築する材料として脱細胞化骨髄組織に注目した。骨組織再生を目的とした脱細胞化骨組織の調製はさまざまな方法で行われているが，それらは骨髄組織を有していない。これは，脱細胞化骨組織の作製には主に界面活性剤が用いられており，この強力な洗浄作用によって，骨髄組織が細胞だけでなく組織ごと取り除かれてしまうことが原因だと考える。我々は造血に必要な骨髄組織の微小構造を有する脱細胞化海綿骨（DCB）を作製することを目的とし，DCBを用いた骨髄組織の再構築を目指した。

ブタ肋骨の海綿質領域を円柱状に成形し，高静水圧（HHP）処理法および界面活性剤（SDS）処理法にて脱細胞化した。HHP法では，高静水圧印加（980 MPa，10℃，10 min）後，DNA分解酵素にて細胞成分の洗浄を行った。SDS法では，ドデシル硫酸ナトリウム（SDS）溶液を用いて細胞膜を破壊し，細胞成分の除去を行った。組織学的評価およびDNA定量により，HHP法によって調製されたDCB（HHP-DCB）およびSDS法によって調製されたDCB（SDS-DCB）の細胞成分の除去が確認された。HHP-DCBは骨髄組織領域に細網繊維や脂肪が観察されたのに対し，SDS-DCBは細網組織や脂肪が除去され，骨梁のみの構造であることがわかった。したがって，細網繊維や脂肪などの骨髄組織と骨梁を有するHHP-DCBと骨組織の骨梁のみを有するSDS-DCBの両方を調製できたことが示された。

DCBが造血支持細胞に与える影響を検討するため，造血支持細胞の一つと考えられているhMSCsを用いて，細胞接着能および細胞分化能について*in vitro*で評価した。hMSCsをHHP-DCB，SDS-DCB，およびハイドロキシアパタイト多孔体（HA：CellCeram®）に播種し，24時間後に細胞接着性をALP染色およびH-E染色にて評価した。hMSCsは骨梁の周囲に分布して接着していることがわかった。また，培養7日目に骨芽細胞への分化マーカーであるOsteopontinおよび脂肪細胞への分化マーカーであるFABP4の遺伝子発現を評価した結果，分化誘導培地を使用していないにもかかわらず，TCPsの2次元培養と比較して両方の遺伝子発現が高かった。遺伝子発現は，HHP-DCBで高く，SDS-DCBで低かったことより，細網繊維と脂肪が分化に影響することが示された。以上より，HHP-DCBがhMSCsの分化を誘導することがわかった。

次に，OsteopontinとFABP4の遺伝子発現が最も高かったHHP-DCBを用いて，*in vitro*でhMSCsを播種・培養（24時間）し，造血幹細胞の生着に必要な微小環境を構築後，マウス皮下へ埋植した。コントロールとしてHHP-DCB単体を埋植した。埋植2週目に移植サンプルを観察した結果，hMSCs播種のサンプルの方が，未播種のサンプルよりも赤色骨髄化する割合が高

かった。以上より，hMSCsを播種し，あらかじめ微小環境を構築することで造血環境を早期に導くことがわかった。一方で，本研究ではHHP-DCB単体も赤色骨髄化が導かれたことに注目した。造血支持細胞とスキャフォールドを組み合わせることが造血環境の構築に重要であるという報告[23]があるが，HHP-DCBをスキャフォールドとして用いた場合，支持細胞を組み合わせなくとも赤色骨髄化が可能であった。以上より，HHP-DCBがレシピエントマウスの宿主細胞を異所性に誘導し，造血に必要な微小環境を構築させていることが示唆された。

　HHP-DCB自体が赤色骨髄化し，造血を導く可能性が示唆されたため，DCBが有する細胞外マトリックスの造血への影響について検討した。HHP-DCBおよびSDS-DCB，HA多孔体のマウスへの皮下埋植後4週目に骨髄組織領域の細網繊維と脂肪に注目して組織学的評価を行ったところ（図2），HHP-DCBでは血液細胞が細網繊維上に存在し，未処理骨髄と同様の組織像が得られた。一方，SDS-DCBでは，空洞となった骨髄組織領域に繊維芽細胞が多く浸潤しており，本来の骨髄構造とは異なっていた。したがって，骨髄部の細網繊維と脂肪繊維が造血微小環境の構築に重要であることが示された。また，HA多孔体に関しては，浸潤している多くの繊維芽細胞はHA多孔体の表面に分布しており，組織学的に本来の骨髄とは異なる細胞局在であった。

　造血に必要不可欠な造血幹細胞あるいは造血前駆細胞のDCBへの生着を評価するため，コロニーアッセイおよび長期骨髄再構築能評価を行った。コロニーアッセイでは，埋植したサンプル内に存在する細胞を分離し，細胞種の同定を行った。埋植1週目では，炎症細胞である顆粒球コロニー形成細胞（CFU-G）が多く観察され，埋植4週目になると減少したことより，埋植手術による炎症があったと考えられた。また埋植4週目では顆粒球／赤芽球／マクロファージ／巨核球

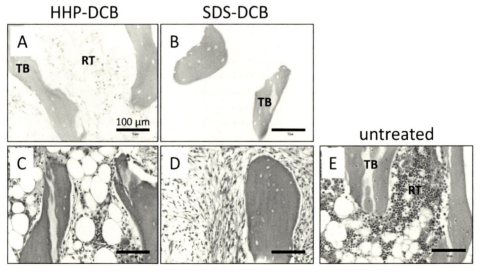

図2　脱細胞化海綿骨とマウス皮下移植により再細胞化された脱細胞化海綿骨
（A, C）：HHP-DCB, （B, D）：SDS-DCB, （E）：未処理海綿骨, （C, D）：マウス皮下移植4週間後。
under review

コロニーを形成する骨髄系前駆細胞（CFU-GEMM）が増加していたことより，DCB 内部の環境が初期の炎症反応から造血へと経時的に変化したことが示唆された。

長期骨髄再構築能評価では，EGFP 陽性マウス皮下に埋植した各サンプルを，X 線照射した野生型マウスへ再移植し，16 週後にそのマウスの末梢血細胞および骨髄細胞を別の X 線照射した野生型マウスへ 2 次移植して，EGFP 陽性細胞の存在を検討した。その結果，埋植した HHP-DCB および HA 多孔体の再移植後のマウスの末梢血および大腿骨骨髄に EGFP 陽性細胞が存在し，2 次移植後のマウスの末梢血および骨髄にも EGFP 陽性細胞が存在していることがわかった。これは，HHP-DCB および HA 多孔体に長期骨髄再構築能を有する造血幹細胞（LT-HSCs）が存在したことを示している。また，末梢血だけでなく大腿骨骨髄にも EGFP 陽性細胞が確認されたことより，HHP-DCB に浸潤・生着した EGFP 陽性マウスの造血細胞が，再移植後，末梢血や大腿骨骨髄へ遊走したことが示された。すなわち，造血細胞が異所性の HHP-DCB を大腿骨骨髄と同様の環境であると認識した可能性が示唆された。

細網繊維や脂肪の細胞外マトリックスが，造血幹細胞が生着可能な環境の構築や異所性の造血を導くことが明らかになった。したがって，生体外での造血には細胞同士の相互作用やサイトカインだけではなく，3 次元構造を有する材料も必須の要素であることが示された。HHP-DCB による異所性造血環境の構築により，献血の代替となる生体外血液産生システム構築への応用可能性が示された。

4　おわりに

本稿では，脱細胞化骨組織の新たな治療方法の提案，および造血器官としての脱細胞化骨髄組織の応用可能性について紹介した。特に脱細胞化骨髄組織については，生体外での血液産生への応用はもちろんであるが，細胞外マトリックスの造血への関与を解明するための手段としての利用も期待される。これまでは困難であった細網繊維と脂肪など，種々の細胞外マトリックスから構成される 3 次元的で複雑な構造の骨髄組織を脱細胞化技術を用いて調製することにより，医学領域や細胞生物学領域に広く貢献できると考えている。

謝辞
本稿の研究は岸田晶夫（東京医科歯科大学），木村剛（東京医科歯科大学），南広祐（東京医科歯科大学），藤里俊哉（大阪工業大学），岩田博夫（京都大学），辻孝（理化学研究所）各先生との共同研究にて行われました。ここに感謝申し上げます。また，研究の一部は，日本学術振興会科学研究費補助金の補助を受けて行われました。

文　　献

1) N. Nakamura *et al.*, *Adv. Biomed. Eng.*, **2**, 95 (2013)
2) Y. Hashimoto *et al.*, *Biomaterials*, **32** (29), 7060 (2011)
3) J. Zhang *et al.*, *Nature*, **425**, 836 (2003)
4) L. M. Calvi *et al.*, *Nature*, **425**, 841 (2003)
5) F. Arai *et al.*, *Cell*, **118**, 149 (2004)
6) M. J. Kiel *et al.*, *Cell*, **121**, 1109 (2005)
7) T. Sugiyama *et al.*, *Immunity*, **25**, 977 (2006)
8) Y. Omatsu *et al.*, *Immunity*, **33**, 387 (2010)
9) A. Greenbaum *et al.*, *Nature*, **495**, 227 (2013)
10) Y. Omatsu *et al.*, *Nature*, **508**, 536 (2014)
11) S. Yamazaki *et al.*, *Cell*, **147**, 1146 (2011)
12) S. Méndez-Ferrer *et al.*, *Nature*, **466**, 829 (2010)
13) N. Suzuki *et al.*, *Mol. Ther.*, **21** (7), 1424 (2013)
14) G. Amabile *et al.*, *Blood*, **121** (8), 1255 (2013)
15) J. L. Espinoza *et al.*, *Blood Adv.*, **2** (4), 390 (2018)
16) Y. Hirabayashi *et al.*, *Exp. Biol. Med.*, **236**, 1342 (2011)
17) I. Leisten *et al.*, *Biomaterials*, **33**, 1736 (2012)
18) A. Raic *et al.*, *Biomaterials*, **35**, 929 (2014)
19) N. Rahman *et al.*, *Nat. Commun.*, **8**, 15380 (2017)
20) P. E. Bourgine *et al.*, *Cell Stem Cell*, **22** (3), 298 (2018)
21) J. E. Nichols *et al.*, *Biomaterials*, **30**, 1071 (2009)
22) A. Fujita *et al.*, *Pediatr. Res.*, **68**, 35 (2010)
23) J. Lee *et al.*, *Proc. Natl. Acad. Sci. USA*, **48**, 19638 (2012)
24) Y. Chen *et al.*, *Blood*, **119**, 4971 (2012)
25) Y. R. Shih *et al.*, *Proc. Natl. Acad. Sci. USA*, **114** (21), 5419 (2017)
26) B. A. Aguado *et al.*, *Nat. Biomed. Eng.*, **1**, pii: 0077 (2017)

第17章　再生組織から調製した脱細胞化マトリクス

干場隆志[*1], 川添直輝[*2], 陳　国平[*3]

1　はじめに

　近年の組織工学的技術の発展により，培養細胞から再生組織を生体外で構築することが可能になりつつある。この再生組織内の細胞は，組織特異的な機能を発現するほか，細胞外マトリクス（ECM）分子を産生し，ECMを形成する。そのため，再生組織内には細胞により形成されたECMが含まれる[1]。また同様に培養皿などで細胞を培養しても，細胞直下すなわち培養皿表面にECMが形成される[2]。このようにして培養細胞により形成されたECMを脱細胞化技術により培養細胞のみを除去することで，脱細胞化マトリクスとして調製することができる（図1）。本章では，培養細胞を用いて培養皿表面上で形成されたECMを含め，再生組織内で形成されたECMから調製した脱細胞化マトリクスについて紹介する。

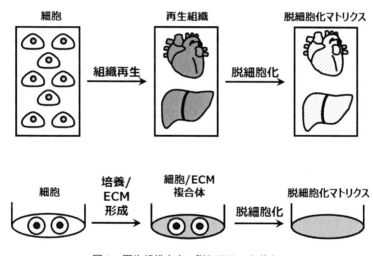

図1　再生組織由来の脱細胞化マトリクス

---

* 1　Takashi Hoshiba　東京都立産業技術研究センター　開発第2部
　　　　　　　　　　　バイオ応用技術グループ　研究員
* 2　Naoki Kawazoe　物質・材料研究機構　機能性材料研究拠点
　　　　　　　　　　生体組織再生材料グループ　主幹研究員
* 3　Guoping Chen　物質・材料研究機構　機能性材料研究拠点
　　　　　　　　　　生体組織再生材料グループ　グループリーダー

2 生体組織由来の脱細胞化マトリクスとの比較

培養細胞を用いた再生組織から調製された脱細胞化マトリクスは，本章以前に紹介された生体内にすでにある組織（生体組織）に脱細胞化処理を施すことにより得られた脱細胞化マトリクスとは異なる点が多い．本節ではまず生体組織由来の脱細胞化マトリクスと再生組織由来の脱細胞化マトリクスを比較する．比較表を表1に示した．

2.1 得られる脱細胞化マトリクスの組成，構造，力学特性

まず生体本来のECMとの類似点について比較すると，生体組織由来の脱細胞化マトリクスは，その調製方法によっては生体本来のECMに近い組成，マクロな構造（組織そのものの形態や血管網など），ミクロな構造（ECMの線維構造など），力学特性を有するという大きな利点がある[3,4]．一方で再生組織由来の脱細胞化マトリクスは，生体組織由来の脱細胞化マトリクスよりも生体本来のECMに類似した組成，マクロ構造，ミクロ構造，力学特性を有するものは得にくく，生体本来のECMに類似したものとして再生組織由来の脱細胞化マトリクスを扱う際には注意を要する．

2.2 脱細胞化マトリクスのソース

次に脱細胞化マトリクスのソースの面から比較した場合，生体組織由来の脱細胞化マトリクスはその元になる組織や臓器の供給面において限界があり，大量調製は困難である．ヒト組織はもちろんであるが動物組織を生体組織由来の脱細胞化マトリクスのソースとしても動物福祉などの倫理面の問題が生じうる．また生体組織のソースとなる個体の個体差によるロット差も考えられるほか，感染症の可能性も考えられる．一方で再生組織由来の脱細胞化マトリクスでは，培養細胞から組織を再生するため，供給面の障害は生体組織由来のものと比較して小さい．またロット差も小さくなることが期待され，倫理的なハードルや感染症も問題になりにくい．

表1 生体組織由来の脱細胞化マトリクスとの比較

	生体組織由来の脱細胞化マトリクス	再生組織由来の脱細胞化マトリクス
長所	- 生体内ECMの組成，構造，力学特性に近い	- 微小領域のECMの調製が容易 - 大量調製が生体組織由来の脱細胞化マトリクスより容易
短所	- ソースの供給面での限界 - 供給の限界により大量調製が困難 - 微小領域のECMの調整が困難	- 生体内ECMの組成，構造，力学特性に類似した脱細胞化マトリクスを得るには注意を要する

（文献7より引用，改変）

第17章 再生組織から調製した脱細胞化マトリクス

2.3 微小領域 ECM の入手可能性

近年の再生医療，組織工学分野の発展に伴い，幹細胞を利用した技術も増えてきている。生体内において幹細胞は幹細胞ニッチェと呼ばれる特殊な環境に存在し，幹細胞ニッチェに含まれる ECM も特殊な組成，構造を有している[5,6]。このような幹細胞ニッチェは生体内でも限られた領域に存在していることが多い[5]が，生体組織から幹細胞ニッチェ内に含まれる ECM を脱細胞化マトリクスとして調製するのは，幹細胞ニッチェの同定，分離の面から困難である。一方，幹細胞ニッチェを構成する細胞成分を培養することで，幹細胞ニッチェに含まれる ECM を模倣した脱細胞化マトリクスを調製することはある程度可能である。

3 再生組織由来の脱細胞化マトリクスの例

再生組織由来の脱細胞化マトリクスは原理的には細胞培養さえできれば作製できるが，生体組織由来の脱細胞化マトリクスと比較して，再生組織由来の脱細胞化マトリクスは歴史が浅い分，その例は今のところ限られている。本節では調製に用いた細胞種を①正常組織由来の細胞，②幹細胞，③がん細胞で分類し，再生組織由来の脱細胞化マトリクスについて紹介する。

3.1 正常組織由来の細胞

軟骨細胞や線維芽細胞などの正常組織由来の細胞は，再生組織由来の脱細胞化マトリクスを形成するために用いられることが多い。その例を表2に示す。

軟骨細胞をコラーゲンスポンジ内で培養することで再生軟骨組織を構築し，その後，脱細胞化処理を行うことにより再生軟骨組織由来の脱細胞化マトリクスを得られる[8]。この再生軟骨組織由来の脱細胞化マトリクスを用いることにより間葉系幹細胞（MSC）の軟骨細胞への分化が促進されることが報告されている。また生体組織から単離された軟骨細胞は継代培養に伴いその分化機能が低下（脱分化）することが知られている。著者らは初代軟骨細胞を細胞培養に良く用いら

表2 正常細胞から調製した再生組織由来の脱細胞化マトリクスの例

脱細胞化マトリクス調製に用いた細胞	脱細胞化マトリクス上で培養された細胞	効果
線維芽細胞	胚性幹細胞（ES 細胞）	ES 細胞の樹立，幹細胞性の維持
造血支持細胞株	造血幹細胞	幹細胞性維持
II 型肺胞上皮細胞	初代培養肝細胞	肝細胞の生存性，肝臓特異的機能の維持
	気道上皮細胞	クララ細胞，粘膜細胞，線毛細胞への分化
軟骨細胞	軟骨細胞	継代培養時の脱分化抑制，軟骨組織の形成促進
	MSC	軟骨分化促進，肥大化抑制
シュワン細胞	シュワン細胞	シュワン細胞の増殖，分化
歯根膜細胞	歯根膜細胞	細胞増殖
骨芽細胞（SAOS-2 細胞）	骨芽細胞	細胞接着，増殖促進

（文献7より引用，改変）

れるポリスチレン培養皿上で培養し，ECMを形成させた後に脱細胞化処理を施すことによっても脱細胞化マトリクスを得ることにも成功している。このようにして作製した初代培養軟骨細胞由来の脱細胞化マトリクス上では，継代培養中の軟骨細胞の脱分化が抑制されることを見出している[9]。このような機能のほか，線維芽細胞由来の脱細胞化マトリクス上では胚性幹細胞（ES細胞）の幹細胞性が維持できることも報告されている[10]。

マトリゲルあるいは線維芽細胞との共培養環境下において，風乾したコラーゲンゲル上で不死化II型肺胞上皮細胞を培養することによって，肺胞上皮細胞直下に基底膜様構造を形成させることができる。このような基底膜様構造を含む再生組織に脱細胞化処理を施すことにより基底膜様構造を有する脱細胞化マトリクスを得ることができる[11,12]。このようにして作製した脱細胞化マトリクス上では初代培養肝細胞の脱分化が抑制された[13]。

また線維芽細胞をポリ乳酸グリコール酸共重合体（PLGA）メッシュ内で培養すると，ECMを含む組織を形成する。その後，脱細胞化処理を行い，さらにPLGAメッシュを溶解させることにより，線維芽細胞が形成したECMのみを含む脱細胞化マトリクスを調製することができる。線維芽細胞は生体内からの単離が比較的容易な細胞であるが，自家線維芽細胞を用いて上記のように脱細胞化マトリクスを調製することにより，自家成分のみから構成される脱細胞化マトリクスも作製することができる[14]。このようにして作製された自家成分のみから構成される脱細胞化マトリクスは移植しても免疫反応が抑制された。

最近，チューブ状のポリグリコール酸スキャフォールド内に平滑筋細胞を培養してECMを形成後，脱細胞化処理を行うことで，線維芽細胞から形成された再生組織由来の脱細胞化マトリクスが人工血管として開発された。臨床試験も行われ，良好な結果が得られている[15]。

3.2 幹細胞

幹細胞を用いて脱細胞化マトリクスを調製する際は，①未分化状態，②特定の細胞に分化させた状態で調製することが多い。それぞれ期待される効果が異なるため，以下にその例を分けて紹介する。また，培養幹細胞由来の脱細胞化マトリクスの例を表3に示す。

3.2.1 未分化状態の幹細胞

未分化状態の幹細胞由来の脱細胞化マトリクスは主に幹細胞の分化抑制に用いられる。MSCをポリスチレン培養皿上で培養することにより，MSCが産生したECM分子を含む脱細胞化マトリクスを得ることができる。この培養MSC由来の脱細胞化マトリクス上ではMSCの分化が抑制されるほか[16]，継代培養に伴うMSCの分化能の喪失が抑制されることわかっている[17]。また筆者らは同様の効果を期待して培養神経幹細胞（NSC）由来の脱細胞化マトリクスを作製し，NSCを培養している[18]。

3.2.2 特定の細胞に分化させた状態の幹細胞

組織工学，再生医療において，幹細胞の特定の細胞への分化は重要な課題である。特定の細胞に分化させた状態の幹細胞由来の脱細胞化マトリクスは幹細胞を特定の細胞に分化させるために

第 17 章　再生組織から調製した脱細胞化マトリクス

表 3　幹細胞から調製された再生組織由来の脱細胞化マトリクスの例

脱細胞化マトリクス調製に用いた細胞	脱細胞化マトリクス上で培養された細胞	効果
未分化な間葉系幹細胞	間葉系幹細胞	未分化性の維持，分化の抑制
	造血幹細胞	未分化性の維持
	内皮細胞	細胞遊走の促進，血管新生因子の発現
	表皮細胞	細胞遊走の促進
	線維芽細胞	細胞遊走の促進
胚様体	ES 細胞	増殖および初期分化の促進
骨分化初期状態の MSC	MSC	骨分化促進
脂肪分化初期状態の MSC	MSC	脂肪分化促進
軟骨分化初期状態の MSC	MSC	軟骨分化促進

（文献 7 より引用，改変）

用いられることが多い。中でも MSC は骨芽細胞，脂肪細胞，軟骨細胞へと分化できるが，MSC から上記の 3 細胞へと分化させた細胞を用いて作製した脱細胞化マトリクスが多く報告されている。MSC のこれらの細胞への分化は段階的に生じることがわかっているが，その際の細胞周囲の ECM 組成も変化することが明らかとなっている。著者らは MSC を生体外で骨芽細胞，脂肪細胞，軟骨細胞へと分化誘導を行い，各分化段階に達した際に脱細胞化処理を施すことにより，各分化段階に応じた ECM 成分を含む脱細胞化マトリクスの作製に成功した[19~22]。このようにして作製した脱細胞化マトリクス上で MSC を培養し，各細胞へと分化させた際，対応する組織由来の分化初期の ECM 成分を含む脱細胞化マトリクス上で最も分化が促進された。

3.3　がん細胞

培養がん細胞由来の脱細胞化マトリクスは，上記の 2 種類の細胞種に比べ，例は少ないが主に抗がん剤スクリーニング用の培養基板やがん生物学の基礎研究のために作製されている。著者らは，良性腫瘍（あるいは正常），非転移性がん，転移性がん組織由来の腫瘍細胞株を培養することにより脱細胞化マトリクスの作製を行っており，特に転移性がん組織由来の腫瘍細胞が形成した脱細胞化マトリクス上でがん細胞の抗がん剤耐性が上昇することを見出している[23,24]。またこのメカニズムについても調べている。すなわち，転移性がん組織由来の腫瘍細胞が形成した脱細胞化マトリクス上では，脱細胞化マトリクス中に含まれるコンドロイチン硫酸鎖に TGF-β が結合し，細胞に効率よく提示されることにより TGF-β シグナルが強く活性化される。その結果，TGF-β により上皮間葉転換が促進されるとともに薬物排出トランスポーター（ABCB1，別名 P 糖タンパク質）の発現が上昇することにより抗がん剤耐性が上昇することを報告している[25,26]。

4　再生組織由来の脱細胞化マトリクス作製におけるポイント

上記の通り，再生組織由来の脱細胞化マトリクスは生体組織由来の脱細胞化マトリクスと比較

脱細胞化組織の作製法と医療・バイオ応用

してもユニークな性質を有することが多く，さまざまな応用が期待できる。しかしながら，目的に応じた作製方法を用いなければその機能を十分に発揮することができない。本節では再生組織由来の脱細胞化マトリクスを作製する際のポイントを，①培養環境（培地組成，共培養），②培養基板，③脱細胞化処理方法，④脱細胞化処理後の脱細胞化マトリクスの修飾，⑤作製の際に用いる細胞の5つに分けて紹介する。また要点について図2に示した。

4.1 培養環境（培地組成，共培養）

細胞が産生するECM分子は培地組成に大きく作用される。例えば，アスコルビン酸の添加によりコラーゲン産生量が増えるほか，TGF-βの添加によってもコラーゲン産生量の増加のほか，ECM分子の産生パターンも変化する。さらに細胞培養の際には血清を用いることが多いが，フィブロネクチンやビトロネクチンなどの血清中のタンパク質が脱細胞化マトリクス中に含まれることになる。特に血清中のアルブミンは細胞接着を阻害するため，注意が必要である。

また目的の組成や構造を有する脱細胞化マトリクスを得るために共培養を行う必要もある。例えばⅡ型肺胞上皮細胞を風乾したコラーゲンゲル上で培養することにより基底膜様構造を有する脱細胞化マトリクスを調製することができるが，その際には基底膜成分のソースとして線維芽細胞との共培養やマトリゲルの添加が必要である[11,12]。

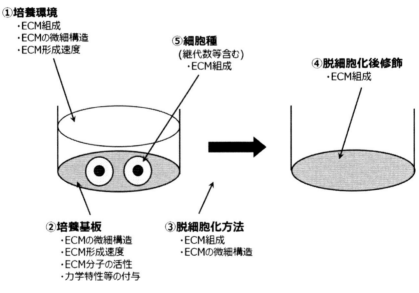

図2　再生組織由来の脱細胞化マトリクス調製のポイント
（文献7より引用，改変）

第 17 章　再生組織から調製した脱細胞化マトリクス

4.2　培養基板

　培地などの培養環境のほか，培養基板も再生組織由来の脱細胞化マトリクスの性質に大きく影響する。例えば著者らは培養基板の種類により産生する ECM 分子の種類が変化することを見出しているほか[2]，培養基板上に吸着した ECM 分子の生理活性も変化するため，脱細胞化マトリクスのもつ活性も培養基板の種類により向上させることができる[24]。そのほか，ECM 分子と相互作用しやすい分子を培養基板表面に修飾することにより，培養細胞による ECM 形成を促進し，再生組織由来の脱細胞化マトリクスの作製を短縮，あるいは形成する ECM の量を増やすことができる[27,28]。さらに，PLGA などの生分解性の高分子をテンプレートとして再生組織由来の脱細胞化マトリクスを形成後，PLGA メッシュを除去することによりテンプレートフリーの脱細胞化マトリクスの作製も可能である[14]。さらに 3 次元プリンターを利用して培養基板を作製し，脱細胞化マトリクスの形状を自由に設計することも可能である[29]。

4.3　脱細胞化処理方法

　脱細胞化処理方法は脱細胞化マトリクスの組成や構造に大きな影響を与えることが知られている。再生組織由来の脱細胞化マトリクスの形成に際しても同様である。本書の別章にその影響についてまとめているので参照されたい。

4.4　脱細胞化処理後の脱細胞化マトリクスの修飾

　得らえた脱細胞化マトリクスの組成を改変するために，脱細胞化処理後に脱細胞化マトリクスの修飾を行うこともある。例えば特定の分子を含む溶液を含浸させることにより新たな成分を脱細胞化マトリクスに付与できるほか，逆に酵素処理を行うことにより特定の成分を除去した脱細胞化マトリクスの作製も可能である[30]。また，細胞培養中に click 基を有する物質を細胞に取り込ませ，さらに ECM 中に含ませることにより，click 反応により生理活性物質を修飾可能な脱細胞化マトリクスを作製することもできる[31]。

4.5　作製の際に用いる細胞

　ECM 分子は細胞によって産生され，組織化されるため，再生組織由来の脱細胞化マトリクスにとって作製の際に用いる細胞（あるいは再生組織を構成する細胞）は非常に重要である。第 1 に，異なる種類の細胞は異なる ECM 分子を産生するため，再生組織由来の脱細胞化マトリクスの ECM 組成は異なり，その結果，脱細胞化マトリクスの構造や機能も変化する。例えば著者らは線維芽細胞，MSC，軟骨細胞を培養することで脱細胞化マトリクスを作製し，新たに軟骨細胞の培養を行ったが，脱細胞化マトリクス上で培養された軟骨細胞の接着性は変化が見られなかったが，軟骨細胞由来の脱細胞化マトリクス上で軟骨細胞の増殖が抑制されることを見出している[32]。

　第 2 に継代培養に伴い細胞機能が変化する細胞を用いて再生組織を構築した場合もまた，継代

培養回数によって脱細胞化マトリクスの機能は変化する。例えば，初代培養軟骨細胞は継代培養を行うことで脱分化が生じ，さらに産生する ECM 分子が異なることが知られている。著者らは継代数が異なる軟骨細胞から脱細胞化マトリクスを作製し，初代軟骨細胞の継代培養を行った。初代培養軟骨細胞から作製した脱細胞化マトリクス上で初代軟骨細胞の継代培養を行った場合，継代培養に伴う軟骨細胞の脱分化が抑制されたが，継代培養を行った軟骨細胞から作製した脱細胞化マトリクス上で初代軟骨細胞の継代培養を行っても軟骨細胞の脱分化は抑制されなかった[9]。

以上の通り，作製に用いる細胞の①種類，②継代培養回数によって再生組織由来の脱細胞化マトリクスの機能は大きく変化する。

5 今後の展望

5.1 再生組織由来の脱細胞化マトリクスの応用

これまでに再生組織由来の脱細胞化マトリクスは，細胞の機能維持[9,13]，幹細胞の分化誘導[19~22]や薬物評価系の構築[13,23,24]などを目的として開発されている。また臨床応用も試みられており，神経再生については動物試験が行われているほか[33]，人工血管については最近，臨床試験が行われ良好な結果が得られている[15]。また，生物学の基礎研究用としても利用されている。さらにさまざまな応用が期待される。

5.2 今後の課題

生体組織由来の脱細胞化マトリクスと比較して，再生組織由来の脱細胞化マトリクスは作製時における注意点が多い（図2）。これまでは作製時の細胞の種類が作製された脱細胞化マトリクスの機能にどのような影響を与えるかを中心に検討がなされてきたが，今後は培養条件や培養基板，脱細胞化方法，脱細胞化処理後の修飾についても検討する必要がある。また細胞種については，作製時の細胞の品質管理のほか，初代培養細胞のような入手しにくい細胞を製作時に用いず，入手しやすい細胞に代替するための開発が必要である。また保存方法についても現在は一般化された方法は見出されていない。また，脱細胞化マトリクスの機能が多数報告されているが，多くの場合そのメカニズムは明らかになっていない。メカニズムの理解は脱細胞化マトリクスの機能改善のためには必要不可欠である。

6 まとめ

再生組織由来の脱細胞化マトリクスは生体組織由来の脱細胞化マトリクスと比較して開発が立ち遅れている。しかしながら，生体組織由来の脱細胞化マトリクスとは異なる利点も存在するため，今後の開発の進展が待たれるところである。

第 17 章　再生組織から調製した脱細胞化マトリクス

文　　献

1) G. Chen, D. Liu *et al., Biochem. Biophys. Res. Commun.*, **322**, 50 (2004)
2) T. Hoshiba, C. S. Cho *et al., Biomaterials*, **27**, 4519 (2006)
3) H. C. Ott, T. S. Matthiesen *et al., Nat. Med.*, **14**, 213 (2008)
4) Y. Hashimoto, S. Hattori *et al., Sci. Rep.*, **6**, 27734 (2016)
5) F. Mercier, J. T. Kitasako *et al., J. Comp. Neurol.*, **451**, 170 (2002)
6) F. Gattazzo, A. Urciuolo *et al., Biochim. Biophys. Acta*, **1840**, 2506 (2014)
7) T. Hoshiba, *J. Mater. Chem. B*, **5**, 4322 (2017)
8) H.-W. Cheng, Y.-K. Tsui *et al., Tissue Eng. Part C*, **15**, 697 (2009)
9) T. Hoshiba, T. Yamada *et al., J. Biomed. Mater. Res. A*, **100**, 694 (2012)
10) I. Klimanskaya, Y. Chung *et al., Lancet*, **365**, 1636 (2005)
11) A. Furuyama, K. Kimata *et al., Cell Struct. Funct.*, **22**, 603 (1997)
12) A. Furuyama & K. Mochitate, *J. Cell Sci.*, **113**, 859 (2000)
13) T. Hoshiba, K. Mochitate *et al., Biochem. Biophys. Res. Commun.*, **359**, 151 (2007)
14) H. Lu, T. Hoshiba *et al., Biomaterials*, **32**, 2489 (2011)
15) J. H. Lawson, M. H. Glickman *et al., Lancet*, **387**, 2026 (2016)
16) X. D. Chen, V. Dusevich *et al., J. Bone Miner. Res.*, **22**, 1943 (2007)
17) Y. Lai, Y. Sun *et al., Stem Cells Dev.*, **19**, 1095 (2010)
18) T. Hoshiba, Y. Sugano *et al., Chem. Lett.*, **47**, 1498 (2018)
19) T. Hoshiba, N. Kawazoe *et al., J. Biol. Chem.*, **284**, 31164 (2009)
20) T. Hoshiba, N. Kawazoe *et al., Adv. Mater.*, **22**, 3042 (2010)
21) T. Hoshiba, N. Kawazoe *et al., Biomaterials*, **33**, 2025 (2012)
22) R. Cai, T. Nakamoto *et al., Acta Biomater.*, **35**, 185 (2016)
23) T. Hoshiba & M. Tanaka, *Biochem. Biophys. Res. Commun.*, **439**, 291 (2013)
24) T. Hoshiba & M Tanaka, *Biochem. Biophys. Res. Commun.*, **457**, 353 (2015)
25) T. Hoshiba & M. Tanaka, *BBA -Mol. Cell Res.*, **1863**, 2749 (2016)
26) T. Hoshiba, *Exp. Cell Res.*, **370**, 571 (2018)
27) M. C. Prewitz & F. P. Seib, *Nat. Methods*, **10**, 788 (2013)
28) K. Mochitate, US Patent, US7399634B2 (2008)
29) T. Hoshiba & J. Gong, *Microsyst. Technol.*, **24**, 613 (2018)
30) T. Hoshiba, N. Kawazoe *et al., Biosci. Biotechnol. Biochem.*, **75**, 2099 (2011)
31) S. M. Ruff, S. Keller *et al., Acta Biomater.*, **52**, 159 (2017)
32) T. Hoshiba & H. Lu, *Biotechnol. Prog.*, **27**, 788 (2011)
33) Y. Gu, J. Zhu *et al., Bioamterials*, **35**, 2253 (2014)

脱細胞化組織の作製法と医療・バイオ応用

2019年4月26日　第1刷発行

監　　修	岸田晶夫，山岡哲二，干場隆志	（T1109）
発 行 者	辻　賢司	
発 行 所	株式会社シーエムシー出版	
	東京都千代田区神田錦町1-17-1	
	電話 03(3293)7066	
	大阪市中央区内平野町1-3-12	
	電話 06(4794)8234	
	http://www.cmcbooks.co.jp/	
編集担当	渡邊　翔／仲田祐子	

〔印刷　倉敷印刷株式会社〕　Ⓒ A. Kishida, T. Yamaoka, T. Hoshiba, 2019

本書は高額につき，買切商品です。返品はお断りいたします。
落丁・乱丁本はお取替えいたします。

本書の内容の一部あるいは全部を無断で複写（コピー）することは，法律で認められた場合を除き，著作者および出版社の権利の侵害になります。

ISBN978-4-7813-1412-9　C3047　¥80000E